提高医院后勤管理水平

做好医院后勤保障工作

为医院后勤管理专业委员会题

陈敏章

一九九七年九月

以病人为中心做
好医院后勤保
障工作

孙隆椿 七月

◎ 原国家卫生部副部长孙隆椿题词

以病人为中心做好医院后勤工作

贺中卫王院后勤管理专业委员会成立

丁丑仲夏

王陇德

原国家卫生部副部长王陇德题词

提高医院后勤管理

水平做好医院后勤

保障工作

曹荣桂

一九九七年八月

祝贺医院后勤管理专业委员会成立

加强医院后勤管理

提高医院后勤服务质量

张自宽 九七年 八月

纪念中国医院协会后勤管理专业委员会成立二十周年

——此书献给数百万奋斗在全国医院后勤一线的工作者们！

主编单位：中国医院协会后勤管理专业委员会

中国出版集团　研究出版社

图书在版编目（ＣＩＰ）数据

岁月生辉 ：纪念中国医院协会后勤管理专业委员会成立二十周年 / 张伟主编． -- 北京 ：研究出版社，2017.10

ISBN 978-7-5199-0215-5

Ⅰ．①岁… Ⅱ．①张… Ⅲ．①医院－后勤管理－中国 Ⅳ．① R197.32

中国版本图书馆 CIP 数据核字（2017）第 253155 号

书名 / 岁月生辉：纪念中国医院协会后勤管理专业委员会成立二十周年
作者 / 张伟　主编

责任编辑 / 陈侠仁
出版发行 / 研究出版社
地址 / 北京市东城区沙滩北街 2 号中研楼
邮政编码 / 100009
电话 / 010-64217619（发行中心）　　64298250（总编室）
网址 / www.yanjiuchubanshe.com
印刷 / 廊坊市金虹宇印务有限公司
开本 / 787 毫米 ×1092 毫米　1/16
印张 / 27.75
版次 / 2017 年 10 月第 1 版　2017 年 10 月第 1 次印刷
书号 / ISBN 978-7-5199-0215-5
定价 / 198.00 元

图书编撰委员会（排名不分先后）

主 编 单 位： 中国医院协会后勤管理专业委员会

副主编单位： 上海益中亘泰物业管理有限公司

共同编写单位

上海市卫生系统后勤管理协会

天津市卫生后勤管理协会

安徽省医院管理学会后勤管理专业委员会

江苏省医院协会后勤管理专业委员会

广东省医院协会后勤管理专业委员会

新疆医院协会后勤管理专业委员会

湖南省医院协会后勤管理专业委员会

北京医疗卫生行政后勤管理协会

河南省医院协会后勤管理专业委员会

吉林省医院协会后勤管理专业委员会

青海省医院协会后勤管理专业委员会

山东省医院协会后勤管理专业委员会

湖北省医院协会后勤管理专业委员会

黑龙江省医院协会后勤管理专业委员会

云南省医院协会后勤管理专业委员会

山西省医院协会后勤管理专业委员会

浙江省医院协会后勤管理专业委员会

四川省医院协会医院后勤支持保障管理专业委员会

辽宁省医院协会后勤管理专业委员会

广西医院协会后勤管理专业委员会

重庆市医院协会后勤管理专业委员会

宁夏医院协会后勤管理专业委员会

苏州德达特种涂料有限公司

爱玛客服务产业（中国）有限公司

远大建筑节能有限公司

南京天溯自动化控制系统有限公司

成都润兴消毒药业有限公司

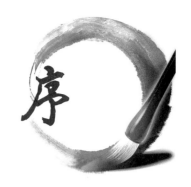

序

2017 年 7 月 25 日，国务院办公厅发布了《关于建立现代医院管理制度的指导意见》（以下简称《意见》）。《意见》明确指出："健全后勤管理制度。强化医院发展建设规划编制和项目前期论证，落实基本建设项目法人责任制、招标投标制、合同管理制、工程监理制、质量责任终身制等。合理配置适宜医学装备，建立采购、使用、维护、保养、处置全生命周期管理制度。探索医院'后勤一站式'服务模式，推进医院后勤服务社会化。"

可见，医院后勤服务社会化是医院发展的大势所趋。从外部大环境而言，随着科学技术水平的不断提高，医院信息化、智能化程度的不断加深，建设现代医院、人文医院、智慧型医院，已成为目前医院发展的重要趋势，也是医院可持续发展、绿色节能发展的技术要求。后勤作为我国医疗卫生机构建设及发展举足轻重的部分，担负着物资供应、医务人员生活服务等重要任务，与医院发展相辅相成，必须顺应时代所需，与时俱进。后勤服务社会化正是建设现代医院，减少医务人员时间成本投入，将有限的人力、物力集中到提高医疗效率与质量上来的可行之举。

从行业内部氛围而言，我国医疗行业竞争激烈，医院需从规模效益向质量效益转型，完善现代医院管理制度建设，加强内涵建设、文化建设。《意见》也提出，要推进现代医院管理制度建设，完善医院管理制度，提高医院运行效率；健全医院医疗质量安全、人力资源、财务资产、绩效考核、科研、后勤等管理制度，提高医院科学管理水平。

作为后勤行业组织机构，中国医院协会后勤管理专业委员会从 1997 年成立至今，已走过了二十个年头。这二十年，我国医院信息化建设取得了瞩目成就，医院后勤社会化服务也取得了可喜的成果，后勤人经过一代代的努力，探索出了一条符合我国基本国情、符合我国医院发展特色、符合医院后勤行业现状及未来发展趋势的建设之路。鉴于时代发展之洪流、行业探索之需求，后勤专委会于 2017 年举全员之力，编撰了图书《岁月生辉：纪念中国医院协会后勤管理专业委员会成立二十周年》。图书的出版重在总结经验、回顾历史，记录后勤人在后勤建设行业一点一滴的付出，一步一跃的进步，以及后勤行业组织从分散到专业、从总结知识到开拓创新发展模式的漫长岁月。

十分有幸于第一时间阅读到这部著作，并为其作序。我相信，在国家政策的鼓励支持下，在后勤人迎难而上的可嘉精神下，我国医院后勤行业一定会让岁月生辉，让时代关注，迎来第二个、第三个、无数个平凡却生动的二十年。

陈啸宏

2017 年 9 月

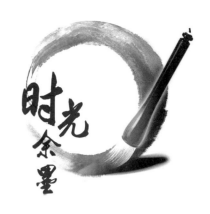

昼夜交替中，时光悄然流逝，只留下了岁月的痕迹，沉淀成了历史……

回望 1997 年，中国医院协会后勤管理专业委员会（以下简称"专委会"）已走过 20 个春秋。从分散的组织到专业的机构，从实践探索到理论创新，专委会用 20 年的时间，走出了一条与医院发展紧密结合，与后勤实际和谐共荣的成长之路。

90 年代初，我国在医院后勤方面没有专业的学术机构，都是松散的民间交流组织。但此时，已有人意识到：后勤需要发展、需要管理、需要整合资源，需要交流经验，以促进行业整体质量的提升。最早出现的民间交流组织应是"全国城市医院后勤联谊会"，主要吸纳医科大学及附属医院参与交流活动。这是全国医院后勤发展的铺垫时期，也是打基础的时期，主要倾向于经验交流，如医院后勤部门一年四季需要注意什么，需要怎么做，空调和锅炉需要怎么管理，哪家医院做得比较好、比较有典型借鉴意义等。

1997 年，中日友好医院、北京协和医院、四川大学华西医院（原华西医科大学附属第一医院）一起成立了后勤管理专业委员会，真正让后勤组织从松散的状态"进化"到专业级别。

长期以来，医院后勤管理如同一个小社会，包罗万象，事事都要管，医院离不开它，但又得不到医院的重视。人力物力投入严重不足，所做事情的效果是病人、领导、社会都不满意。医院后勤管理应该走什么道路，应该如何建立后勤管理工作的激励机制，一直是困扰医院后勤管理者的难题。2000 年前后，全国各地各级医院以不同方式、不同程度地进行了医院后勤的改革尝试。同期，国务院在上海召开了城镇医疗体制改革大会，明确要求上海地区医院率先在医院后勤服务方面进行改革试点。

　　上海、四川等地均对医院后勤社会化进行了改革探索：一是突破医院举办各类后勤服务部门小而全的旧模式，比如：撤销医院幼儿园，交由社会，促进了医院后勤保障服务走入市场，走向社会；二是注重成本核算，开始引入计件工资制，提高了服务效率；三是将后勤服务逐步纳入专业化、科学化管理的轨道；四是同步推进人事、分配制度等改革，聘用合同工或临时工，打破后勤人员全为正式工的状态，使原来的"人人有岗位"改变为"人人有机会"，逐步建立起激励和竞争机制；五是从不计成本核算转变为引进服务好、质量优、信誉高、价格合理的社会企业，承担医疗卫生单位的后勤服务项目。这些变革为建立社会化经营、多元开放、规范竞争、服务优质、成本合理、保障有力、病人和医护人员满意的新型医疗卫生后勤服务保障系统奠定了基础。

　　21 世纪的前十年，随着国家政策的变化，社会的发展进步，医院后勤已经实现了对标准化、信息化、智能化的初步探索实践。后勤管理是一门科学，需要在新形势下不断探索新的管理模式、新的理念、新的机制。不断完善管理思想、加强科学化、规范化、制度化建设，引进和借鉴其他国家先进的管理经验，逐步形成符合我国后勤特色的管理模式。

2017 年是中国医院协会后勤管理专业委员会成立 20 周年，值此契机，专委会携手全国 22 个分会，尽全国后勤人之力，共同编写了这部《岁月生辉：纪念中国医院协会后勤管理专业委员会成立二十周年》，作为总结我国医院后勤发展经验与成果，为全国医院后勤人不畏困难、勇于开拓精神，支持保障医院发展和不断变革进步的实践成绩点赞和纪实。

本书共分上中下三篇，分别从中国医院协会后勤管理专委会与全国 22 个省、市、自治区医院后勤管理分会的成长历程、重大事件中后勤人感动事迹、医院后勤理论成果等方面，全面细致地展现了我国医院后勤发展 20 年来的岁月痕迹。

编写过程耗时耗力，资料收集涉及全国医院，难度很大，每位参与编写人员均付出了艰辛努力，进行了多次修订，在此，对诸位作者的付出表示衷心的感谢。由于受历史文献资料和篇幅限制，很多事件和人物未能全面展示；科技的发展，医院管理理论日新月异，图书仍不免存在疏漏之处，还望广大读者朋友们批评指正，以便日后进行完善补充。

张 伟

2017 年 9 月

目录

岁月生辉

上篇

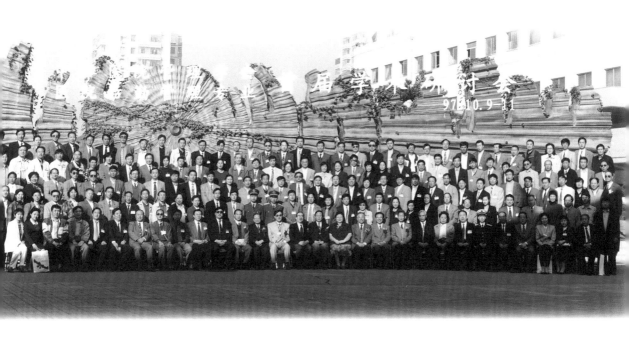

第一章 忆往昔

李係仁

我们一起走过

——中国医院协会后勤管理专业委员会成立二十年记

1997年，在中国历史上注定是个不平凡的年份

这一年，香港回归祖国。

这一年，党的"十五大"召开。

这一年，中国医院协会后勤管理专业委员会成立。

中国医院协会后勤管理专业委员会(以下简称"后勤专委会")成立大会在北京中日友好医院召开。时任国家卫生部部长陈敏章，副部长孙隆椿、王陇德、曹荣桂，医政司原司长张自宽为中国医院协会后勤管理专业委员会成立题词。曹荣桂出席大会并讲话。大会经过协商选出：北京协和医院副院长蒋王元为主任委员，副主任委员由田国良、刘晓勤、诸葛立荣，许家穗、刘忠校、曾智、周兆明、欧石生等人担任。

在同时召开的第一届学术研讨会上，一本由来自全国63家医院后勤管理工作者撰写的91篇论文集，作为献给大会的、带有知识含量的礼物。"希望中国医院协会后勤管理专业委员会能在提高医院后勤管理干部水平方面发挥一定的作用"，时任中国医院协会后勤管理专业委员会主任委员、北京协和医院副院长蒋王元如是说。

中国医院协会后勤管理专业委员会的成立，让全国各医院后勤主管领导和管理者们欢欣鼓舞；从此，中国医院后勤管理工作有了自己的平台；从此，全国广大医院后勤管理者有了自己交流的园地；从此，全国医院后勤系统的工作者们有了自己温暖的家。

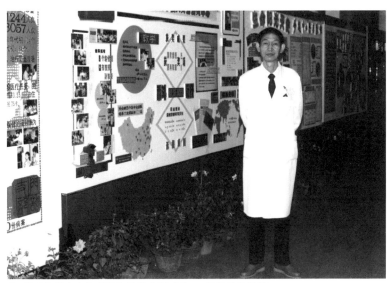

◎ 蒋王元同志在北京协和医院庆祝建院 70 周年图片展前

积极探索医院后勤服务社会化改革

后勤专委会成立伊始，领导们就组织医院后勤院长们对医院后勤服务社会化改革进行研究、探讨。

20 世纪 90 年代，中国医院还在实行福利性后勤保障，采取由单位基本包办生活后勤的低标准供给制，社会服务行业极其薄弱，无论硬件设施还是管理服务，都满足不了医院日益发展的需要；而且在全国医院后勤范围内，还没有专业的学术机构和组织，对医院后勤工作管理进行专业研究，基本是松散的、自发的民间交流机构。但是，后勤需要发展、需要管理、需要整合资源、需要经验交流，以促进行业整体质量提升的想法，犹如星火燎原之势，开始成为大家的共识。

最早出现的民间交流机构是"全国城市医院后勤联谊会"，主要吸纳各医科大学及附属医院参与交流活动。京津沪三地也开始定期组织交流活动。这个时期是全国医院后勤发展的铺垫和打基础阶段，基本内容主要是医院后勤工作的经验交流和常规工作介绍。1997年，中国医院协会后勤管理专业委员会的成立，标志着医院后勤研究开始有了自己的平台，研究、交流的内容开始转为后勤服务社会化的深层次探讨。

过去，医院后勤管理如同缺乏制约的一个小社会，包罗万象，事事都得管，却事事管不好，病人、医务人员、领导、社会都不满意。"出了问题找后勤，解决不好骂后勤，立功受奖没后勤"成为医院后勤人的一种无奈和尴尬。医院后勤社会化改革应该走什么道路？如何建立后勤管理工作的科学机制？全国医院的后勤人都在以不同方式、不同程度努力探索着。

2000年，国务院在上海召开了城镇医疗体制改革大会，明确要求上海地区医院率先在医院后勤服务社会化方面进行试点。上海卫生系统通过后勤社会化改革，实现了五个方面的变化：一是突破医院办社会、小而全的旧模式，促进了医院后勤服务走入市场，走向社会；二是注重成本核算，提高了服务效率；三是开始注重将后勤服务逐步纳入专业化、科学化管理轨道；四是同步推进人事、分配制度等改革，改革使原来的"人人有岗位"变为"人人有机会"，逐步建立起激励和竞争机制；五是从不计成本核算转变为引进服务好、质量优、信誉高、价格合理的社会企业，承担医疗卫生单位的后勤服务项目。

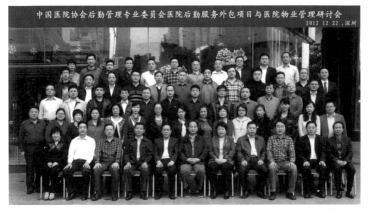

◎ 中国医院协会后勤管理专业委员医院后勤服务外包项目与医院物业管理研讨会

上海这一试点为最终建立社会化经营、多元开放、规范竞争、服务优质、成本合理、保障有力、病人和医护人员满意的新型医疗卫生后勤服务保障系统总结了经验，设立了标杆。随即，全国性的医院后勤服务社会化改革风起云涌。

综观各地医院后勤服务社会化改革实践经验，基本达到了：使后勤员工有了竞争意识，培养了人才，后勤服务质量有了很大的提高。对此，后勤专委会几次年会都围绕这一主题，广泛地进行研讨，促进各医院在理论上不断创新，在实践中进行有益探索。

回顾这段经历，时任中国医院协会后勤管理专业委员会第二届主任委员、中国人民解放军总医院的副院长田国良说：后勤人由被说是"伺候人的"到成为改革者、成为后勤保障的被尊敬者，都是自己干出来的。

在医院后勤服务社会化改革的推进中，各地医院反映：后勤外包服务企业遴选工作比较困难，没有标准可参照。希望中国医院协会后勤管理专业委员会能制定出有关指导性意见。

2011 年 12 月，后勤专委会启动《关于遴选医院后勤服务企业的指导意见》的编写工作。

2012 年 6 月，后勤专委会在北京召开会议，邀请了国内较有影响的 6 家后勤服务外包企业一起参与讨论，提出编写修改建议。

2012 年 10 月 31 日，后勤专委会正式向全国医院下发《关于遴选医院后勤服务企业的指导意见》。这一文件，对于指导全国各大医院后勤社会化工作具有深远影响。

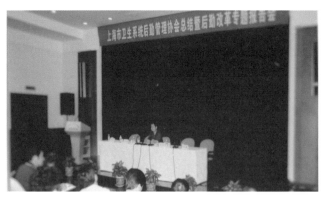

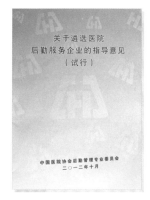

◎ 上海市卫生系统后勤管理协会总结暨后勤改革专题报告会照片

◎ 《关于遴选医院后勤服务企业的指导意见（试行）》

医院后勤管理现代化、智能化、信息化

医院后勤管理走什么道路？应该如何加速后勤管理的现代化、智能化、信息化建设，是中国医院协会后勤管理专业委员会一直思考和探索的问题。

从2005年下半年起，中国医院协会后勤管理专业委员会副主委、上海医科大学附属同济医院副院长诸葛立荣就会同上海同济大学教授一起开展课题研究，全面调查市级医院能源使用和消耗的情况，根据用能设备、运行方式、管理现状、存在问题等，研究节能技术改造，连续5年进行节能技改；并争取到政府财力支持——节能技改资金，加快了医院节能改造。市级医院单位建筑面积的能耗明显下降，得到了市政府的高度评价。这一经验在中国医院协会后勤管理专业委员会的年会上作了推广和介绍。

从2011年开始，上海20家市级医院建成医院后勤智能化管理平台，采用先试点，再推广，统一标准。在医院建筑、机电设备管理、能源管理、安全预警、计量管理、成本核算等方面已发挥了重要作用。

2015年，这20家市级医院（其中15家为中国医院协会后勤管理专业委员会会员单位）先后完成后勤智能化管理平台建设，医院平均设备告警率从15.7%降低至8.1%，单位建筑面积能耗下降了23%。其间，在全国医院节能论坛和中国医院协会后勤管理专业委员会相关研讨会上，时任上海申康医院发展中心副主任的诸葛立荣，多次介绍了上海医院后勤智能化管理平台的探索实践。

很快，医院后勤节能改造、建设并开展后勤智能化管理的工作在全国范围内铺展开来。各地、各级医院以极大的热情，关注并开展了建设医院后勤智能化及节能改造的尝试。

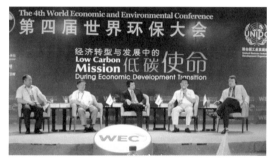
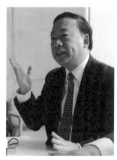

◎ 现任后勤专委会秘书长王志伟在第四届世界环保大会上发言

◎ 诸葛立荣参加会议照片

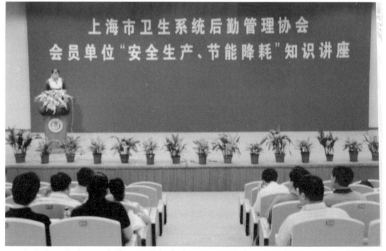

◎ 上海市卫生系统后勤管理协会会员单位"安全生产、节能降耗"知识讲座照片

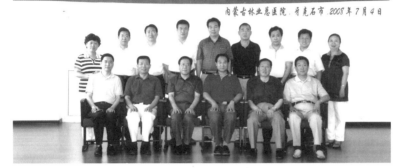

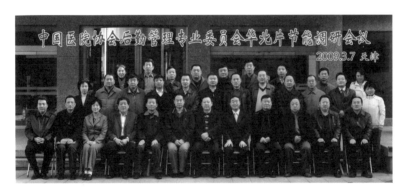

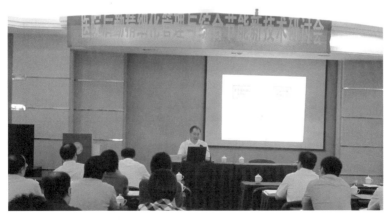

◎ 医院后勤节能改造相关会议照片

大型公共卫生灾害检验医院后勤管理水平

中国医院协会后勤管理专业委员会成立的头十年，也是通过举办培训班、专家讲座、大会交流等对全国各医院后勤管理人员开展后勤日常管理、大型设备的管控、探索后勤服务社会化、现代化，特别是突发大型公共自然灾害应对等教育及普及的十年。十年间，培养了一大批医院后勤各专业的专家、技术人员。这些措施在后来发生的各种公共卫生灾害中发挥了巨大的作用。

2003 年非典、2008 年四川汶川地震、2010 年玉树地震、2013 年雅安地震……这一次次大型公共卫生自然灾害，都发生得那样突然，让所有人都猝不及防。面对这些自然恶魔的挑战，医务人员没有退缩，医院广大的后勤职工没有退缩，他们并肩战斗在应对突发大型公共卫生灾害的第一线。

人们发现：面对大型公共卫生灾害时，没有后勤的有力保障，医疗抢救工作根本无法开展。在几次突发灾害中，各医院后勤部门充分发挥了对医疗工作的支撑作用。应急救援是对后勤工作的考验。后勤作为保障，在应对突发事件时，响应最快，准备充分，要为救灾前线的医护人员、患者提供及时、有效的后勤保障。

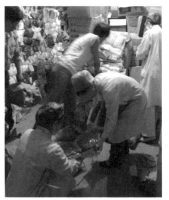
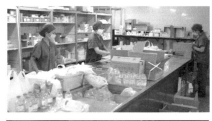
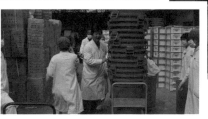

◎ "非典"时期的后勤保障组图

非典肆虐期间的北京"谈非色变"，人们避之不及，而广大医务人员和后勤保障人员却坚守在医院一线，与"非典"进行着殊死搏斗。北京市从各家医院抽调救护车到灾区执行伤员转运任务，每辆车配2名司机,1名医生，1名护士，昼夜工作，保证了伤员的安全转运。

　　抗"非典"工作初期，上级指令中日友好医院，建设并成立北京"抗非典定点医院"，要求在短时间内建设传染病房，接待"非典"病人。在医院副院长、时任中国医院协会后勤管理专业委员会副主委刘晓勤的带领下，全体参建的基建、后勤、设计人员临危受命，克服重重困难，精心设计，昼夜加班，不到1周时间，就建立起完全符合世界卫生组织要求的专业病房。刘晓勤也被世界卫生组织官员评价为"传染病病房隔离改造专家"，受到高度赞誉。

　　四川大学华西医院在汶川地震中，作为离震中最近的国家级大型综合医院，担负起了疑难、复杂、危重伤员救治中心，灾区医院技术支持中心和省外医疗队后勤保障中心的重任。对汶川地震的抢救工作，体现了华西医院的医疗水平，又检验了华西医院的后勤保障水平。

　　这期间，医院后勤各部门闻讯而动，听命令做好准备，按指示提供物资：要物资迅速到位，要病房迅速建起，处理医疗垃圾及时干净，环境消毒严格规范。从某种意义上讲，对"非典"、地震的战斗，尤如现代化的战争，打的就是后勤保障。所以有人说，在与大型公共卫生自然灾害战斗中，医务人员和后勤人员面临同样的牺牲，具有同样的奉献精神。

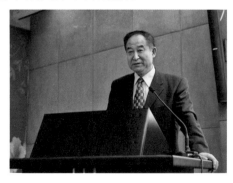

◎ 刘晓勤参加会议照片

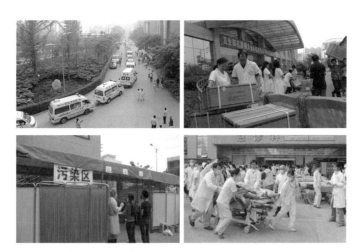

◎ 四川大学华西医院抗震救灾组图

"救治危重伤员数量最多，救治成功率最高"，四川大学华西医院被媒体誉为抗震救灾医疗战线的中流砥柱，被党和国家领导人赞誉为"不仅有崇高的道德，而且有精湛的技术"，被中共中央、国务院、中央军委授予"抗震救灾英雄群体"的光荣称号。

当公共卫生灾害突发时，全国各地医院的后勤人都做出了超水平的发挥，交出了让人民满意的答卷。全国共有近百家医院的后勤部门对汶川地震灾区提供了不同方式的支持和配合。这应该说是中国医院协会后勤管理专业委员会协同全国后勤同人，多年来应对大型公共卫生自然灾害探索、研究、共同努力实践的结果。

组织开展学术研讨会，倡导撰写论文

中国医院协会后勤管理专业委员会从成立开始，就注意抓会员单位的理论研究，每年年会同时也是各专业学术交流会，通过聘请上级领导解读时势、政策，邀请各专业专家宣讲理论和实践，挑选当年评选出的优秀论文作者在大会交流，请后勤工作突出、先进医院介绍经验的方式，进一步提高全国各医院后勤主管院长的理论水平，进一步提高全国各医院后勤管理干部的综合素质，进一步提高广大后勤技术工人的技能，从而促进中国医院协会后勤管理专业委员会所属会员单位在后勤管理工作方面有快速的发展。

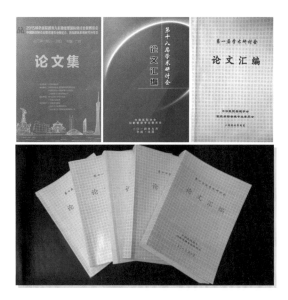

◎ 后勤专委会论文汇编组图

后勤专委会倡导广大医院后勤干部、职工积极总结经验，撰写论文。为鼓励会员单位撰写论文，对质量高，对医院后勤全局管理工作具有指导、借鉴意义的优秀论文予以表彰，并在大会上交流介绍。近二十年已编辑的二十本论文集，已成为了广大会员单位的重要参考和良师益友。这二十本论文集也像足迹，记录着中国医院协会后勤管理专业委员会坚实的步伐。

此外，后勤专委会积极倡导各医院后勤参加全国各类后勤学术会议，鼓励投稿。在全国医院后勤专委会组织召开的历届学术会议中，上海市和江苏省后勤专委会积极组织会员单位撰写论文，被入选、评选的优秀论文以及优秀组织单位数均在全国前列。

中国医院协会后勤管理专业委员会所属会员单位的论文数量从刚开始的不足 100 篇增加到每年 1000 篇左右，从简单的工作总结发展成了数据完整、统计严谨、论点明确、论据充分的优秀论文。全国各医院后勤管理、技术人员的综合素质、管理和理论水平逐年提高。

时任中国医院协会后勤专业委员会第三届主任委员、中日友好医院副院长刘晓勤说起后勤工作者写论文时感慨道："原来后勤人哪会写论文呐，就是工作总结和经验体会，现在好了，很多同志论文写得有模有样，有论文摘要，有论点、论据，一点不比专业的同志差。"

2010年10月，中国医院协会后勤管理专业委会组织后勤院长们经过多次讨论，出台了《医院评价标准—后勤保障》（试行稿）。《医院评价标准—后勤保障》共九大类，1000分，不仅是全国医院后勤建设的规范标准，也是后来国家对二甲及三甲综合性医院等级标准的评审文件之一。

2011年，在江苏省中医院副院长、中国医院协会后勤专业委员会副主委虞玉津的带领下，结合江苏省中医院后勤社会化改革面临的新情况，江苏省医院后勤专委会编写了《江苏省医院节能适宜技术管理指南》《医院后勤部门建设管理规范》《江苏省医院后勤工作评价指南》，很好地指导了全省各会员医院开展后勤工作，依法依规推进了江苏省医院后勤的规范化、制度化和信息化建设。

在中国医院协会后勤管理专业委员会走过的20年中，还组织海峡两岸医院后勤经验交流及学术报告会，邀请我国台湾地区十几

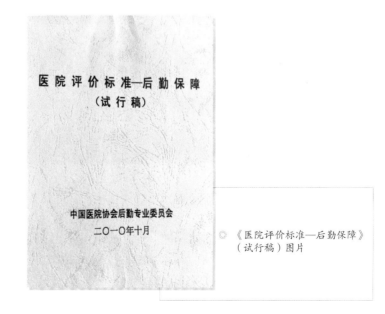

◎《医院评价标准—后勤保障》（试行稿）图片

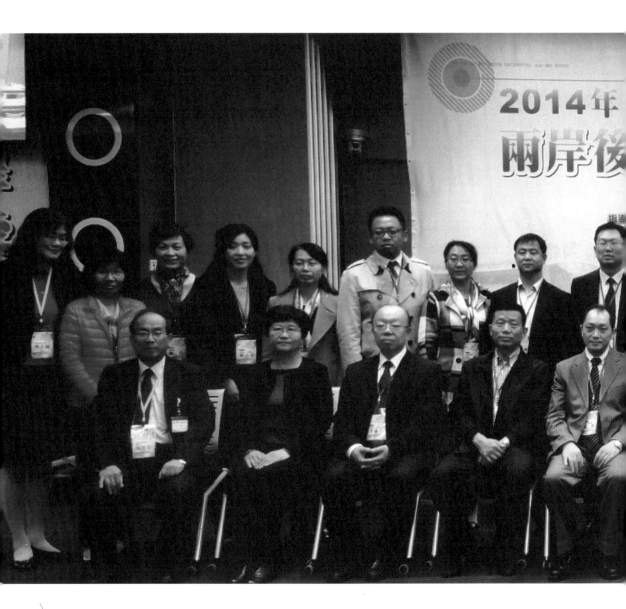

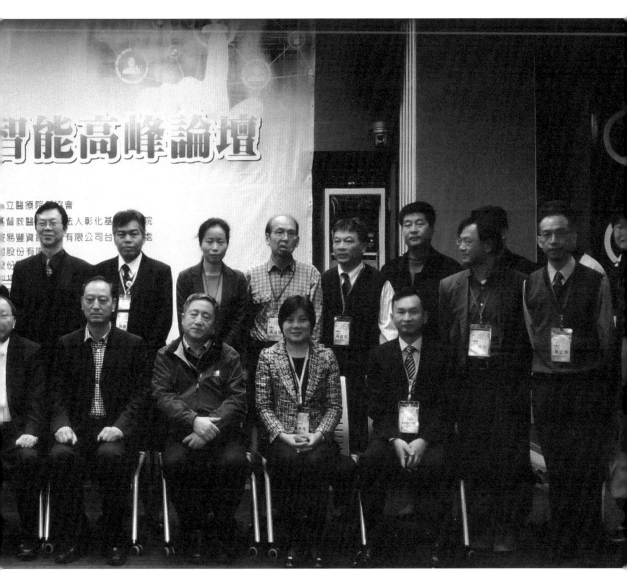

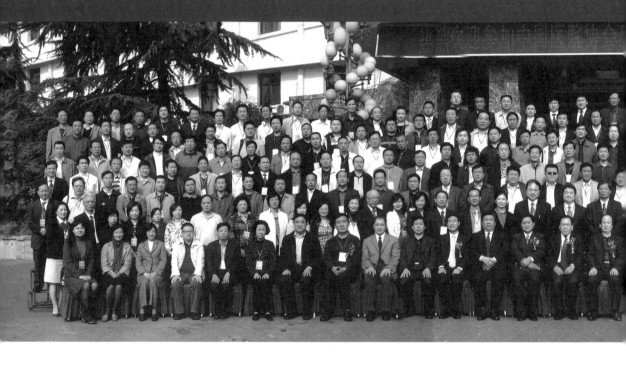

中国医院协会后勤管理专业委员会2009年

暨海峡两岸医院管理学术研讨会合影留念

2009.10.30 泰山

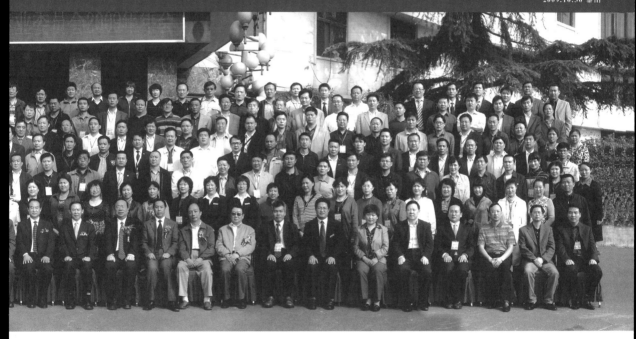

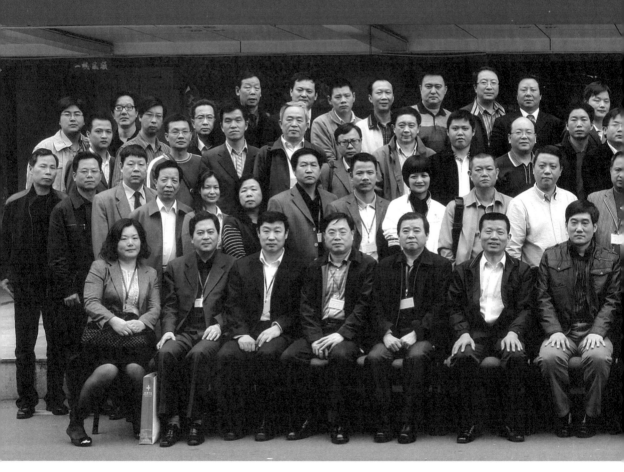

医院后勤管理学术研讨会与香港

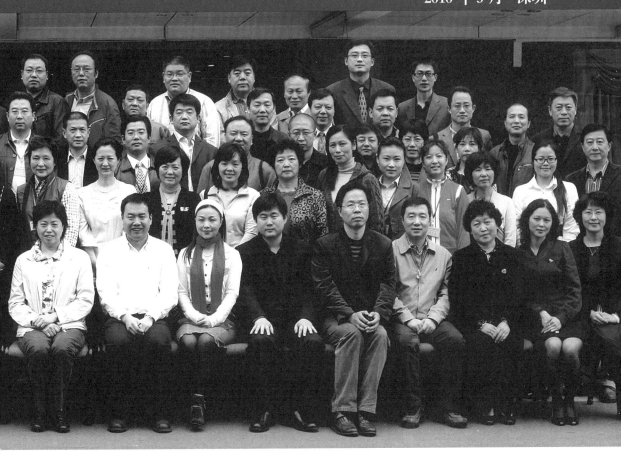

玛丽医院后勤保障系统观摩活动
2010年3月 深圳

家医院来大陆进行学术交流，获得双方的认同和好评。

此外，后勤专委会还根据全国医院后勤的需求，组织专家编撰了《医院后勤管理实用手册》《医院管理学·后勤管理分册》《医院消毒供应中心管理手册》等专著，很好地指导了全国各地医院后勤管理工作。此外，专委会还用节省的60余万元会费，组织科研立项15项，鼓励各医院在科研中解决医院后勤出现的"老大难"问题，进而将问题解决的思路和措施在全国会议上介绍、推广。

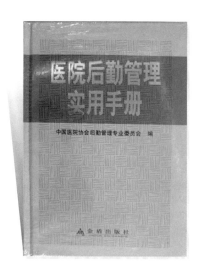

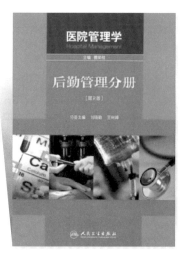

◎ 后勤专委会部分著作截图

2015 年后勤管理研究项目评审结果

序号	项目名称	项目时间(年)	批准经费(万元)	项目负责人	项目负责单位	合作单位	联系人	联系人电话
1	医院后勤标准化的建立与应用	1	5	陈梅	上海市第六人民医院	上海市医院后勤管理专业委员会、上海市卫生计生委、上海申康医院发展中心	戎立文	—
2	医院后勤管理标准的建立与应用	1.5	5	李峰	安医大一附院	安徽省立医院、安医大二附院、上海益中泰物业服务公司	李峰	—
3	基于服务临床医疗的警卫队伍规范化管理方案研究	1	3	虞玉津	江苏省中医院		陈永春	—
4	医院后勤准化信息化研究——大中型 医院后勤管理信息平台合构建模式研究与应用	1	5	虞玉津 黄如春 沈崇德 金陵 周冰	江苏省医院协会后勤管理专业委员会	江苏省人民医院、江苏省中医院、苏州大学附属第一医院、无锡市人民医院、徐州医学院附属医院、南通大学附属医院	黄如春	—
5	基于多层循环 KPI 方法的医院后勤管理指标选择及评价研究	1	2	刘冬梅 程全洪 李军	天津市滨海新区卫生和计划生育委员会		刘冬梅	—
6	医院后勤"一站式"服务管理模式研究	1	5	卢平	北京积水潭医院	北京医院管理局	张泽宇	—
7	医院后勤成本效益管理研究	2	2.07	宓余强	天津市第二人民医院		孙影	—
8	医院建筑智能化整体解决方案设计	1	5	张万民	山东大学齐鲁医院	山东大学	陈浩	—
9	医院动力运行及能源管理研究	1	5	金炜	安医大一附院	安徽省立医院、安医大二附院、安徽省土木建筑学会、安徽建筑大学	金炜	—
10	广东省节约型医院综合节能体系研究与示范	1	5	袁向东	广东省人民医院	华南理工大学、中山大学附属第一医院、广东省中医院、佛山市第一人民医院、广州市番禺中心医院	郭松合	—
11	公立医院后勤精细化管理模式实践性探讨	1	4	李灵霞	河南大学第一附属医院		马驭	—
12	基于关键岗位的中国医院后勤人力资源管理研究	1～1.5	5	唐蔚蔚	中国医学科学院北京协和医院	四川大学华西医院、中国医学科学院阜外医院、北京朝阳医院	唐蔚蔚	—
13	医院后勤全社会化外包战略管理的研究	1	5	金树	安徽医科大学第二附属医院	广东众安康股份有限公司	罗勇	—
14	四川地区三甲医院动力运行系统应急备现状调查与评价的要点研究	1	5	谢磊	四川大学华西医院	四川省人民医院、成都市第三人民医院、绵阳中心医院、遂宁市中心医院、南充市中心医院等	张宏伟	—
15	安徽省省、市、县级公立医院后勤基本情况调查分析	1	1.58	胡礼源	安徽省立医院	安徽医科大学附一院等多所医院、安徽省后勤管理医院协会后勤专业委员会	周良贵	—

后勤专委会在每年年会和学术报告会选择地点时，不是挑选风景名胜和人文古迹，而是选择重点需要帮扶的地区，如新疆、甘肃、宁夏等边疆和西部地区。2017年的一次学术报告会还将地点选在了西藏，不仅为西藏自治区传递了最新的后勤改革动态和医院后勤管理最新技术，还让藏族同胞感受到了医院后勤大家庭的温暖。在庆祝晚会上，出现了双方互献"哈达"的热烈场景，"扎西得勒"的美好祝愿此起彼伏！

勇于探索，与时俱进，砥砺前行

当互联网像一股清新的空气迅速渗透到人们的生活和工作中时，当"互联网＋医院"的理念迎面扑向医院后勤广大管理者时，全国医院后勤人在中国医院协会后勤管理专业委员会的领导下，知难而上、勇于探索，迅速把信息化融合到后勤管理工作中，并取得了突破性发展。"节能降耗、精细化管理、精准服务、绿色医院、平安医院"，广大后勤人员的视野从微观到宏观，互联网给医院后勤既带来了挑战，也促进了医院后勤队伍的快速成长。中国医院协会后勤管理专业委员会带领全国医院后勤人与时俱进、砥砺前行，大步跨入信息化时代；互联网也给医院后勤工作插上了实现理想的翅膀，使后勤工作成为医院发展的推进器和加油站。

对于后勤工作的展望，作为第四届中国医院协会后勤管理专业委员会主任委员、华西医院党委书记张伟有他独特的思考："医院物联网化将是未来发展趋势，是社会物联网的重要组成部分，是在综合了信息化医院、智能医院、数字医院的基础上，对医院更加具体、全面、动态的描述。就医院后勤保障来讲，基于物联网技术的医疗系统建设，可实现全面互联互通的信息化保障体系，能对医院后勤内各种联网设备对象进行感知、定位和控制，实现器械、医疗设备、医疗垃圾、医疗场所等资产系统之间的有效互动，从而按照系统化的标准和规范进行有序的管理，保障医疗安全，提高医疗质量、医疗水平和工作效率，最终使医院管理部门可以全面清晰地了解整个机构设备及人员的运行状态，进而为决策的制定奠定良好的基础。"

中国医院协会后勤管理专业委员会从 1997 年起步，经过 20 年的发展，历经四届后勤主委，每一届主委都以发展壮大医院后勤管理工作为己任，不断探索、不断创新、不断跨越，吸引了越来越多的人关注后勤工作。

如果要对四届后勤专委会工作作一个简单的表述就是：第一届后勤专委会填补了全国后勤没有自己行业组织的空白，搭建了一个后勤人交流、学习、研究的平台，解决了从无到有的问题；第二届后勤专委会巩固了第一届的工作成果，推进了节能减排及后勤社会化改革的步伐，解决了由小变大的问题；第三届后勤专委会，从举办各类专业技术培训班开始，加强海峡两岸医院后勤交流，编撰专著，参与国家大型卫生自然灾害的救助工作，创建绿色医院，开创了医院与企业合作的新模式，完成了从量到质的飞跃；第四届后勤专委会与时俱进，在之前工作的基础上，大胆创新，继续举办多种形式的技术讲座、学习班、高峰论坛，并著书立说、编撰国家行业标准，走出国门学习交流，首次设立并资助科研课题，应对医院信息化、科学化及互联网的挑战，加速医院后勤管理水平的提高，使医院后勤的管理在规范化、标准化、精细化的道路上大踏步前行。

中国医院协会后勤专业委员会的四届领导班子，犹如接力赛跑的选手，每一棒都竭尽全力、奋勇奔跑，带领全国数百万后勤人奔向终极目标，为人民健康保驾护航。

目前全国已有 22 个省市自治区成立了后勤管理专业委员会，每年年会的参会人员保持在 1000 人以上，已成为全国规模最大，影响深远的后勤盛会，保持了旺盛的活力，而且后勤人探索学习交流的足迹已经走向了英国、我国香港及台湾等国家和地区。从播下种子到硕果累累，广大医院后勤人用智慧、创新、辛劳和汗水交出了一份精准化服务医院、科学化管理医院、标准化建设医院、信息化运作医院的满意答卷。

从 1997 年到 2017 年，我们共同走过了风雨同舟的二十年。回顾这二十年的辉煌历程，感慨万千，细数前进的脚步，清晰可见。

这二十年，中国医院协会后勤管理专业委员会在中国医院协会直接领导下，团结全国及港、澳、台地区医院后勤管理工作者，通过各种学术交流、培训、参观、考察等途径，研讨、交流了医院后勤管理工作经验，促进了医院后勤建设和后勤管理人才的成长，不断提高医院后勤管理水平。

这二十年，中国医院协会后勤管理专业委员会科研硕果累累，共召开 20 次全国性学术研讨会，收到全国各医院后勤管理方面论文累计近万篇，而且，论文质量逐年提高，研究意识强，理论水平高，论文质量好，紧密结合工作实践，成为中国医院协会后勤管理专业委员会重要的行业标志。

这二十年，后勤专委会共开展全国性技术培训近 50 次，协助省市协会开展医院后勤院长培训 10 余次，每次年会邀请卫生部有关领导作"当前全国医疗卫生改革形势"的专题报告成为参会院长们的企盼；国外及我国港、台地区医院的经验，使医院后勤的管理者开阔了视野；各兄弟医院的相互经验交流，极大地促进了全国医院后勤工作的同步发展。

中华人民共和国卫生行业标准

WS 435—2013

医院医用气体系统运行管理

Operational management of medical gas pipeline systems for hospitals

2013-09-06 发布　　　　2014-02-01 实施

中华人民共和国国家卫生和计划生育委员会　发布

中华人民共和国卫生行业标准

WS 437—2013

医院供热系统运行管理

Operational management of steam heating for hospitals

2013-09-06 发布　　　　2014-02-01 实施

中华人民共和国国家卫生和计划生育委员会　发布

中华人民共和国卫生行业标准

WS 436—2013

医院二次供水运行管理

Operational management of water supply for hospitals

2013-09-06 发布　　　　2014-02-01 实施

中华人民共和国国家卫生和计划生育委员会　发布

中华人民共和国卫生行业标准

WS 434—2013

医院电力系统运行管理

Operational management of power supply for hospitals

2013-09-06 发布　　　　2014-02-01 实施

中华人民共和国国家卫生和计划生育委员会　发布

中华人民共和国卫生行业标准

WS 488—2016

医院中央空调系统运行管理

Operational management of central air conditioning systems for hospitals

2016-11-02 发布　　　　2017-10-01 实施

中华人民共和国国家卫生和计划生育委员会　发布

◎ 后勤专委会牵头编制的
五项卫生行业标准

这二十年是从小到大的二十年，这二十年是从粗犷到精细的二十年，这二十年也是春华秋实的二十年。

站在历史的今天，面向未来的二十年，我们任重道远。

站在历史的今天，面向未来的二十年，我们信心满怀。

我们将继续不断探索、不断创新，用更优质的服务，更出色的工作，为人民的安康保驾护航。

让我们共同迎接下一个二十年的到来。

感谢王志伟、卢平、谢磊给予本文的无私帮助。

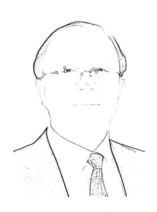

执笔：李係仁

1954 年 9 月出生，中共党员、研究员、硕士生指导教师，中国医科大学附属第一医院副院长、国家二级心理咨询师

社会职务： 中国医院协会后勤管理专业委员会副主任委员

社会荣誉： 课题"医学科技期刊文献剂量分析研究"先后获得"沈阳市政府促进科学进步二等奖"和"辽宁省科学技术三等奖"

学术成果： 从事后勤工作以来，共撰写了《从后勤队伍的现状谈医院后勤人力资源管理》《以人为本，做好和谐医院后勤保障工作》等十几篇论文，发表在《中华医学教育杂志》《中国医院管理》《中国医 院》等核心杂志上。2012 年公开出版个人作品专著《一同走过从前》。

第一届：**1998-2001**

主任委员：蒋王元（田国良自1998年蒋王元先生逝世后，接任主委）
副主任委员：郭　亮　刘晓勤　刘忠校　周兆明　诸葛立荣　曾　智
　　　　　　高树宽　许家穗
秘　书　长：刘晓勤
副秘书长：马清莲

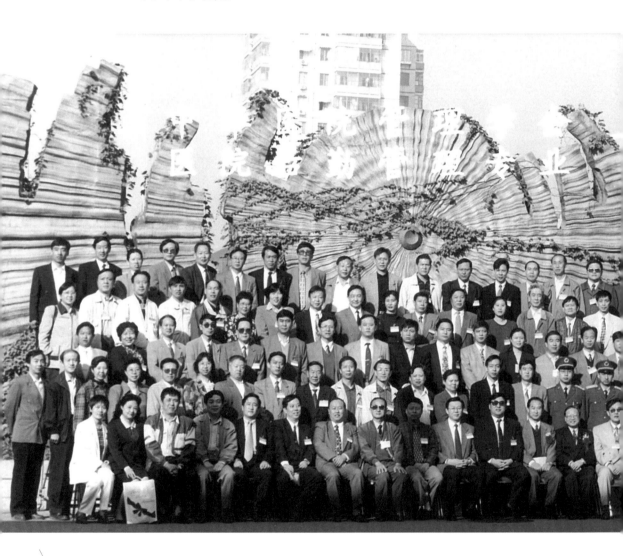

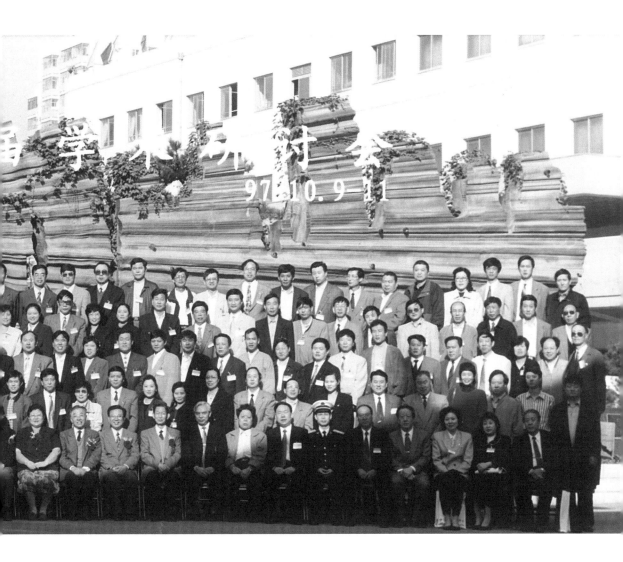

第二届：**2001-2006**

主 任 委 员：田国良
副主任委员：刘晓勤　刘忠校　李月东　张柏捷　郭积勇　周兆明
　　　　　　曾　智　诸葛立荣
秘 书 长：刘晓勤
副秘书长：王志伟　马清莲　林　飞

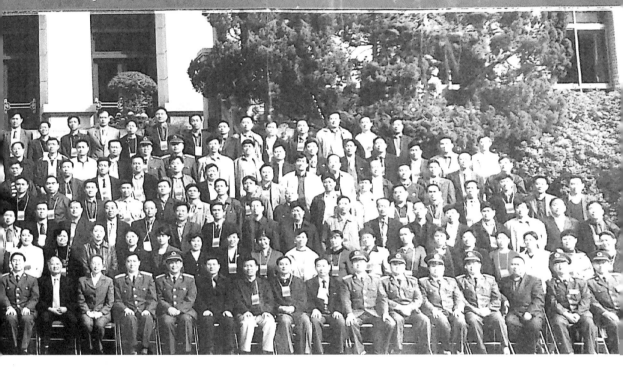

第三届：2006-2013

主任委员：刘晓勤
副主任委员：李月东　王树峰　郭积勇　诸葛立荣　张　伟　孙维佳
　　　　　　张柏捷　许家穗　薛　赤　李　斌
秘 书 长：李月东
副秘书长：王志伟　马清莲　林　飞　张庆林

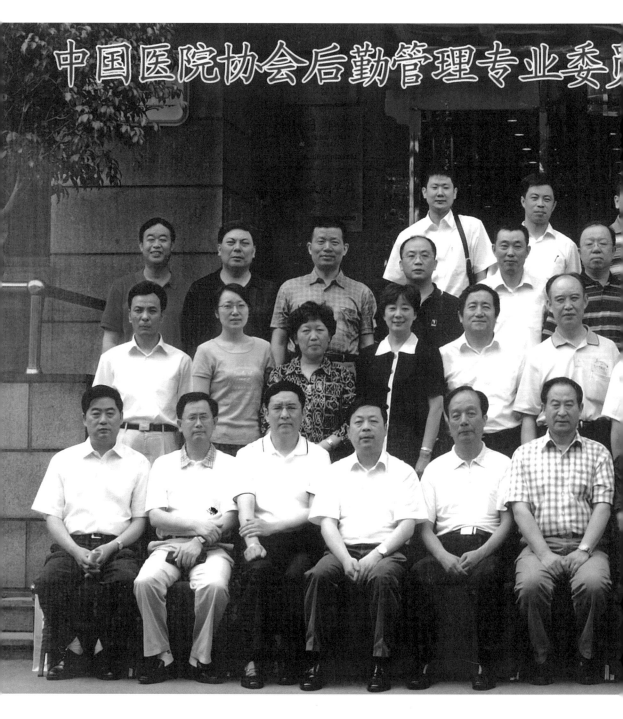

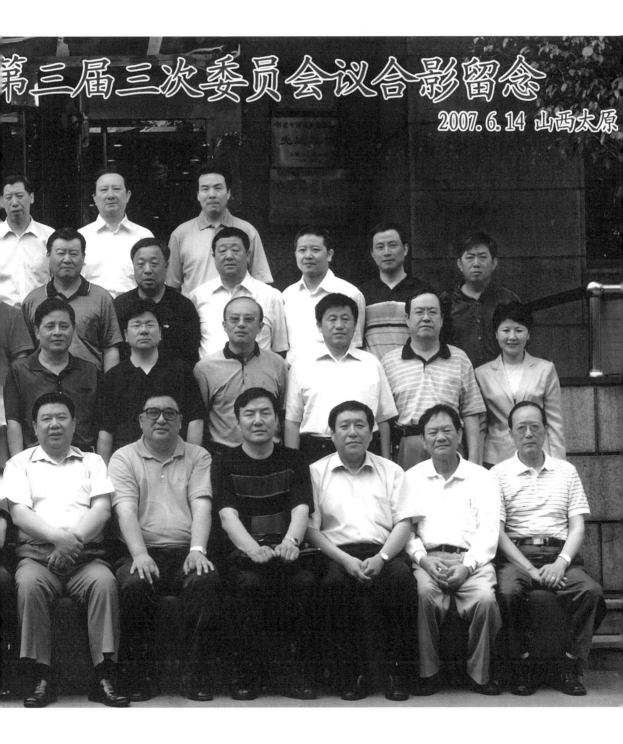

第三届三次委员会议合影留念
2007.6.14 山西太原

第四届：2013 至今

主 任 委 员：张 伟
副主任委员：罗 蒙 柴建军 王树峰 李係仁 虞玉津 陈瑞珍
　　　　　　周保利 袁向东 于爱平 朱嘉龙
秘 书 长：王志伟
常务副秘书长：谢 磊
副 秘 书 长：卢 平 黄 进

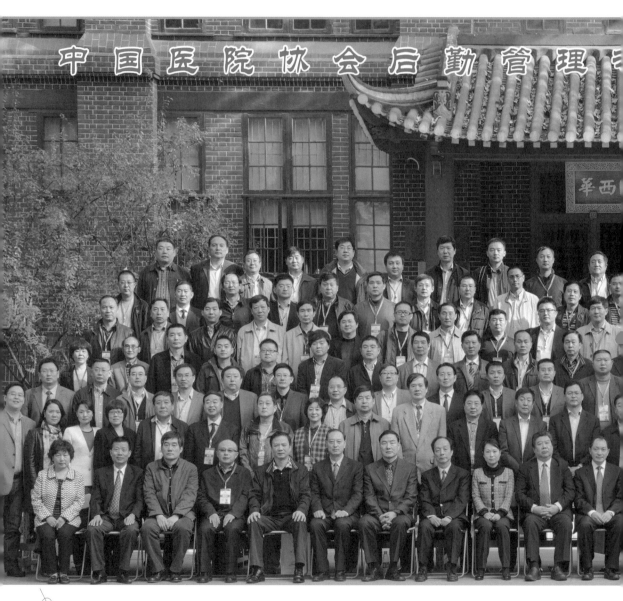

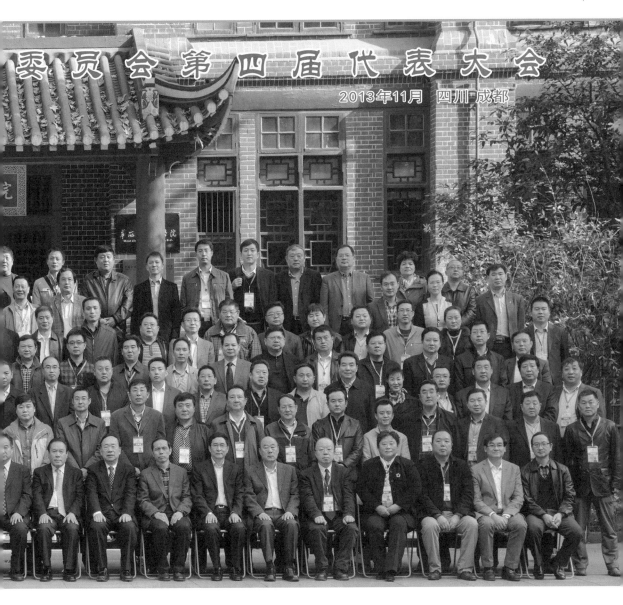

第二章　大事记

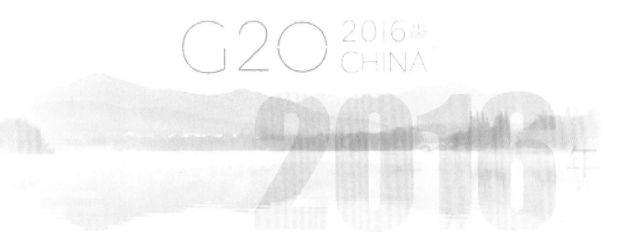

不忘初心　勇立潮头

浙江大学医学院附属第二医院服务
G20峰会安全生产保障工作

Groupof Twenty
Finance Ministersand
Central Bank Governors

二十国集团财长和央行行长会议

G20 峰会

G20 峰会是一个国际经济合作论坛，于 1999 年 12 月 16 日在德国柏林成立，属于布雷顿森林体系框架内非正式对话的一种机制，由原八国集团以及其余 12 个重要经济体组成。G20 金融峰会旨在推动以工业化的发达国家和新兴市场国家之间就实质性问题进行开放及有建设性地讨论和研究，以寻求合作并促进国际金融稳定和经济的持续增长。按照以往惯例，国际货币基金组织与世界银行列席该组织会议。

G20 峰会成员国

二十国集团包括英国、美国、日本、法国、德国、加拿大、意大利、俄罗斯、澳大利亚、巴西、阿根廷、墨西哥、中国、印度尼西亚、印度、沙特阿拉伯、南非、土耳其、韩国，共 19 个国家以及欧盟。这些国家的国民生产总值约占全世界的 85%，人口则占世界总人口的近 2/3。

G20 峰会第十一次峰会

G20 峰会第十一次峰会于 2016 年 9 月 3—4 日在中国杭州举行。主题为：构建创新、活力、联动、包容的世界经济。

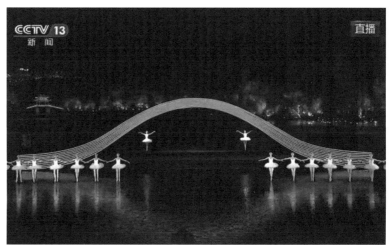

◎ G20 峰会开幕式现场直播

G20 峰会特邀代表

为了确保二十国集团与布雷顿森林机构的紧密联系，国际货币基金组织总裁、世界银行行长以及国际货币与金融委员会和发展委员会主席作为特邀代表也参与该论坛的活动。

G20 峰会出席领导

第十一次峰会外方领导人和国际组织负责人名单：阿根廷总统马克里、巴西总统特梅尔、法国总统奥朗德、印度尼西亚总统佐科、韩国总统朴槿惠、墨西哥总统培尼亚、俄罗斯总统普京、南非总统祖马、土耳其总统埃尔多安、美国总统奥巴马、澳大利亚总理特恩布尔、加拿大总理特鲁多、德国总理默克尔、印度总理莫迪、意大利总理伦齐、日本首相安倍晋三、英国首相特蕾莎·梅、欧洲理事会主席图斯克、欧盟委员会主席容克、沙特阿拉伯王储继承人兼第二副首相和国防大臣穆罕默德等二十国集团成员领导人，乍得总统代比、埃及总统塞西、哈萨克斯坦总统纳扎尔巴耶夫、老挝国家主席本扬、塞内加尔总统萨勒、新加坡总理李显龙、西班牙首相拉霍伊、泰国总理巴育等嘉宾国领导人，以及联合国秘书长潘基文、世界银行行长金墉、国际货币基金组织总裁拉加德、世界贸易组织总干事阿泽维多、国际劳工组织总干事莱德、金融稳定理事会主席卡尼、经济合作与发展组织秘书长古里亚等有关国际组织负责人。2016 年 9 月 3 日，中华人民共和国主席习近平在二十国集团工商峰会开幕式上发表主旨演讲。2016 年 9 月 4 日，参加 G20 杭州峰会的 36 位领导人，在主场馆杭州国际博览中心合影。

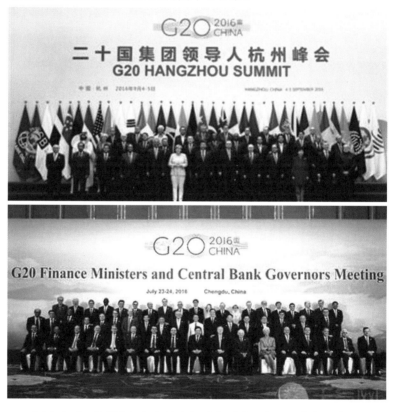

国家主席习近平在多个外交场合都有提到 G20 峰会，本次 G20 已于 2016 年 9 月 5 日圆满结束！

医院服务 G20 峰会安全生产保障工作

2016 年以来，浙江大学医学院附属第二医院紧紧围绕峰会安保工作圆心，在市卫生行政部门的统一指导和部署下，结合行业特点和实际，突出抓好峰会安全生产保障工作，时刻保持警觉，强化风险防控，坚决履职尽责，突出强监管、筑基础、抓排查、促整改，确保医院安全生产工作零事故，圆满完成了 G20 峰会安全生产保障的各项任务。

组织健全，责任落实。 从医院领导做起，医院各科室将安全生产工作列为 G20 峰会安保工作的重中之重，列为"一把手"工程，突出领导抓、抓领导、反复讲、讲反复。2016 年以来，医院由主要领导和分管领导牵头，分不同层面多次召开安全生产专题会议和工作例会，强调做好安全生产工作，特别是峰会安全生产工作的极端重要性，做到安全生产工作逢会必讲。同时，根据《G20 峰会杭州市安全保卫工作总体方案》要求，围绕安全生产、消防安全、实验室生物安全等重点内容制订工作方案，并将安全生产工作纳入医院综合目标考评，由医院主要领导与科室主任或负责人签订工作责任书，确保安全生产责任横向到底，纵向到边，落实到人。8 月 28 日，峰会进入决战实战阶段，医院启动红色一级响应，医院领导班子一线靠前指挥，调动一切可以调动的力量和资源，严防死守，确保安全生产工作万无一失。

摸清底数，联防联控。 组织开展医院安全生产工作基本信息调查，围绕安全生产、消防安全等重点内容，掌握、了解医院安保人员、设备、设施的数量、基本情况以及分布范围等，包括掌握人员的信息，如相关安全工作的分管领导、职能科室负责、从事安保工作的保安、工作人员数量等。掌握设备的信息，如安防装备、消防设施、特种设备的数量、使用情况、分布范围等。确保安全设备、人员的管理做到底数清、情况明。医院专门建立了峰会安全生产工作报告制度，要求各科室定期报送相关工作信息，紧急情况随时报送。

持续排除，限期整改。结合各科室实际，以部署开展平安护航G20暨深化平安医院创建活动为契机，以峰会安全生产保障为圆心，按照《杭州市卫生计生系统G20峰会安全保卫工作总体方案》，特别明确峰会期间安全生产保障的各项工作方案，突出预防为主，注重隐患排查，重点包括电梯、锅炉、压力容器等特种设备安全，易燃易爆危险物品、危险化学品、消防设施设备等重点领域、重点部位、重点环节的安全隐患检查。自峰会筹备工作启动以来，医院相继组织开展了数十次安全生产保障主题活动，确保隐患排查整改到位。

强化宣教，深化演练。医院各科室围绕G20安全生产保障的各项任务要求，精心策划，层层发动，充分利用挂图、标语、知识竞赛、培训教育等形式广泛开展具有部门特色的维稳安保工作宣传教育，动员和引导全体职工牢固树立安全红线意识，营造人人参与峰会服务保障和维稳安保工作的浓厚氛围。例如：6月份的安全生产月期间，医院各科室悬挂"安全生产月"活动宣传标语条幅5条，张贴宣传画60余张，培训职工500余人次。通过形式多样的活动，普及了相关法制理念，达到了深入宣传的目的，进一步增强了医院职工的维稳安保意识。在应急演练上，医院在2015年12月份组织各科室的安全应急演练的基础上，要求行政职能科室联合，采取桌面演练、实战演练、局部演练、联合演练等形式，对科室内部的消防、特种设备、反恐等突发事件进行应急处置演练。再如：在2016年4月份的系统安保工作例会上，医院专门进行了电梯故障关人、医用气体故障事故的应急处置桌面推演。2016年以来，医院各科室已结合实际组织相关安全应急演练20余场。

安全生产工作只有起点，没有终点。随着峰会安全生产保障任务的圆满完成，医院安全生产工作也进入了后峰会时期，医院将认真总结峰会安全生产保障工作的成功经验，反思问题与不足，形成长效机制，全力确保医院的长期安全稳定。

医院服务 G20 峰会重点案例

"点、线、面、网"多措并举，扎实做好 G20 国际峰会"安保反恐"工作。

在峰会服务保障过程中，医院以安保反恐工作为重点，在市卫计委的指导下，围绕医院内部不出事，外部保大局的目标，以"一点、两线、三面、四网"为抓手，全力确保医院内部安保反恐工作零事故。

突出责任落实这个"关键点"

从院领导做起，医院各科室将反恐工作列为峰会安保工作的重中之重，列为"一把手"工程。医院领导就安保反恐工作逢会必讲，各科室围绕医院安保反恐工作重点内容制订工作方案，并纳入科室综合目标考评，签订工作责任书，确保安保反恐工作责任横向到底，纵向到边，落实到人。

坚守安全和稳定这"两条线"

把维护安全和稳定作为开展峰会安保反恐工作的出发点和落脚点。一方面，突出安全是不可逾越的红线。医院各科室紧紧围绕峰会领导小组关于安保反恐工作的总体要求和部署，时刻保持警觉，强化风险防控，坚决履职尽责，做到一切工作围着 G20，一切资源向着 G20，一切保障跟着 G20，全力保障内部绝对安全，全力服务外部平安大局。另一方面，突出稳定是必须坚守的底线。以"平安护航 G20"大会战为抓手，围绕公共卫生事件防范、实验室生物安全管控以及安全生产和消防安全等重点任务，坚持"预防为主，防患未然"，全面排查掌握各类不稳定因素，加强风险隐患评估和预警，真正做到早发现、早报告、早控制、早解决。

围绕三防建设抓好"三个面"

结合医院工作实际，以"三防"建设为重点，通过加强内部管控面、监督覆盖面和宣传影响面，着力抓好安保反恐工作的面上管理。

一是抓牢内部管控面。坚持全员发动，强化科室内部重要目标、人员、密集区域的防范管控，包括增加安保人员数量，其中为峰会提供医疗保障服务的安保力量增加100%；增加安保巡查频次，医院警务室实行24小时亮灯值守，每次内部巡查间隔时间不超过2小时。同时专门成立了突发事件处理特勤保安员队伍，负责突发事件的早期处置、管控和引导，做到人防最大量配置。

二是提升监督覆盖面。在加强内部人防的基础上，充分发挥物防和技防在安保反恐工作中的关键性作用。在"物防"上，医院在重点区域配备了入侵报警、防冲撞隔离、电子门禁等设施设备，为安保人员购置了钢叉、钢头盔、防割手套、盾牌、防刺背心、辣椒喷雾器等反恐装备。在"技防"上，结合实际，对摄像头、红外报警、防抢按钮、一键式紧急按钮等进行优化布局和联网，并按反恐技防标准进行了改造升级，实现相关技防设施的高清化、网络化、智能化和全覆盖，做到物防和技防最新标准配置。

三是扩大宣传影响面。医院围绕峰会安保反恐的各项任务要求，精心策划，层层发动，充分利用挂图、标语、知识竞赛、培训教育等形式广泛开展具有医院特色的安保反恐工作宣传教育，如主动邀请辖区派出所对医院进行压力测试，有效提高了全员安全生产意识；在值班岗亭张贴"非常态反恐怖防范"措施，让安保人员了解流程、熟悉应急措施。全系统通过动员和引导全体干部职工牢固树立反恐意识，营造人人参与峰会安保反恐工作的浓厚氛围，做到意防最佳状态。

编织安保反恐防范"四张网"

注重安保反恐工作的立体化、全方位管控，整合人力资源、技术资源、社会资源和警力资源，打造符合行业特色的立体化治安反恐防控体系。

一是筑牢基础网。根据《杭州市公安局关于加强峰会期间全市医疗机构安保防控措施的通知》，掌握、了解医院安保反恐工作人员、设备、设施的数量、基本情况以及分布范围等，确保安保反恐设备、人员的管理底数清、情况明。医院重视安保反恐基础性工作，包括对安保人员岗位布点重新布局、巡逻路线重新设计、单位进出口重新规划等，如在医院的进出口管理上，根据安保反恐需要采用"永久关闭和限时关闭"的方式进行管理。同时，积极配合相关部门做好"制高点"管控等反恐基础性工作。

二是编织防控网。按照预防为主的方针抓好峰会安保反恐工作，尤其注重隐患问题的排查整改，包括安全隐患排查、医疗纠纷排查、不稳定因素排查等，针对排查检查出来的各类问题隐患，均建立了整改档案，落实专人负责，确保整改到位。针对医院开放式管理，外来人员较多的特点，按照公安部门严查严控"重点人员、重要部位、重要物品、重点苗头"的要求，医院对进出人群要做到"逢疑必问、逢疑必查"。峰会进入决战期后，对进入医院的车辆进行后备箱开箱检查等安保措施，这是医院有史以来最严格的安保措施之一。

三是健全应急网。在公安部门的指导下，开展相关安保反恐演练，通过反复模拟实战，查漏补缺，提高快速反应能力。自峰会安保反恐工作启动以来，医院通过实战模拟、桌面推演等形式，相继组织了院内暴力事件、危化品泄露、消防应急、电梯故障关人、医用气体故障事故等多项应急处置演练20余场。

四是打造联动网。医院与公安、消防、安监等职能部门加强沟通和联动，建立了常态化的工作联动，通过加强信息互通共享，加强工作配合协作，形成互帮互助、联动联勤的防控格局。医院内部形成联防网络，通过完善内部安保信息通报机制，加强各科室、各岗位之间的联系协调。医院加强与消控中心、值班室、保安岗等值守场所的联系沟通，做到紧急情况发生时"一呼百应"，真正实现快速反应、迅速协调、联动处置。

2016年，G20峰会向全世界展示了杭州印象、浙江风采。圆满完成G20杭州峰会的保障任务，也充分检验和展示了浙江医疗机构安全生产保障工作的实力。这与浙江人牢记卫生计生人"不忘初心、勇立潮头、继续前行"的使命有着密不可分的联系。

新形势下,浙江省医院协会后勤管理专业委员会将继续本着"立足学术,注重管理,勇于创新,共同进步"的理念,在中国医院协会后勤管理专业委员会的引领与指导下,搭建更好的交流平台,将更好的管理思路、管理模式传播开来,将更科学的管理体系和管理标准贯彻下去,从而共同提升全国医院后勤管理的工作品质,同时保障对重大事件、突发事件建立应有的安全屏障。

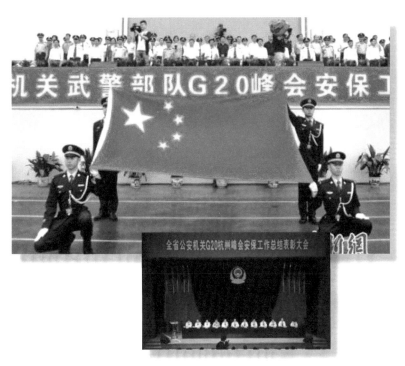

◎ 相关安保工作及表彰大会照片

4·30 突发暴恐事件背后的 "后勤小班组"

新疆自治区人民医院后勤服务中心物资采购班

2014年4月30日晚，新疆乌鲁木齐火车南站发生突发爆炸事件。后勤物资采购班与膳食营养科接到通知后，立即启动应急预案，随时为临床科室及就医患者提供物资、膳食的保障供应。此次突发事件应急处理及时，措施得力，获得了院领导及患者的一致认可。

新疆自治区人民医院（以下简称我院）作为自治区国家卫生计生委国际紧急救援中心，又是亚洲国际紧急救援中心定点医院，国家11支卫生紧急救援队伍之一，所有保障任务均由后勤服务中心承担。

医院后勤物资供应是医院运作中最基础的保障，也是最重要的保障。随着医院的发展，后勤物资管理也要紧随医院发展的趋势努力开拓创新。为了更好地为医院临床科室服务，物资采购班按照医院发展要求，根据ISO9000质量管理体系，不断完善各项规章制度，建立各项记录，致力于提高我院应对突发公共事件的应急救援能力，保障医院和员工生命财产安全，保证在发生重大突发公共事件时应急救援物资能有效保障和供应。

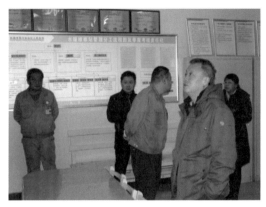
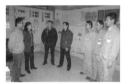

◎ 中心领导现场检查应急保障系统

事件发生后，后勤物资采购班为解决各临床科室及患者所需物资的保障工作，先后为临床科室、患者及家属提供了30双拖鞋及一批洗漱用具、卷筒纸、床单、被套、清洁用品等物资，并针对此项应急保障配置任务，与相关科室现场沟通，按照医院物资配置程序，有效保障各临床科室及患者的应急需求。

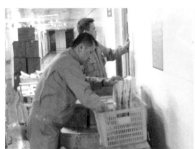
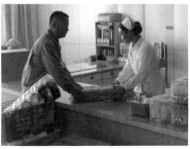

◎ 后勤物资采购班向临床科室配发应急物资

后勤膳食营养科肩负着为伤员提供一日三餐的责任，班组应急小组人员留下，准备伤员、陪护及工作人员的饮食。很快，随着救护车的鸣叫，一名名伤员被及时送到急救中心，医护人员开始紧急救治，膳食营养科员工也开始忙碌而有序地进行饭菜的加工制作。有的伤员不能正常进食，我们就为其提供流食；有的伤员没有家人陪护，自己移动困难，我们就充当陪护人员一口一口喂。从4月30日晚开始，清餐班肩负起为伤员提供一日三餐饮食的责任，伤员对饭菜提出的要求，我们工作人员都会尽力满足。

　　针对伤员的饮食，班组长派专人到现场与大夫和患者沟通，制定了一周内菜品不重样，特殊伤员特殊饮食，全部菜品要求清淡，以配合临床的治疗，尽力满足伤员的饮食要求。截至6月6日，共为伤员及陪护供餐1197人次，为医护人员供餐1856人次，圆满完成了医院及中心领导安排的工作任务，受到上级领导的肯定和表扬。

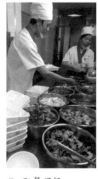 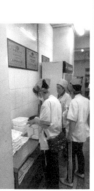 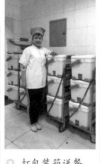 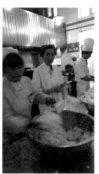

◎ 配餐现场　　　　　　　　　　◎ 打包装箱送餐

此次事件造成了重大人员伤亡和财产损失，严重危害了社会的安全秩序。为更进一步提高对公共应急突发事件应对管理的认识，我院后勤应急管理工作在刘翠玲主任，郭涛、廖东明副主任的领导下，紧紧围绕医院工作大局，认真贯彻落实自治区和医院应急管理工作的决策部署，进一步加强完善了应急管理体制和应急预案体系建设，提高了突发公共事件应对能力，应急值守、信息报送等工作也逐步走向规范化、制度化、科学化轨道。后勤各级部门精心组织、扎实安排、狠抓落实，推进应急管理和突发应急事件工作的深入开展，增强员工的社会责任意识和公共安全意识，提高员工对突发公共事件的综合素质和应对处置能力，最大限度地预防和减少突发公共事件及其造成的危害，保护医院财产安全，维护社会和谐稳定。

加强组织领导，完善应急管理体制

加强应急管理体制机制建设：一是医院后勤各部门成立了突发公共事件应急小组，专项针对应急保障机构进行统一指挥部署；二是后勤各部门应急保障指挥主管主任负责，配备专职人员，提供办公场所，明确工作职责，确保应急管理工作的顺利完成；三是进一步加强应急值守能力建设，各部门建立健全应急值守工作制度，明确工作流程，强化工作职责，加强应急保障工作；四是提高应急信息报送质量和时效，不断拓宽信息报送渠道，使应急信息报送工作逐步走向规范化、制度化轨道；五是提高应急通讯保障能力。

各应急小组员工保障 24 小时电话畅通，使应急通讯保障能力进一步增强。通过应急救援队伍应对突发事件的应急反应处置能力，检验应急联动和协调配合能力，熟悉响应程序，为进一步修订完善应急预案体系建设积累了实战经验；认真做好隐患排查和监控、预报工作；加强应急救援队伍和应急物资保障能力建设；加强后勤各部门综合性应急队伍建设。

周密安排部署，积极开展宣教活动

群众是各类突发事件的直接受害主体，也是战胜各类突发公共事件的主力军。事件发生之后，我院广泛开展预防灾害知识的普及和教育，提高群众的救生知识和技能，千方百计调动、发挥广大人民群众参与应急管理和应急处置的自觉性、主动性和创造性，提高员工预防和应对各类突发事件的能力。

加强组织领导，周密安排部署。后勤服务中心领导高度重视，立足以人为本、实践科学发展观，把做好应急管理工作和突发事件工作知识作为维护医院利益、保障员工生命安全、促进社会和谐的重要举措来抓。

多次召开专题会议，统一部署，明确责任，落实任务、人员，确保各项应急突发活动顺利开展，营造了良好舆论氛围，增强了医院所有员工的应急保障意识，提高了应对突发公共事件的能力。

结合医院后勤各部门隐患排查工作的深入开展，查找风险隐患和应急突发事件薄弱环节，加强后勤各员工安全知识培训，提高应急保障意识和能力，同时也丰富了职工的相关应急保障知识，使其应对公共事件的能力得到进一步提高。

不断完善应急物资、膳食保障预案，对于防范公共突发事件有着重要的现实意义。一个小小的后勤班组也要发挥应有的作用，为社会和谐稳定添砖加瓦。

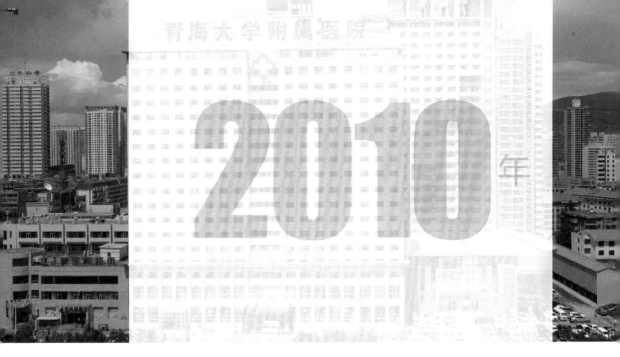

心系灾区　全力驰援

青海大学附属医院全面投入"4·14"玉树抗震救灾工作

2010年4月14日7时49分，青海省玉树州玉树县发生了7.1级地震，造成了重大人员伤亡和财产损失。为支援地震灾区做好医疗救治工作，保障灾区人民群众生命安全，卫生部紧急下发《关于立即做好青海省玉树县地震伤员救治医疗队和专家组准备工作的通知》，要求青海省组建抗震救灾医疗队和专家组，等待通知，随时赴青海灾区开展医疗救治工作。

青海大学附属医院是一所集医、教、研为一体的综合性三级甲等医院，也是青海陆军预备役步兵旅医院。灾情就是命令，地震发生后，医院领导高度重视，迅速启动救灾应急预案，成立了"4·14"抗震救灾领导小组、医疗救治专家组、后勤保障组、院内医疗救治服务组，战前动员，积极筹备救灾物资，组建两支专家应急医疗队，迅速赶赴灾区一线参加抗震救灾工作。同时，院内也积极准备接诊灾区受伤群众，全院职工全力以赴，投入到灾区伤员的救治工作中。

截至4月16日下午17时，已救治灾区伤员177人，收住院147人。医院从各方面投入了大量的人力和物力，保证救治伤员的生活及医疗救护。

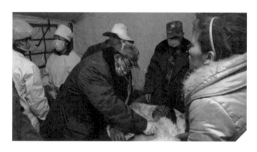

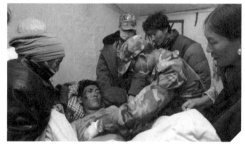

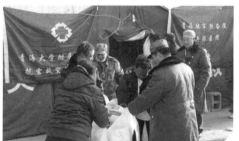

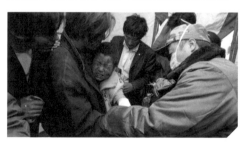

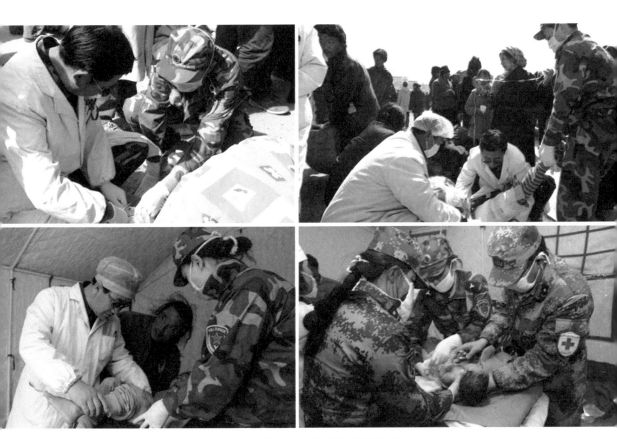

◎ 医院专家医疗队在玉树灾区救治伤员组图

青海大学附属医院第一时间组成专家救援队 20 人，第一组由副院长杜玉雄同志担任组长，并准时与省政府救援队搭乘运输机第一时间到达玉树机场，在第一时间展开救援行动。第二批救援队于当日 11 时乘救护车前往玉树。随后第三批次、第四批次等救援队不断前往玉树灾区进行救援行动。这些救援队成员有的来自普外科、骨科、神经外科、胸外科、肾外科、重症医学科，也有的是儿科、麻醉科、急诊科、感染科、院感科的专业人员，还有普外科、骨科、创伤外科、急诊急救、手术室、重症监护和血液透析专业的护理人员……

青海省玉树县海拔 4400 米，生活条件非常艰苦，医院后勤保障部门要全面配备医疗队所需要的生活保障物资（棉衣、帐篷、饮用水、食物、发电机、取暖设备、抗高原反应药物、氧气瓶等）、药品、医疗设备等。同时，医院要对医疗队员进行高原寒冷环境条件下组织医疗救助工作的培训。如何使各类物资及时达到灾区，帮助医疗队为灾区人民提供医疗保障，我院后勤部门主要开展了以下工作。

医院对医疗队的后勤保障

地震当天上午 9 时，医院后勤部门迅速启动应急指挥机制，成立指挥协调组，建立战备值班和情况报告制度，当天下午发出《关于迅速做好青海玉树抗震救灾后勤保障工作的要求》，对抗震救灾后勤保障实施不间断的组织指导。

与 2008 年汶川地震不同，保障距离远、社会依托条件差、高原病威胁大，是此次救灾后勤保障所要面对的最大挑战。玉树地区海拔高，地理位置偏远，人员、装备和急需物资、药品输送困难，除有限的空运外，主要依靠西宁—玉树的省道和 109 国道从格尔木中转，公路里程 850 公里，途中要翻越 5 座海拔 4800 米以上的大山。面对恶劣的环境，后勤保障部门发挥全面建设现代后勤的力量优势，紧急行动、密切协同，在玉树地震灾区内外全方位筑起一道生命救援保障线。

火速"立体"投送

地震初发，玉树灾区的主副食和油料供应等几乎处于瘫痪状态。14日上午，医院领导立即召集行政后勤有关人员研究部署救灾工作，对救灾后勤保障工作提出了明确要求。医院迅速启动应急保障指挥机制，建立24小时应急值班，与各部门建立高效的联勤保障指挥体系，及时组织、筹措、调拨灾区急需的经费、药品和物资器材；把医疗队所需物资迅速安全运送到位。

当日，20吨食品、药品、急救设备车辆出发，次日中午已到达玉树，保障了灾区人民康复所急需的用品。同时，组织运输车，装载矿泉水、帐篷、棉衣棉被，星夜驰援灾区一线。后勤保障部门投入120名人员、15台后勤装备迅速向灾区集结。通过铁路、公路、飞机，兵分三路，"立体"投送。

持续全面保障

随着救灾部队陆续抵达灾区，各种工程机械、飞机、车辆等油料消耗大幅增加，对油料供应提出了更高要求。

更多大型机械、医疗设备、急缺物资也需源源不断地跟进输入。有专家指出，这次地震是迄今为止我院在高原高寒和民族地区展开的最大规模的救援行动，任务艰巨、情况复杂，后勤保障能力直接影响到救灾的进程。

我院后勤保障内容也随着灾区需求的变化也而变化，不再简单停留在衣食住行上，有力保障完成多样化任务、注重以人为本的全面综合保障日渐成为其鲜明特点。在持续40天的救灾过程中，医院后勤保障在衣食住行、物资保障、医疗设备、医用耗材、药品等方面提供了全方位的保障，有力提升了医疗队伍为灾区人民健康服务的水平。

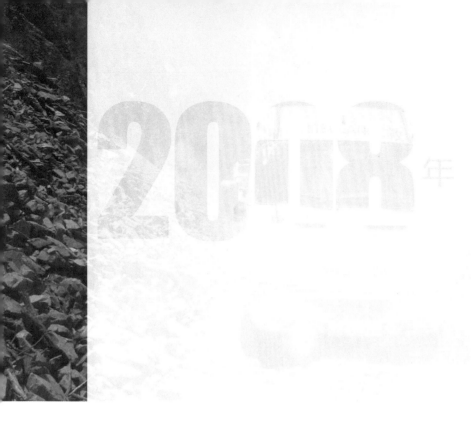
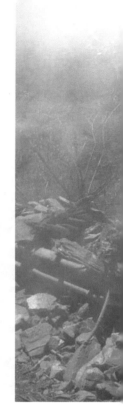

使命在召唤

2008 年 5 月 12 日 14 时 28 分，四川省汶川县突发里氏 8 级特大地震。突如其来的灾难让上万条鲜活生命瞬间消逝，上万家园瞬间损毁。在党中央、国务院的紧急号召下，一场堪称生命接力壮举的汶川特大地震伤员大救治工作全面铺开。

抗震救灾中国家级中心医院的

后勤保障

四川大学华西医院

2008 年 5 月 12 日 14 时 28 分，地处山区、交通不便的四川省汶川县发生了里氏 8.0 级特大地震，受灾面积覆盖 4571 万人口，造成巨大生命财产损失。

四川大学华西医院作为震区唯一一所国家级大型综合性教学医院，在 5 月 12 日至 6 月 2 日这 21 天内，共接诊伤员 2618 人，住院 1751 人，其中，危重伤员 1135 人，ICU 收治 127 人，手术 1239 台，血液透析 77 人。在卫生部的领导和部署下，全国优秀医疗队伍集结华西，取得地震伤员住院死亡率低于 0.7% 的优良救治效果。这些成绩的取得离不开华西医院后勤支持保障系统的有力支撑。

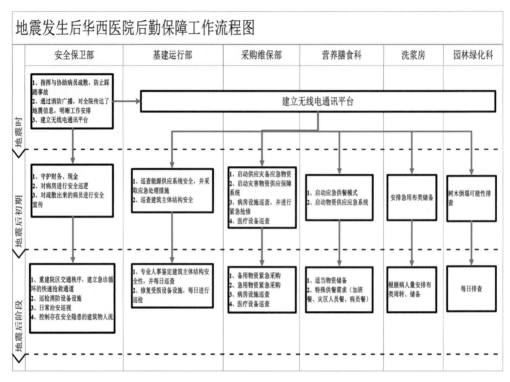

地震发生后华西医院后勤保障工作流程图

	安全保卫部	基建运行部	采购维保部	营养膳食科	洗浆房	园林绿化科
地震时	1、指挥与协助病员疏散，防止踩踏事故 2、通过消防广播，对全院传达了地震信息，明晰工作安排 3、建立无线电通讯平台	建立无线电通讯平台				
地震后初期	1、守护财务、现金 2、对病房进行安全巡逻 3、对疏散出来的病员进行安全宣传	1、巡查能源供应系统安全，并采取应急处理措施 2、巡查建筑主体结构安全	1、启动供应灾备应急物资 2、启动灾害物资供应保障系统 3、病房设施巡查，并进行紧急抢修 4、医疗设备巡查	1、启动应急供餐模式 2、启动物资供应应急系统	安排急用布类储备	树木倒塌可能性排查
地震后阶段	1、重建院区交通秩序，建立急诊循环的快速抢救通道 2、巡检消防设备设施 3、日常治安巡视 4、控制存在安全隐患的建筑物人流	1、专业人事鉴定建筑主体结构安全性，并每日巡查 2、修复受损设备设施，每日进行巡检	1、备用物资紧急采购 2、急用物资紧急采购 3、病房设施巡查 4、医疗设备巡查	1、适当物资储备 2、特殊供餐需求（加班餐、灾区人员餐、病员餐）	根据病人量安排布类周转、储备	每日排查

◎ 地震发生后华西医院后勤保障系统工作流程图

利用对讲机建立通讯平台

地震后，华西医院利用对讲机建立通讯平台，并利用广播等手段进行信息发布、工作部署和病员安抚工作，迅速实现院、部两级通讯畅通。消防控制室通过消防，对全院传达了地震信息、工作安排等，两部110电瓶警用车对院区内的病员、职工和群众进行了10余次的广播巡回宣传，并积极宣传地震后发生余震的常规知识。

立即启动建筑安全性评价工作

　　地震发生后，立即初查全院医疗业务建筑物的受损情况，及时
消除安全隐患，并聘请院外专家对全院建筑物进行安全性评估。

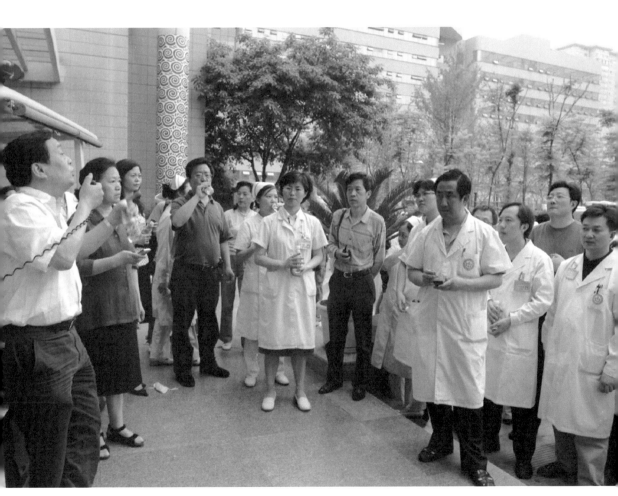

◎ 医院领导现场指挥抗震救灾图

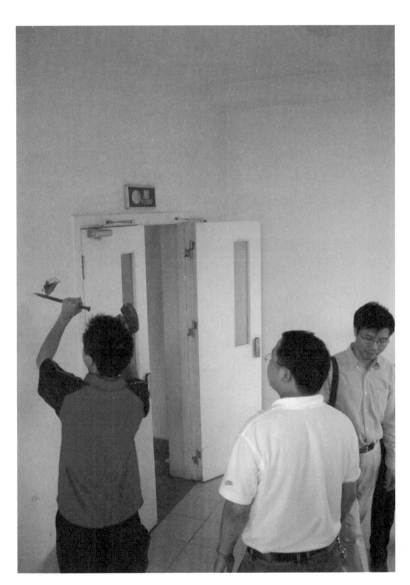

◎ 聘请院外专家对全院建筑物进行安全性评估

建立院内应急抢救交通系统

保持急诊科交通顺畅是抢救伤员的重要保障。震后，医院立即对急诊科实行了交通管制，人流、车流完全分开，入口处与交通警察配合管制车辆，为救护车辆提供顺畅通道，实现了出入口分开，使抢救效率得以提高。

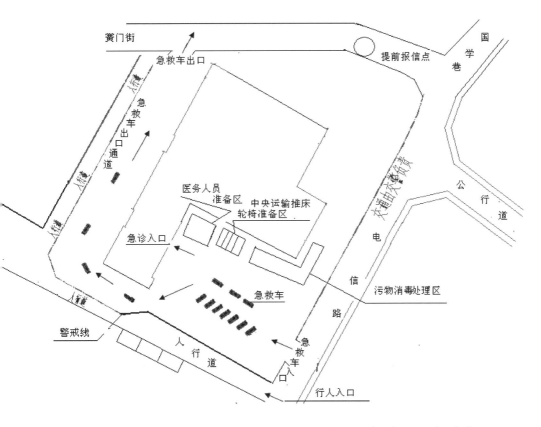

◎ 华西医院急救车循环通道示意图

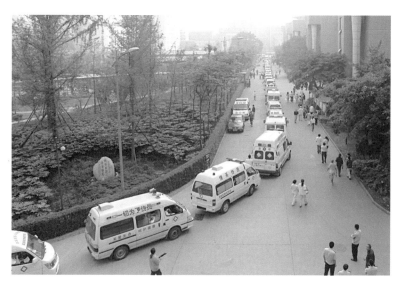

◎ 华西医院急救车循环图

能源供应与灾备系统

地震后，华西医院立即检查能源供应系统受损情况，并启动灾备能源系统应急预案。

华西医院能源灾备系统情况表

能源	日均消耗	部分能源停止供应	全部能源停止供应	
		应对措施	应对措施	能源储备能力
水（顿）	4600	供水环网	深井水	1200
电（度）	10万	双路供电	柴油发电机	3550KW
气（立方）	6900	柴油锅炉	柴油锅炉	10顿锅炉1台
氧气（立方）	3000	同水、电	氧气汇流排	500

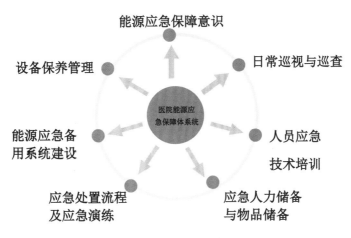

◎ 医院灾备能源系统建设图

食品供应与安全管理方面

地震发生后，营养膳食科立即成立食品紧急供应小组，启动应急预案，调整供餐形式，供餐以加工简单、节约人力为原则，并加强供餐的计划性，对供应货品严格把控食品安全关。

根据实际情况科学计划，全力确保医院物资供应

根据地震伤员情况准备相应医疗应急物资。

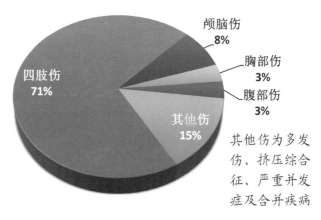

◎ 汶川地震四川大学华西医院收治地震伤员的伤情分类

根据地震后不同阶段准备医疗物资。

第一阶段为地震至震后 1 天，以陆路运输的山区平原交界区域的伤员为主，处理重点在于大量伤员的急诊专科处置和清创处理。物资准备以现场应急处理、神经外科材料、清创材料为主。

第二阶段为震后 2~14 天，以航空运输的山区伤员和一线医疗机构处置后陆路转院的危重伤员为主。处理重点为污染或感染创面处理、预防处理感染、危重伤员的生命支持、加压伤的透析和骨科二期手术。

第三阶段为地震 14 天以后，接诊伤员量明显减少，以一线或二线医疗机构转院且需生命支持的危重伤员为主，处理重点为防控院内感染等。

依托华西医院设立卫生部省外医疗队后勤物资供应中心。

卫生部抗震救灾前方综合协调组于 5 月 17 日在华西设立卫生部抗震救灾省外医疗队后勤物资供应中心，开通 6 部专线电话，与来自四川省外 70 支医疗队联系 450 人次，提供需求信息 700 条。在卫生部调拨器材、物资不能及时到位情况下，华西医院提供 50 多种急需药品、60 多种设备、器械和材料、5 吨食品等总价值达 1000 万元的物资分赴 17 个县市，行程达 7000 公里，在省外医疗队的后勤供给与保障中做到了精确配送，发挥了战略支撑的作用。

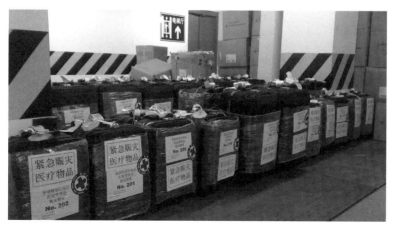

◎ 卫生部省外医疗队后勤物资供应中心临时库房

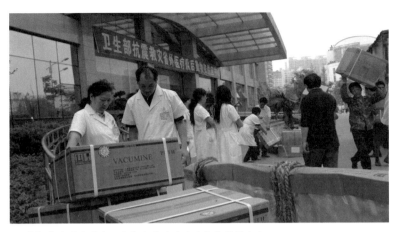

◎ 依托华西医院设立卫生部省外医疗队后勤物资供应中心

派出医疗队的物资供应。

通常，对于地震灾害的现场医疗救援物资准备，多侧重于医疗物资的准备，然而，在地震重灾区，初期生活物资无法得到保障。要保障医疗队的战斗力，就必须做好生活物资的后勤保障工作。后勤准备包括食品和生活用品的准备，包括加工方便的半成品食物、帐篷、手电筒、炊具、折叠床等。其他后勤准备还包括应急通信设施，如步话机、海事卫星电话等。

对于深入重灾区的医疗队，必须配备水、干粮（采用体积小、热量高的食物，最好不用方便面）、足够的急救物品(千斤顶、十字镐、绷带、火板、液体等）、联络设备（无线电、卫星电话、对讲机等）、个人特殊装束和生活物品（冲锋衣裤、徒步防水靴、帐篷、睡垫、睡袋、头灯、炉头、气罐等）。

2010 年 4 月 14 日，青海省玉树藏族自治州玉树县发生 7.1 级地震。由于地处高原地区，派出医疗队还应考虑供氧、高压锅等特殊需求。

综上所述，派出医疗队在考虑医疗救援物资准备的同时，还应配备充足的生活物资，同时应根据救援地区的地形、气候等特点准备特殊配备物资，从而实现自我保障，有效发挥救援功能。

医院建筑设计与地震灾害应急

医疗建筑应预留充足的疏散空间。

地震等大型灾难发生时，第一反应就是人员的顺利疏散，这也是医院应急准备的重要内容之一。

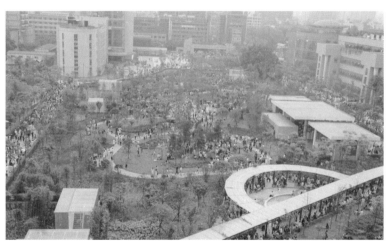

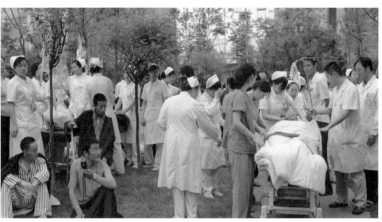

◎ 华西医院中心广场为病员提供应急疏散空间

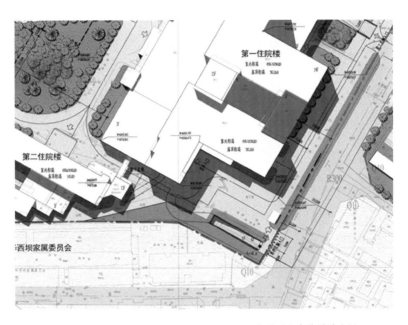

◎ 华西医院急诊科外广场

在建筑设计时，急诊科应预留充分的应急储备空间。

"5·12"地震救援期间，在急诊科外的广场上设立了检伤分类、涂片检验、工作人员等待区、志愿者管理站、污染物品处理区等多个临时工作场所，较好地完成了伤员入院前的系列处理工作。该广场最多时，同时到达 14 辆救护车，足够的空间确保了批量伤员能够得到及时处理。

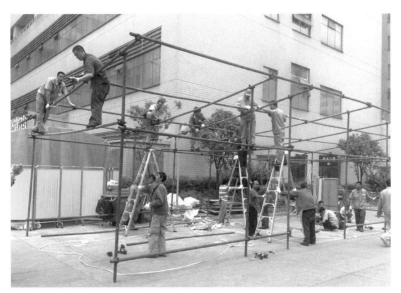

◎ 华西医院急诊科外搭建应急用房

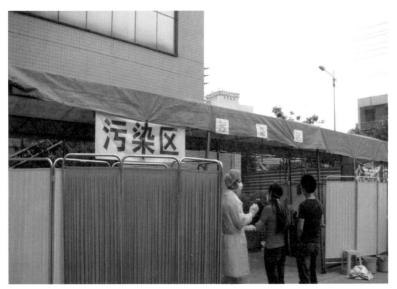

◎ 急诊科外广场上的检伤分类区

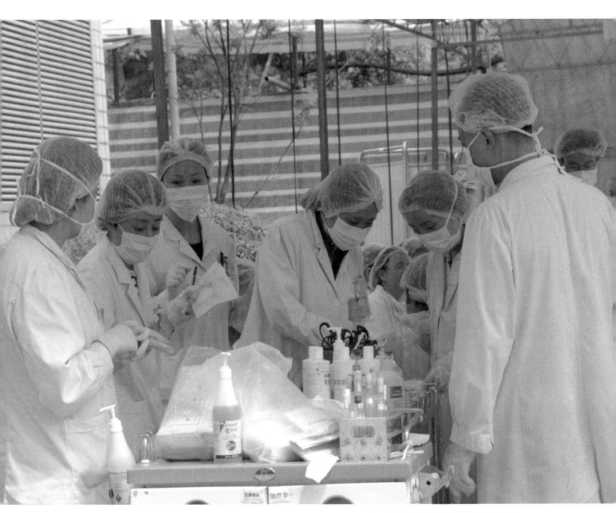

◎ 急诊科外广场上的涂片检验区

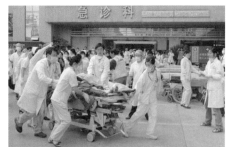

◎ 急诊广场上转运地震伤员

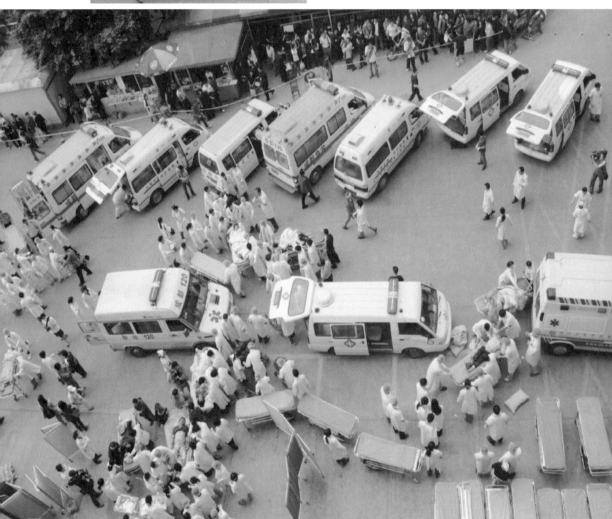

◎ 急诊广场同时停靠的多辆救护车队

特别能战斗 特别能吃苦

郑州大学第二附属医院抗震救灾事迹

汶川地震发生的第一时间，郑州大学第二附属医院立即组建了由副院长陈瑞珍任队长，包括10名医务人员组成的抗震救灾医疗队，并迅速赶赴灾区，在抗震救灾第一线——四川汶川，向需要救治的生命伸出援手。他们发扬救死扶伤、不怕困难、不怕疲劳、团结协作、顽强拼搏、无私奉献的伟大精神，为夺取抗震救灾的全面胜利作出了突出贡献。

郑州大学第二附属医院抗震救灾医疗队于5月16日赶赴抗震救灾第一线后，被安排在四川资阳第二人民医院和资阳中医院进行伤员救治。当天上午，由于工作需要，医疗队被紧急调往汶川重灾区进行现场救护。接到命令后，医疗队马上从资阳出发，绕行900多公里从西线前往汶川。他们一路上冒着生命危险，经过多次冲锋，终于在5月18日晚21时许到达汶川，并在汶川威州镇姜威城医院安营扎寨，随即投入紧张的救援工作。首批进入汶川的河南医疗队有76名医务人员，其中包括郑州大学第二附属医院派出的全部10名医疗队员。

医疗队所在的汶川威州镇姜威城，几乎已成为一片废墟，有7680名灾民无家可归，缺医少药。抗震医疗队的工作地点就在灾民安置点的旁边，那里风沙很大，余震不断。临时搭建的几顶帐篷里，既是他们接诊伤病员的地方，又是他们紧张工作之余略作调整的场所。从医疗队到达那里开始，就不断有伤病灾民前往就诊，在不具备任何救治条件的情况下，医疗队立即腾出一辆救护车作为"临时医院"救治灾民。为了尽可能多地救治伤员，他们不怕吃苦、连续作战，有时24小时才顾得上吃一顿方便面……

据不完全统计，郑州大学第二附属医院抗震救灾医疗队在灾区工作的16个日日夜夜里，共救治1708人次，宣教近6000人次，其中往机场转运伤病员近80余人。其间，一度受到余震、泥石流、山体滑坡、道路塌方、雨水风沙等险阻，还要忍受饥饿及海拔2000多米的高原反应。

在抗震救灾第一线，郑州大学第二附属医院抗震救灾医疗队员充分发扬特别能吃苦、特别能战斗、特别能奉献和救死扶伤的人道主义精神，历经坎坷，不辱使命，涌现出一大批可歌可泣的感人事迹。时任第四分队队长的副院长陈瑞珍，是河南抗震救灾医疗队中年龄最大的队员，也是唯一一名女队长。在奔赴汶川的途中，她带领队员们写下请战书，组成突击队，冒着余震不断、山体滑坡的危险，率先带队抵达汶川，为救治伤员赢得了宝贵时间。由于高原反应，高血压病多次复发，但她始终将个人生死置之度外，四处奔走，积极向灾区百姓开展宣教工作。队员张卫青因连续工作，劳累过度，在马路边就地躺倒睡着。队员那建华深入灾区基层，一个帐篷一个帐篷地开展宣教工作，最后竟喊哑了嗓子。队员陈清汉在转运伤员时被担架划破手臂……

5月24日，按照上级安排，抗震救灾医疗队完成阶段性救治任务，需要部分从灾区撤离，但郑州大学第二附属医院医疗队依然决定留下 3 名队员，继续坚持奋战在抗震救灾第一线，又连续工作数日后方从灾区撤离。

郑州大学第二附属医院抗震救灾医疗队员们团结协作、舍生忘死、无私奉献的突出表现，受到各级领导的充分肯定。5 月 21 日下午 15 时 20 分，中共中央政治局委员、国务院副总理、国务院抗震救灾总指挥部副总指挥回良玉，在卫生部副部长王国强等领导的陪同下，来到他们驻扎的抗震救灾地点，亲切地看望了他们。河南省委书记徐光春等领导同志也通过短信等形式高度肯定了他们的成绩和表现。

郑州大学第二附属医院抗震救灾医疗队员高度负责的工作，不但解除了灾区伤员身体上的伤痛，还通过积极开展宣教工作为灾区群众带来了心理强心剂。很多灾民向医疗队表达了由衷的感谢，当地安置点的书记激动地握住陈瑞珍队长的手说："只要有你们在，我们老百姓的心里就踏实了！"

医疗队员们在抗震救灾工作中与灾区人民结下了深情厚谊。回来后，他们依然时刻牵挂着灾情和灾区群众的生活，经常打电话、发短信向当地群众了解情况。队员们纷纷表示，只要灾区人民需要，他们时刻准备重返灾区一线，与灾区群众携手共建美好家园。

◎ 郑州大学第二附属
医院抗震救灾组图

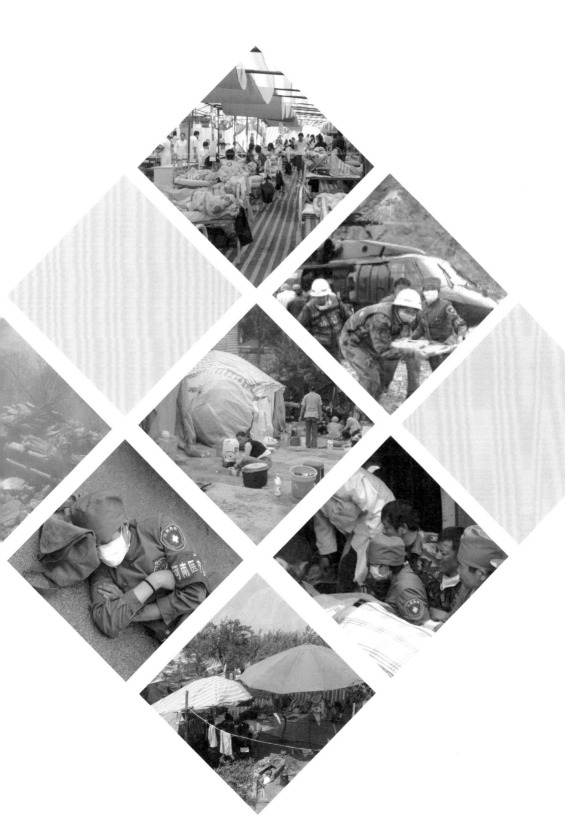

只因我们都是中国人

新疆维吾尔自治区人民医院后勤服务中心汶川地震应急救援保障

"今天，我低下头，不是为了哭泣。"那到底是为了什么呢？诗人高声回答道："今天，我低下头，明天，我重新昂起！"

这不是诗人一个人的声音，是整个汶川地震灾区人民的声音，是四面八方援建地震灾区的声音，是伟大的中华人民共和国的声音。

2008 年 5 月 12 日 14 时 28 分 04 秒，在北纬 31.01°，东经 103.42°，中国西南地区四川省阿坝藏族羌族自治州汶川县，发生了里氏 8.0 级地震，69227 人遇难，374643 人受伤，17923 人失踪，震惊了每个中华儿女。猝然袭来，大地颤抖，山河移位，满目疮痍，生离死别……西南处，国有殇。这是新中国成立以来破坏性最强、波及范围最广的一次地震。地震重创约 50 万平方公里的中国大地！

在得到强震消息的第一时间，新疆维吾尔自治区人民医院作为新疆维吾尔自治区卫生计生委下属最大医疗体，在自治区各级领导的指示下迅速行动，作为保障部门的后勤服务中心一刻也没有松懈。俗话说，"兵马未动，粮草先行"，这是新疆医疗队首次跨省医疗救援，抢险救护经验不足。为确保医疗队无后顾之忧，后勤领导立即召开物资、膳食、车队、动力等科室保障部门的紧急会议，针对震区可能发生的应急突发情况制定相应的保障措施。

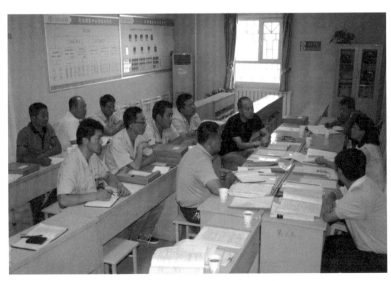

◎ 新疆维吾尔自治区人民医院后勤紧急会议

01

物资

按照临床医疗需要，迅速配备帐篷、睡袋及食品等物资。将人员分为两部分：一部分人员对库房现有应急物资进行配备，优先为医疗队提供可用物资；另一部分人员通知各类供货商在1小时内补充缺少的各类物资。要求所有物资必须在一天时间内备齐。同时，因现场情况尚不明确，无法预知的情况太多，医疗救援队救治时间尚未确定，要求配置备用物资随救护车一同出发，以备突发状况。

02

膳食

考虑到随队的医务人员有少数民族同志，为了保证医务人员在救治伤员的时候能够吃上热乎饭菜，保持体力，能救治更多的伤员，不给赈灾工作增加负担，要求膳食科准备清真食材，随救护车前往灾区，保证救援队员的营养需求。

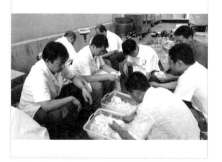

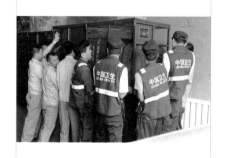

04

车辆

强震后，地震区域道路全部堵塞，加之抢险人员和车辆全部涌入，单靠抢险指挥部协调已无法满足现场车辆的使用要求。按照自治区相关领导的要求，我院医疗救护队自备救护车辆前往灾区救援。后勤接到命令后，经查询地图发现，乌鲁木齐距离汶川县近3000公里，路途较长，要求车辆科立刻对所属救护车进行全面检查，以确保车辆的正常运行。

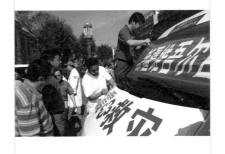

03

动力

因强震造成的地震区域大，针对医疗救治用电无法保证的情况，要求配置便携式发电机，并安排1名技术过硬的技术人员随队一同前往，确保救援现场电力的正常运行。

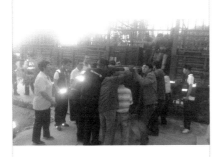

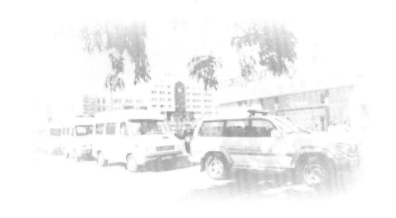

后勤各部门接到命令后，紧张而有序地进行准备。各部门通过中心协调，无缝对接，员工加班加点地清点物资、准备食材。

经新疆卫生计生委统一部署，新疆抗震应急救援队于5月18日从新疆出发。为保证医院应急救援队顺利出发，后勤领导紧急召开会议，对出发前的准备工作进行统计和协调。所有物资已准备齐全，随时可以出发。

晚上10时，后勤会议室依然灯火通明，每个人面前都摆着一份自愿报名的人员名单，所列人员都是各部门的精英。地震灾区现场情况如何？会不会再有强震？路途中出现意外怎么办？一切都是未知数，派谁去合适？所有参会人员都无法抉择。正当会议进行时，电工师傅王梓鉴敲开了会议室的门，他也在此次报名的人员中，要求去地震灾区尽一份后勤人的力量。可报名的人很多，都是要求深入第一线的不怕艰难的员工，并不能直接安排他去。他笑着说："这些我都知道，可我比他们唯一强的地方就是，我是一名中国共产党党员！我有不怕死的精神！"大家都被他这番话深深震撼和感动。对，这就是后勤人，后勤共产党员应有的担当。正当大家继续讨论救护车司机问题时，救护车司机纷纷敲门进来，争当前往灾区的救护车司机。大家既高兴又无奈，高兴的是后勤职工在大灾大难前表现的大无畏精神，无奈的是这次随行的人数有限，报名的人不可能全部都去。最终，通过讨论，以共产党员优先，选定部分人员前往地震灾区参与抗震救援工作。

次日，后勤领导召集前往地震灾区的后勤职工召开会议，强调每个人的分工和遇到突发应急情况的处理流程。会议结束后，后勤领导要求所有参加救援的人员提供家属电话，并要求将自己电话留给救援人员家属，在救援期间，如果家里有任何事情，单位都将尽全力解决。

5月18日，所有医疗救援队人员集结，医院书记、院长等相关领导用力握住每个队员的手，一再强调：自身安全与救援同样重要，一定要在保证完成任务的同时，保护好自己的安全，将"敢打硬仗、能打硬仗"的自治区人民医院工作作风带入地震一线，每个人尽自己最大的能力帮助灾区人民。无论是临床医务人员还是后勤保障人员都纷纷表示：克服困难，将服务灾区人员放在首位。

此支由新疆卫生计生委牵头的新疆医疗队由90人的医疗防病救援队组成，主要由新疆医科大学第一附属医院、新疆维吾尔自治区人民医院、新疆疾病防治控制中心等医疗单位的骨科、胸外科、普外科骨干专家组成。新疆赴四川医疗防病救援队总领队、自治区卫生厅党组书记殷宇霖一声令下后，全部救援人员赶赴灾区。救护车队迎着朝霞出发，车内装载着救护药品、便携发电机、食品等一路驶向灾区。救护车队在行驶中引起了行人的注意，车辆纷纷给车队让路，并行以注目礼，对不远千里来前来救援的新疆医疗队表示感谢。中途加油时，无论在哪个省份，当询问司机的目的地后，都会紧紧握住他们的手，嘱咐一定要小心，一定要多救救灾区人民，其他车辆都自觉排在救护车后加油。

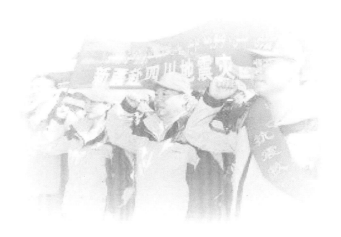

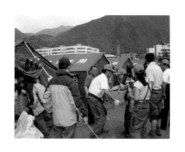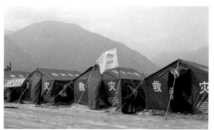

　　车队司机后来回忆道：当时心里很暖，咱们中国人在遇到灾难时，空前团结。特别是有这样一件事，一位大娘在得知车队从新疆赶往地震灾区后，一定要让车队等她一会儿，迈着蹒跚的步伐走入房子，出来时拿着一个篮子，说："听收音机里说四川的人民遭灾了，家里也没有什么好东西，就有一些鸡蛋，这两天都煮好了，知道灾区人民少吃少穿，一直想着让过路的司机带往地震灾区，他们受苦了，能帮一点是一点，你们一定一定要帮我带到"。车队的司机们看着大娘布满皱纹的脸，再看看她身后低矮破旧的房屋，瞬间热泪盈眶，他们深深地为大娘的义举所感动，在生活很困难的情况下，这一筐鸡蛋是她为改善生活存了很久的食品。当接过一筐沉甸甸的鸡蛋时，在老大娘期望的眼神中，司机们表示一定将它们带给地震灾区的人民。车队重新上路后，大家都没有说话，但是眼神更加坚定，浑身的疲惫也好似不存在一样，连一位老大娘都体会同胞的痛苦，更何况自己呢？

　　历经3天不停止的行驶后，在灾区指挥部统一指挥下，新疆救援队于5月22日到达，22日下午抵达地震重灾区茂县的各乡镇进行灾区的伤员救治和疾病防治工作。队员们一路上看着震后的残垣断壁和哀伤的人们，各个心情沉重。现实情况比想象中更加严重和复杂，在救护车上，医院带队领导院党委书记、副院长潘梁军和副院长戈小虎同志就地组织大家开会，拟订一系列应急方案。后勤人员的分工为：搭建救援帐篷，保证在需要动手术时的电力正常供应和伤员疏导。

一到驻扎地点，后勤人员顾不得喘口气，也顾不上不时出现的余震，迅速行动，搭起一座座临时救援帐篷，抬入相关药品和设备，确保了救治行动在第一时间展开。在救治活动展开后，他们又一趟趟抬着病人穿梭在各个帐篷间，协助临床医务人员进行救治。他们尽量不喝水，因为水资源在灾区很宝贵，喝水后也会增加上卫生间的次数。特别是电工师傅王梓鉴，无论哪里有需要，他总是第一个冲过去搭把手，在抬担架的时候，恰巧出现一次余震，他身体一个趔趄，但为了保证担架上的病员不受二次伤害，他拼命稳住身体，脸部却被废墟上的板子割出了一道深深的口子，鲜血瞬间流下……他的第一反应不是去接受治疗，而是捂住伤口，继续坚持将伤员送到救护点。经过简单包扎后又投入救援工作中，顶着烈日和酷暑，长时间的超负荷工作加上失血，他感觉天旋地转，在倒下的瞬间，被旁边的村民及时扶住。村民劝他好好休息，可他嘴里一直念叨着"我没事，那边还有人需要帮助"。

在救灾现场，他们毫无怨言，坚定地告诉自己，自己不光代表个人，更是代表着新疆人民和新疆维吾尔自治区人民医院后勤全体人员，选择到灾区参与救治，就要尽自己最大的力量。

后勤职工在突发事件中就是保持着一种后勤精神："不怕难、不怕苦，坚定地完成上级下达的各项任务"。后勤体现的就是保障工作，"一切以有利于工作为原则"深深地铭刻在每一位职工的脑海，无论在什么地方，这都是后勤职工的工作作风。

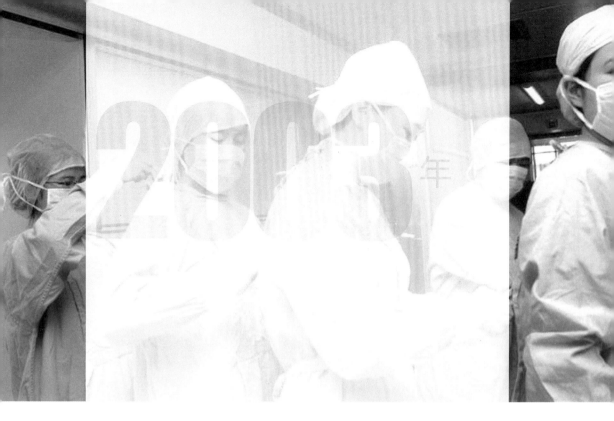

众志成城 抗击"非典"

公历 2003 年，农历癸未年（羊年），共 365 天，53 周。这年，它有一个让人印象深刻的名词——"非典"（SARS）。

"非典"为一种由冠状病毒（SARS-CoV）引起的急性呼吸道传染病，世界卫生组织（WHO）将其命名为"重症急性呼吸综合征"。本病为呼吸道传染性疾病，主要传播方式为近距离飞沫传播或接触患者呼吸道分泌物。"非典"于 2002 年在中国广东顺德首发，至 2003 年 3 月下旬已蔓延至北京各大医院，成为北京各医院后勤保障部门的一块"试金石"。

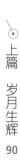

物资保障组 VS 非典型肺炎

北京"非典"型肺炎防治综合工作组
物资保障组

"开始我还不知道'非典'疫情的消息，只记得一个周日去卫生局开会，发现局里好多同事都在通宵加班，直觉可能要出事了……"

积水潭医院年近花甲的党委书记卢平回忆说。

说起 2003 年那场没有硝烟的战争，哪怕隔了 14 个年头，他依然能条分缕析地为我们一一道来："那年北京市副市长陆昊同志亲自挂帅物资保障组组长"。

三月很乱

"2003 年 3 月的北京，给人的第一感觉就是比较'乱'，尤其是各大医院内部，表面看着一切如常，但是每个医护人员的脸上都有些不安和慌乱。不过好在卫生局第一时间做出反应，成立了北京'非典'型肺炎后勤保障组。"

卢书记说，当时我们尚没有健全的后勤应急预案和保障制度，缺东少西的情况普遍存在。

一是缺少呼吸机。呼吸机不属于常备医疗设施，2003年的时候，还需要医院和厂家提前预订，现货数量有限。

二是防护服特别少，而且没有现成的标准来规范防护服：有些防护服只是一般的隔离服，有的只是简单的刷手服，当时的情况下，"有总比没有强"。另外，口罩也是急缺物品之一。2003年，那时候的口罩还是棉质、民用的、手术用的，并不是专门的隔离口罩，"哪怕戴了五六个口罩，还是没有安全感"。

三是缺少专门的隔离病房供患者使用。经各卫生部和北京市政府协调，先是将北京市老年医院作为SARS定点救治机构，随后北京宣武医院、中日友好医院、小汤山医院也先后成为SARS定点医疗机构，北京佑安医院和地坛医院作为传染病医院也在SARS爆发的初期就开始了救治工作。那时无论是医护人员，还是后勤保障管理人员，都住在医院，卫生局还专门组建了后勤保障工作小组，指导当时的老年医院和小汤山医院的后勤保障工作。

面对突如其来的大型公共卫生事件，如何保证物资供应，如何调配培训人员，如何处理医疗危险废弃物、废弃污水，如何保证病人有张床可以接受治疗，都是后勤保障工作面临的一项项考验。

四月很忙

2003年4月17日，北京防治非典型肺炎联合工作小组成立，原北京市市委书记刘淇任组长。北京市副市长陆昊担任物资保障组组长，形成了全市高效联动的局面。

联合小组专设流行病学追踪调查小组、信息小组、医疗小组、物资保障小组，全面协调调配首都防治非典行动和资源，保障组主要协调各医院物资。此时的"物资保障组"主要从三个部门各抽调精干人员，各司其职：

由北京市经委负责防护服、消毒药水医疗设备以及其他物品的采购与供应；

由卫生局负责相关医疗设备器械的分配与供应；

由药监局负责药品的调剂与供应。

这些工作小组直接对陆昊同志负责。经过几天几夜的奋战，终于从一团乱麻似的局面中抽出了几点思路，工作逐渐走上了正轨。

"面对突发事件，尤其是危及生命的重大公共卫生事件，在我们没有任何经验和准备的情况下，慌张是可以理解的，不安也是人之常情。我们要做的就是尽快让工作步入正轨，让医疗部门动起来，让全市所有的专家人员动起来"。

北京市副市长陆昊同志在北京××××公司抗"非典"、保供应立功授奖大会上的讲话中说道：

"在最关键的时刻，你们也是人，也需要安全保护，但是你们把这些放在了后面，你们为了市民的利益，为了医护人员的利益，为了党的事业，为了政府的尊严，付出了极大的艰辛，我想市委、市政府的领导同志，物资保障组跟大家密切配合的同志，还有我本人，都为你们在这次战斗中表现出来的精神境界、勇气和工作的艰辛而感动，再次向你们表示深深的谢意。"

五月喘口气儿

2003年5月9日，温家宝总理签署国务院第376号令，公布实施《突发公共卫生事件应急条例》。同日，北京宣布，医务人员的"非典"感染比例已明显下降。

5月17日，北京大学人民医院解除隔离。

5 月 19 日，北京"非典"新增病例数降至个位。

5 月 21 日，北京最后一位非典病例从北京地坛医院出院，"非典"传播链完全切断。

终于可以喘口气了……

"我当时被抽调到市物资保障组工作，市经委为物资保障组提供的办公室，连续的高强度工作，大家都很疲惫。最紧张的时候天天忙忙碌碌，电话声、传真机声此起彼伏。很多远道而来的同人、院长，连声招呼都来不及打，等后来说起的时候才猛然想起来，那个人是他啊。我们吃了两个月的食堂，特别想出去吃顿非'食堂菜系'的口味。危机解除了，工作组也解散了，也算是终于可以给来自各院的同人送个行。"

"我们那时候的车都发一个'卫通'的黄色车证，有时候被交警同志拦下来了，问从哪儿来的，就说从某某医院刚出来，交警同志马上放行，基本是绿色通道、一路畅通。"

卢书记给记者一一介绍照片里的人：这个人是谁，现在哪里就职；那个人是谁，前几年已经退休了……转眼十四个春秋，很多已物是人非，但卢书记心里，始终记着那段战争，那个战场，那些战友。

"没有后勤院长的医院"

"2003 年，也就是世纪初的时候，医院后勤所有的东西都是粗糙、萌芽的状态，包括应急预案。那时候没有后勤服务社会化、没有信息化、智能化。面对突发公共卫生事件，后勤人员能做的就是前仆后继、死盯死守、竭尽全力。"

想要发展壮大，无论人还是物，都如脚踏荆棘，虽步履维艰，但光明在望。经过"非典"、奥运、G20、世博会等"试金石"的考验，我国的后勤保障制度已经越来越完备：一来得益于物流与科技的发展；

二来源于社会物资的极大丰富；三来，离不开我国"后勤人"脚踏实地的探索。如今，大型医院医疗设备、后勤保障已完全可以应对突发事件。哪怕是极特殊情况，也可以通过各部门协调，高质高效解决，当然，这得益于后勤保障制度、医院运营制度的健全与完善。

说起后勤，卢书记不免追忆起我国后勤的那段"青葱岁月"。

"90年代初，没有现在的后勤管理专业委员会，都是松散的、民间的后勤交流组织，那时候，已经有人意识到：后勤需要发展、需要管理、需要改革了。最早的组织应该是'全国城市医院后勤联谊会'。这个联谊会是全国医院后勤发展的铺垫时期，也是打基础的时期，主要是大学医院和部属医院参与。我那时候在儿童医院做副院长，有幸参与其中。后来又有了'京津沪医院卫生交流活动'等形式。当时像石应康、蒋王元、曾智、诸葛立荣、周兆明、刘晓勤、李月东、罗良海、朱继法、刘忠校等都是这一时期的代表人物。他们应该是中国研究后勤改革的先行者。之后在当时的中国医院管理学会（后改为中国医院协会）体系内成立了'后勤管理专业委员会'，真正让医院后勤研究从松散的状态'进化'到专业级别"。

20年，足够我国后勤化茧成蝶，实现质的飞跃。

研究方向紧跟时代浪潮。90年代初期，我国后勤人大多进行经验性的交流，一年四季需要注意什么，需要怎么做；之后逐渐发展到对机制、对理论的探索研究。1997年后勤专委会成立之后，做得最多的就是对后勤服务社会化的研究。近年来，随着国家政策的变化、社会的发展进步，已经实现了对标准化、信息化、智能化的初步探索实践。

管理人员更加专业。后勤管理需要实现精细化，必须先实现相关人员的专业细分；提高后勤管理人员的专业能力，开阔后勤人的眼界，实现观念和能力、软件和硬件的整体和谐发展。

应急预案日趋成熟。无论是医院物资设备，还是医院突发事件应急预案，经过新老几代后勤人的钻研创新、经验总结，已足以应对突发公共卫生事件，保障公民人身和财产安全。加之医疗科技的日新月异，国家医改大潮的政策引领，后勤服务社会化的迅猛发展，实现"没有后勤院长的医院"不无可能。

医疗水平是医院立身之本

"后勤对医疗的促进作用很大，对于医疗保障来说也是不可分割的。但是医院后勤做得再好，也不如提高医疗水平、医疗质量，为医护人员提高更好的工作环境重要，这才是医院的立身之本"。

"后勤搞得好，不是患者来你们医院就医的决定因素，医疗水平够硬、够高，医疗效果好，才是医院的立身之本"。

这句话，卢书记反复强调了好几遍……

时间是一台永动机，你停在原地，便已退步。后勤要紧随时代发展，后勤管理的观念也要贴近潮流。目前，我国后勤发展还存在几点需要完善之处。

我国部分后勤人的观念要放开，学习国外先进的社会化服务经验，将医护人员从后勤中解放出来。"让社会化单位负责后勤，让医疗人员专心搞医教科研，提高医院的医疗水平"。

当然，目前我国后勤服务社会化还存在专业程度不够，管理机制尚不健全，专业技能需要提升等问题，需要社会化服务单位持续提高专业化、集团化、规模化建设，尽快实现中心厨房、中心洗涤、中心库房、中心药房，集中供应、减少成本，逐步建立医院大后勤、全覆盖、大保障的社会化服务体系。

抗击"非典"实践对医院

后勤保障的启示

新疆医院协会后勤管理专业委员会

苟利国家生死以，岂因祸福避趋之……

抗击"非典"，中华民族又一次彰显出伟大的民族精神。2003年4月，SARS病魔疯狂地吞噬着鲜活的生命，一个个健康的身躯倒下了，危险的信号使我们陷入极度的恐慌之中。我们不能再像往常那样徜徉在和煦的春风里，不能尽情地呼吸新鲜空气，不能随意走亲访友，不能……太多的限制和约束，使人们倍感生命之沉重。回顾这次灾难所面对的诸多问题，给我们留下许多值得反思的东西。突如其来的"非典"疫情，使医院的各项工作受到了严重冲击，也对医院后勤保障工作带来了前所未有的挑战。

"非典"，不仅考验了医院领导班子的决策水平和执政作风，也检验了医院后勤工作在抗击"非典"中强大的服务保障作用。

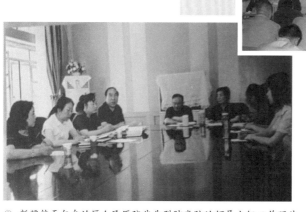

◎ 新疆维吾尔自治区人民医院非典型肺炎防治领导小组工作照片

2003年"非典"来袭，新疆维吾尔自治区人民医院专门成立非典型肺炎防治领导小组，制定了《防治非典型肺炎的预案》，院领导随后与后勤管理层快速成立了后勤保障部（现后勤服务中心）防治"非典"领导小组，指挥和协调完善各级各岗位人员配备及职责，层层落实责任制，严防死守"非典"入侵。根据当时医院预防非典型肺炎的工作精神，确实保证医院整体工作顺利开展，同时又要保障后勤全体职工自身安全，制定了《后勤保障部关于预防"非典"疾病紧急决定》。

在 2003 年"特殊时期"医院改革建设工作中，后勤部门先后完成外科楼泵房、餐厅建设 1320 ㎡，内科楼装修改造 2000 ㎡，南北楼病房拆迁工程 9690 ㎡等零星改造。

刘翠玲当时担任基建工程副主任。在外科病房楼建设工程中，作为医院的重点防范区，存在很多不可控因素，各地民工人数众多、流动性大、住宿条件差、"防非"管理有难度。面对此状况，刘主任当机立断，于 5 月初召开由院内 25 家施工单位负责人参加的防治"非典"紧急会议，明确要求后勤各班组、施工单位两天内彻底整治施工现场卫生、完善消毒制度。同时，还当场与各施工单位签订"防非责任状"25 份。会上，后勤成立专项"防非"检查工作小组，立即制定施工现场及人员防非各项制度，刘主任在防非工作中，不辞辛苦，不顾自身安危，高频率、不定期地对施工现场"防非"工作进行检查，在检查中发现施工现场没有独立卫生间，宿舍没有排风系统，她担心在"非典"时期高温作业的施工人员会出现身体状况不佳等情况，主动向院领导请示，为施工现场快速建一间正规的冲水式公共卫生间，为民工宿舍加装排风系统，改善住宿环境，使外科楼建设工程有效、安全推进。

自治区人民医院先后有近百名医护人员奔赴抗击"非典"第一线，在传染病院收治 4 名"非典"疑似病人与 50 余名发热病人，留院观察了 355 名内地返疆人员。

2003 年 4 月底，根据国家医院发热门诊设置标准，医院成立发热门诊，而后勤按照防"非典"要求为发热门诊提供后勤设施、物资供应保障。接到任务后，科主任传达了院领导的会议精神，后勤职工们踊跃报名，要求参加此项工作，随后主任身先士卒带领相关管理人员多次亲临现场指挥，进行任务部署。后勤各科室各司其职：基建办组织人员开窗洞、封闭围堵、做隔断等改造；物资采购人员紧急购置大量隔离物资；供电站在病房进行消毒灯、照明设施的安装工作；发热门诊建立后前后收治1400余名发热病人。

"非典"疫情在全国逐步蔓延，发热门诊成为高危地带，投入使用后又进行了两次改造。从基层班组到科领导，所有后勤人积极踊跃参加此次发热门诊的扩建改造工作。大家放弃所有休息时间，抱着大无畏精神顺利快速完成任务，为临床一线工作者创造了良好、安全的工作环境。

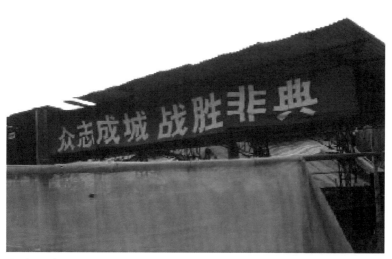

◎ 施工现场

2003年5月8日，全国"非典"疫情得到有效控制，但防治"非典"工作还在有条不紊进行中，后勤全体职工上下一心，完成了一项2003年医院建设重大工作——北郊医院的开业。后勤接到上级通知，医院成立北郊医院筹备组，全力协助北郊医院建设工作。当天，按照卫生厅（现卫计委）的工作要求，由我院对北郊医院后勤设备设施、物资供应等工作整体进行规划，并要求数小时内必须完成上级下达的任务。时间紧，任务重，这是对后勤保障工作的严峻考验，病区建设、防护物品、膳食供应、应急物资采购等后勤保障工作，都需要在较短时间内完成。当时签订合同27份，采购物质品种达860余种，采购金额达315余万元。按2003年后勤职工人数远低于现在职工人数的后勤保障部，后勤组织办公室人员立即投入紧张的工作中，大家团结协作"超速"运转，仅用6小时便完成了采购计划的制订，顺利通过自治区卫生厅领导及专家组的审查。此后，医院抽调时任后勤主任的孙主任和刘翠玲副主任以及后勤相关专业人员入驻北郊医院长达50余天，他们不顾高达35度以上的高温，每天工作10余个小时，在这个"非常时期"，他们放弃了所有节假日，即便身体不舒服，也坚持工作。还记得孙主任说："为临床一线，为病人能得到救治，我们比任何时候都更加意识到自己是集体的一员。每个人都感到了个体的弱小，一个人坚持不下去，大家一起坚持就强大了许多"。后勤人的艰辛付出得到了厅领导、院领导及一线临床同志的一致赞扬，保障了北郊医院在6月25日顺利开业。

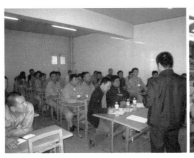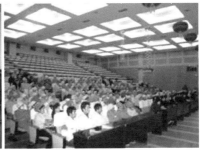

◎ 北郊医院项目相关会议图片

"非典"时期，无论是战斗在一线的医护人员，还是服务于后方的后勤员工，我们都有一个共同的愿望，那就是奉献在岗位，以实际行动忘我工作，战胜"非典"。抗"非典"战役打响后，虽然我们也有牵肠挂肚思念的亲人，但我们的使命是天赋的。我们要尽自己的全部力量帮助那些"非典"病人恢复自信、恢复健康、最终恢复生命的光彩。"非典"期间，后勤这个大家庭的所有人员听从指挥、上下齐心，在日常的"防非"工作中，医院房管所及托儿所所长程卫华同志对集体宿舍 500 名住宿人员加强防非相关管理，制订消毒计划，每日亲自带领员工对所有宿舍进行消毒 4 次，发放消毒液 220 公斤，彻底清理宿舍卫生环境，杜绝外来人员入住现象。集体宿舍中的 500 人全是医院医护人员，在"非典"时期，在医护人员超负荷工作里，难免会有人出现发热、头疼、脑涨等情况，作为房管所所长的程卫华同志每天和员工一起承担着消毒工作。还记得有一次宿舍有人发烧了，程所长不顾个人安危赶往现场，立即将发热人员送去发热门诊。在路上，她耐心对病人说："发烧是很正常的事，别害怕，吃过退烧药睡一觉就没事了，有可能是工作太累睡眠不足引起的。"当时，发热病人哽咽地对她说了一声"谢谢您的照顾"。事后有人问程所长"您不怕被传染吗？"她回答："我必须去，如果让她一个人去，我想她会很害怕，我不知道还能帮她做什么，除了陪她，化解她的恐惧，用实际行动给她鼓励之外，我不知道我还能为她做什么。"此次"防非"，宿舍管理起到了至关重要的作用，"防非"期间医院宿舍未发生一例发热病人。在集体宿舍改造为感染病院医护人员隔离宿舍的工作中，后勤职工积极、认真负责，领导始终坚守在"防非"一线指挥。

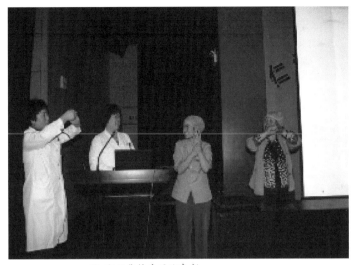

◎ 程卫华接受医院表彰

民以食为天，餐饮在这个非常时期尤为重要。面对病人这样的特殊群体，医院对食堂的"防非"管理工作极其重视，多次召开专项会议对餐饮供应提出重要安排部署。后勤管理人员根据医院要求，带领各班组人员每日3次对后堂、餐具、餐车消毒，坚决禁止着工作服、病号服的人员入内就餐，在院感办、后勤卫生及"防非"工作检查中，食堂的"防非"工作得到了院领导的一致好评。

"非典"作为一种新发传染病，其防治工作对后勤保障也提出了新要求。物资供应是餐饮及院内大型物资的重要环节，物资班牛刚同志提出了有预见性的合理计划，从跑市场、联系组织货源，全部物资购货流程他都亲力亲为，没有半点怨言。当时"防非"物资在整个乌鲁木齐都很紧张，面对困难他从未退缩，顺利提前储备了充足的"防非"物资，避免了"非典"高峰期市场物资短缺、高成本的购置，为医院节省了开支。

众所周知，医院被服洗涤工作对于医院院感工作起到了重要的保障作用，更何况在"非典"时期。洗衣房的杨明同志对本班洗衣、甩干、烫平设备易感染位置，认真执行每日4次调度制度，因为他深知各环节卫生消毒都很重要，干净的被服在各环节也容易受到二次污染而引发不良后果。所以，即便在近1500件被服洗涤的工作量中，他依然一丝不苟，注重清洗消毒的每个环节。

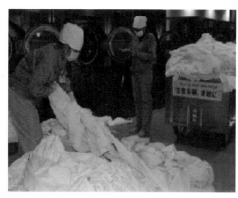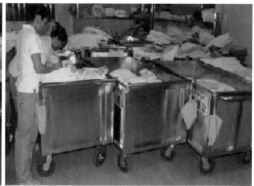

◎ 医院被服洗涤、消毒工作

在"非典"时期，用水量急剧增加。按院感要求，后勤水工班的专业技术人员当时在开水房、澡堂等人流量大的公共用水区域，每天进行 3 次消毒及卫生检查；同时增加对医院污水处理设备的巡检次数，加大消毒液的投放量，即使特殊时期，我院的污水排放在环保局水质监测中均顺利达标。

车辆在"防非"期间是转送病人的枢纽，车队需对车辆进行合理调配管理。司机们为了使乘车人有一个舒适、安心、安全的乘车环境，对车队所有类型的车辆进行严格消毒，从未有丝毫怠慢，同时积极完成上级安排的所有"防非"任务。

抗击"非典"的斗争启示我们：后勤管理人员要深化对思想政治建设"生命线"作用的认识，要坚持思想政治工作与医院后勤保障"两手抓"，两手都要硬。健全组织，加强管理是完成后勤保障工作任务的关键。后勤工作是防治"非典"的重要保障，必须精心组织、合理调度、严格管理，才能保证各项工作的顺利落实。

抗击"非典"期间，后勤保障工作组下设物资采购，膳食供应，车辆运输保障，基础设施建设，水、电、暖设施运行、维修等部门，明确责任和人员分工，统一指挥，加强调度，特事特办，急需物品立即购置。防护物品每日统计消耗、库存，使工作有条不紊，设施建设优质高效，各类故障立即排除，物资器材供应及时，隔离区生活井然有序。从而确保了各项工作到位，为防治工作提供了有力的后勤保障。

在抗击"非典"的日子里，我们感慨万千，一个个勇敢的选择，一句句朴实的言语，道出了千万后勤人共同的心声——为了保障临床一线安心救人，为了祖国和人民的需要，后勤人迎难而上、没有丝毫退缩，即使倒下了，也无悔无怨……

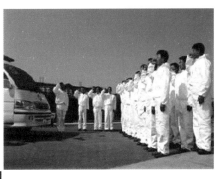

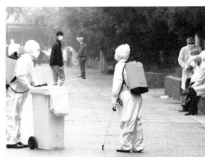

◎ 后勤人员抗击"非典"斗争

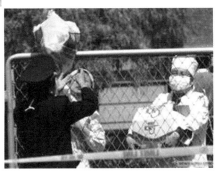

北京防治"非典"时期制冷空调系统专家小组工作回顾

2003 年 4 月底，北京"非典"疫情严重时期，社会上出现了空调恐惧症，认为空调系统是传播 SARS 的途径，甚至有行政部门"一刀切"，明文规定不得启用中央空调系统。这种不正确的认识会导致很大的社会问题，使很多大型封闭楼宇（特别是医院建筑）的室内环境质量进一步恶化，影响人们健康。一批有责任感的研究者意识到必须引导社会各界正确使用空调系统，而这必须要有专家知识的支持才可以办到。

专家小组紧急发起成立

在清华大学江亿院士的号召下，北京市科学技术协会和北京市制冷协会成立了"北京防治'非典'时期制冷空调系统专家小组"，并很快成为北京市政府的重要决策顾问。专家组组长是北京市建筑设计院原院长吴德绳，组员有江院士的老师彦启森教授，空调界的设计大师李娥飞，时任暖通空调学会理事长的吴元炜，中元国际设计院原院长徐华东，北京制冷学会秘书长孙大琪，还有清华大学暖通专业的年轻教师李先庭，江亿院士的博士研究生薛志峰。

走进"SARS病区"

专家组，特别是江亿院士本人还应邀在多家公众媒体上亲自解答公众关于制冷空调方面的疑难问题，受到社会广泛好评。例如，2003年5月6日晚，他做客北京电视台"珍爱健康，防治'非典'"直播节目，现场解答观众关于"非典"期间空调系统使用方面的问题，给出正确的使用方法，消除大家的恐惧心理，受到了热烈欢迎。

由于"非典"期间学校规定所有研究生都不可以离开校园，但为了研究SARS病毒通过空气的传播规律，课题组成员必须到有关现场进行调查研究。因此，江亿本着对人民负责的精神和科学态度，亲自带领青年教师多次前往疫情严重的医院，研究该院疫情扩散与空气传播的关系。在现场调研中，江亿按照严格的防护规定，身着密不透气的防护服，无论是在原污染区内，还是在设置通风设备的屋顶都亲自动手进行现场测试，获得了宝贵的第一手数据。

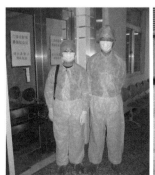 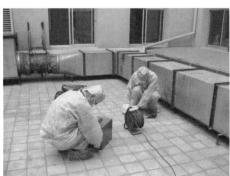

◎ 课题组在疫情严重的医院进行研究调查

传承精神、关注节能

在全社会的共同努力下，肆虐的"非典"终于过去了。经市科协批准，专家小组的名称也改为"北京市大型公建空调节能运行专家小组"。这个小组在2003-2005年持续开展了三年的活动，各位专家为大型公共建筑的节能提出了许多新的理念、观点和具体措施与建议，为行业的发展带来了重要的启发和指导。这样一批"大牌"专家，完全出于社会责任感，自愿地凑在一起，三年间坚持不懈，挤出时间和精力为全社会的空调节能工作献计献策，亲临现场调查指导，而无任何报酬，充分体现了老一代专家们的社会责任感和敬业精神。值得欣慰的是，这种精神正在年轻一代的后勤工作者中传承并不断发扬光大。

第三章 人物志

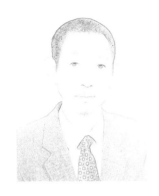

蒋王元

用一生描绘"工匠精神"

北京协和医院原副院长

中国医院协会后勤管理专业委员会第一届主任委员

蒋王元，1933年生，浙江奉化人，中共党员。曾任上海市育才中学党支部书记，1973年调入首都医院（现北京协和医院），先后在医院科教处、人事处、纪委、改革办等部门担任负责人；1990-1998年任北京协和医院副院长，主管后勤基建工作；其间，组建中国医院协会后勤管理专业委员会并担任首届主任委员。

蒋王元是一位坚韧、睿智、有担当、有远见的医院管理者。他的一生平淡而不平凡，他始终怀着崇高的理想和执着的信念，用毕生的敬业奉献表达了对价值观的坚守和对医疗卫生事业无尽的热爱与忠诚。他是医院后勤管理领域的开拓者和领头羊，为医院后勤现代化作出了卓越的贡献。

守土有责，干一行精一行

1949 年，上海解放前夕，年仅 16 岁的蒋王元便加入了中国共产党。1952 年，蒋王元从上海市育才中学毕业后，放弃进入大学的机会，响应党的号召，服从组织分配，留校担任党支部书记。蒋王元以他对党的事业的忠诚和特有的革命热情，投身到学生的思想政治教育工作中，一干就是 20 多年。这么多年思想政治教育岗位的实践和基层党支部工作历练，使蒋王元成为一名党性和原则性极强、对自己要求极高的党员干部。

这一时期的蒋王元鼎力支持全国知名教育家段力佩校长的锐意改革，积极参加到 20 世纪 50 年代的"学生减负"、60 年代的教学改革当中，总结提炼出"紧扣教材，新旧联系，边讲边练，因材施教"的教学原则和"读读、议议、练练、讲讲"的八字教学法，为上海市育才中学的教育改革作出了重大贡献。

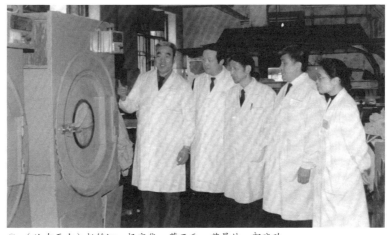

◎ （从左至右）赵铭泗、杨宝华、蒋王元、苏景林、郎晓玲

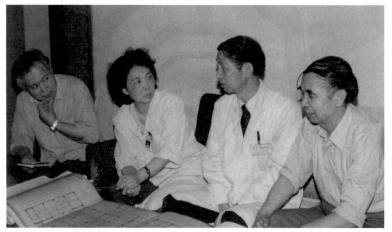

◎ （从左至右）王玉宝、顿云润、蒋王元、周恒瑾

1973 年，蒋王元调入北京协和医院担任科教处副处长。当时的协和医院面临着人才青黄不接、学科后继无人的困境。按照院领导班子与老专家们的意见，蒋王元带领科教处同事，千方百计、广开渠道为医院招收研究生，许多当时招收的学生很快成为医院的技术骨干，很多知名教授一直亲切地称蒋王元为"蒋老师"。

1984 年起，蒋王元担任北京协和医院人事处副处长。当时，许多职工面临的夫妻两地分居问题亟待解决，他带领团队认真调研、细致筹划，把每个科室的员工情况都摸了一遍底。针对员工的实际困难，蒋王元协调各方关系，向医院、社区争取就业指标，解决了一大批职工夫妻两地分居的问题。至今，不少老教授、老专家还念念不忘蒋王元同志的帮助与支持。

不畏艰难，勇担重任攻克"难点"

20世纪80年代，随着国家从计划经济向社会主义市场经济转型，公立医院迈出了医疗卫生体制改革的第一步，内部运行模式和管理模式随之开始发生转变。在改革的大背景下，北京协和医院于1987年率先成立了改革开发办公室，医院决定委派蒋王元同志担任改革开发办公室主任。他深知此项工作难度之大，却还是毫不犹豫地挑起了这副重担。

当时，"吃大锅饭"、平均主义的观念在群众中根深蒂固，破除这一观念面临的阻力可想而知。蒋王元始终以"是不是有利于医院中心工作"为标尺，坚持一切工作都要"围绕临床转，为临床服务"的宗旨，带领团队将医院整体收支情况、各科室工作量、各类别工作属性都一一摸清，按照"多劳多得、奖勤罚懒"的原则，从无到有，制订了一系列的改革方案，首次提出了"科室核算"概念，打破了平均主义"吃大锅饭"的状态。这些有力的探索为医院开展绩效分配、确定稳定的运行机制打下了坚实的基础。1994年，北京协和医院被评为"北京市价格及计量双信优秀单位"，成为北京市唯一一家获此殊荣的医疗机构。

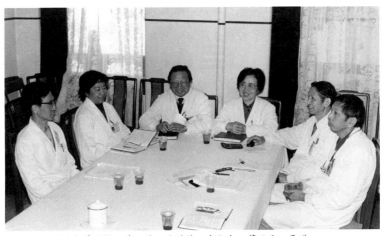

◎ （从左至右）姜国柱、黄人健、陆召麟、宗淑杰、蒋王元、马遂

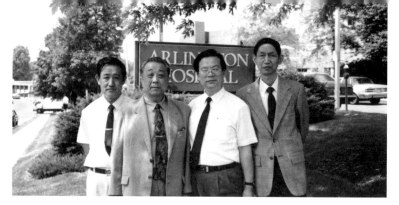

◎ 出国考察医院管理

（从左至右）高德馨、王荣金、郎景和、蒋王元

蒋王元同志生命的最后一段时间，住在协和医院老五楼病房，时任改革办主任的白纯政同志曾去探望。尽管时隔多年，她仍能清晰地回想起老院长在病榻上的叮咛，"改革办涉及大家的切身利益，你作为改革办主任，一定要把医院、科室和个人三者之间的利益把握好、处理好！"每当想起这些，白纯政的眼眶都是湿润的。

1990年起，蒋王元担任北京协和医院副院长，主管医院基建、后勤等工作。他凭借强烈的责任心和求真务实的工作作风，为解决职工住房困难的问题四处奔走筹措资金，在方庄、营房西街、西三旗、立水桥、定福庄、北极阁、纸箱厂、草桥、望京等多地积极争取资源，为医院增加了5万平方米左右的房源，使协和医院职工的居住条件从部属单位的困难户一跃而成为住房条件改善较好的单位，这其中无不倾注了蒋王元同志的大量心血。

人们都说盖房难、分房更难，蒋王元却连任医院两届分房委员会主任。住房问题事关群众切身利益，涉及面广、房源不同、职工分房诉求复杂，因而工作难度极大。为了医院和广大职工的切身利益，蒋王元副院长带领医院分房委员会全体成员，没日没夜地辛苦工作，对分配方案进行全面的考虑和周密安排，顶住了来自方方面面的压力，始终坚持秉公办事、"一碗水端平"，按照既定方案推进实施，千方百计地把这项工作搞好。"当时分房工作的压力极大，方方面面的利益都需要协调，蒋院长为此承受了许多不为人知的委屈。如果意志不够坚定、内心不够强大，的确是完成不了这项工作"，与他共事过的分房委员会同事感慨地说。

起而行之，统筹规划提升后勤综合效益

蒋王元同志并非工程技术专家，但自从接管基建工作后，就认真钻研、实地考察、研读系列专业书籍，把自己从一个外行变成了工程专家。在主管北京协和医院新业务楼（现内科楼）建设工程期间，北京市还没有监理公司，医院基建办公室事实上还承担着监理的责任。他亲自带领基建团队，深入施工现场，实地检查问题，多次向建筑公司提出整改意见，避免了工程问题给医院带来的经济损失。

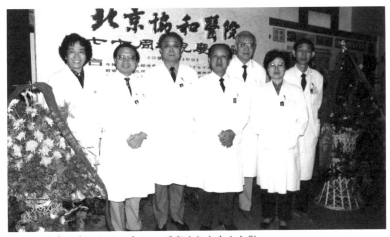

◎ 院领导在北京协和医院建院 70 周年庆祝大会上合影
　（从左至右）黄人健、陆召麟、王荣金、朱预、方圻、宗淑杰、蒋王元

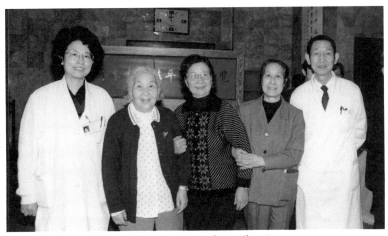

◎ （从左至右）曾正陪、查良锭、白琴、杜守玢、蒋王元

协和人的工作时间不分八小时内外。蒋王元同志一心扑在医院建设布局设计上，每天琢磨如何优化工程方案、方便临床业务工作。当年协和业务楼的手术室设计方案、业务楼通往老楼的连接方案都是经过他周密考证后付诸实施的。曾任北京协和医院基建办公室副主任的王玉宝同志回忆道，"蒋院长工作勤恳、废寝忘食，即使下班后他的办公室依旧灯火通明，需要请示协调什么事情，你只要去办公室总是能找到他。什么事情他都能帮员工想到，提出解决办法，所以我们至今都特别想念蒋院长"。

蒋王元同志曾主持北京协和医院锅炉房改造项目。此前，医院一直使用的燃煤锅炉能耗大、热效低、体积大、人工多、维修量大，且需要配备煤场、煤渣、铲车等，对周围环境的污染也很大。蒋王元组织技术力量对锅炉房现代化改造进行了经济效益和社会效益的综合测算分析。结果表明，改造为全自动燃气锅炉后，综合效益可大大提升。燃料费用从既往全年花费 260 万元降低到 94 万元，每班占用工人数从既往 18 人降低至 2 人，设备预计使用年限从 10 年延长至 15 年。特别重要的是，经环保部门检测，锅炉运行达到无污染程度，环境污染问题得到了彻底解决，这对地处市中心的北京

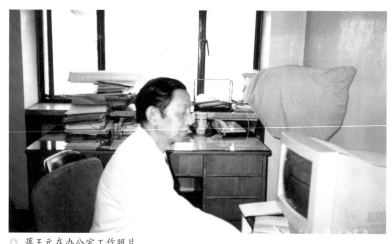

◎ 蒋王元在办公室工作照片

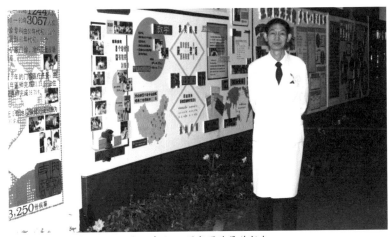

◎ 蒋王元在北京协和医院庆祝建院 70 周年图片展前留念

协和医院而言，是一项非常重要的改善举措。他的多年实践证明，后勤现代化设施往往是节能的、低消耗的，只要使用好、管理好就能为医院带来巨大的经济效益。

勇于创新，描绘后勤现代化管理新思路

后勤设施现代化是蒋王元同志一直在思考的问题。在他看来，医院后勤保障系统是医、教、研工作的重要物质基础，而后勤设施则是这个"基础"的基础。医院现代化升级的要求、高科技医疗设备的要求以及"以病人为中心"的服务宗旨要求，都对医院后勤设施的电力、热力、空调、给排水、洁净、通讯等后勤保障提出了现代化、高质量的要求。蒋王元凭借自己多年的后勤管理经验，对后勤设施现代化进行了系统的思考和总结，提出了许多具有远见卓识的指导性意见。

蒋王元认为，后勤现代化是在做好统筹规划的基础上做好分步实施的。他敏锐地意识到，在社会主义市场经济条件下，医疗机构的经费已经逐步向自收自支、自求发展的方向过渡。除争取拨款外，

自筹资金的到位是设施到位的基础和前提，根据资金情况来决策是整体实施，还是分步骤、分系统实施。同时，现代化设施的建立完善是一个系统工程，一次性投资较大，由于设备本身的信息化、自动化程度高，科技含量高，因而对于能源供给、需要的环境条件也很高。所以，蒋王元坚持在方案实施前一定要对设备方案进行充分的技术论证，确保有限的资金投入能获得最大的收益。

在现代化设施的使用中，设备的性能和质量是决定效益的主要因素。蒋王元对于设备选型的原则是：在财力允许的范围内，选择质量较好的设备，"千万不能贪贱买老牛，一年倒三头"。哪怕一个小小的阀门，如果单纯因为价格便宜而采购，那么最终因为型号不匹配、反复修理等带来的直接和间接损失往往比最贵的方案消耗还大。"质优"是第一标准，但是蒋王元提出了更高的要求，"不仅要质优，还要价格合理，性价比高"，在主管协和医院基建工作期间，为了把国家和医院有限的资源用在刀刃上，他始终贯彻这个理念。

随着现代科技的发展，医院现代化设施的技术性越来越强，落实技术责任制，培训充实后勤技术骨干队伍尤为重要。为此，蒋王元大力加强对后勤人员的管理和培训工作，通过举办学习班、"走出去""请进来"、制定严格的技术人员管理制度等多措并举，全力提升了医院后勤技术骨干队伍的层次和水平。

1998年，蒋王元同志光荣离休，这时他患肝脏疾病已有20余年，但他并没有离开钟爱的后勤事业，而是组建了中国医院协会后勤管理专业委员会并担任主任委员一职。他带领各级医疗机构，结合实际开展后勤管理改革，在实现医院后勤现代化、服务社会化、管理科学化等方面做出了许多有益探索，为中国医院现代化后勤管理作出了积极贡献。（北京协和医院整理提供）

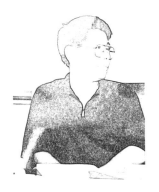

田国良

中国医院协会后勤管理专业委员会第二届主任委员

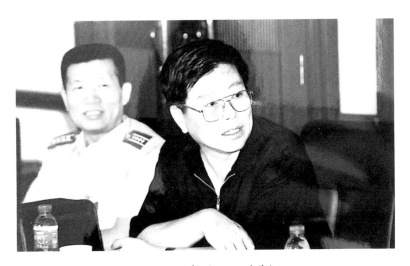

◎ 田国良出席会议照片（右一：田国良　右二：王志伟）

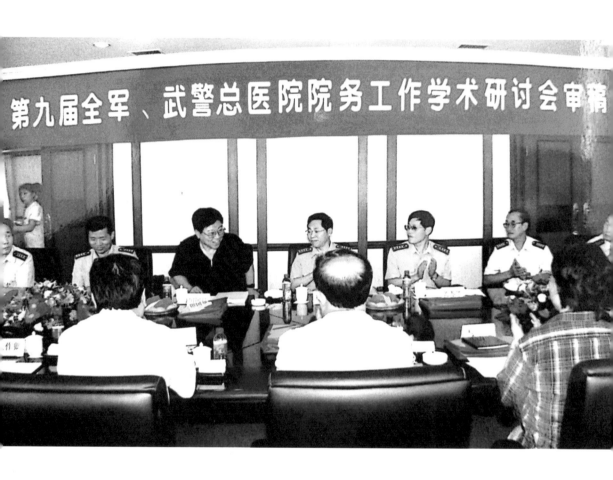

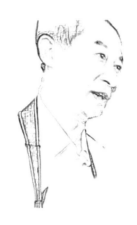

刘晓勤

风雨兼程　不忘初心

中日友好医院原副院长

中国医院协会后勤管理专业委员会第三届主任委员

　　三月的北京，春寒料峭。刘晓勤，中日友好医院原副院长，参与了医院从竣工、开院，再到后来发展的整体建设过程。2011 年当选为中国医院协会后勤管理专业委员会第三届主任委员，是一名优秀的医院管理者，也是医院后勤管理的研究者，他一直没有停下过自己的脚步。

　　坐在办公室的沙发上，当谈到"非典"时，刘晓勤突然停顿了一下。他亲自参与了那场战争。他说："我个人认为，'非典'是对后勤系统的大考验，消毒、路径、改造等，都是我们后勤人在做。那时候能在'非典'病房工作的人，都是非常了不起的。我们有几个护工，一直和我们战斗在一起……"

一场没有硝烟的战争

"哪儿人？"调查员问。

"哈尔滨。"很重的东北口音。

"家里人？"

"老伴。"

"电话？"

"她也得了，昨天去世的。"说到这儿，老人忽然剧烈地咳嗽起来，整个上半身耸动着，痰卡在喉咙深处呼噜作响。

这是柴静《看见》中的一段文字，对话发生在 2003 年，"非典"采访。

2003 年的春天，所有人的心头都被"非典"的阴霾笼罩着。对于许多人来说，阴霾早已散去，而对于一些人来说，那将是一辈子的记忆。作为亲身经历者，刘晓勤想出一本收录所有"非典"期间，他拍摄的那些患者和医务人员的一本影集。虽然已经过去十几年，但是他觉得还不是时候。他说，一个农大的学生是在我们医院去世的，父母都没见上最后一面。他临终前我刚好给他拍了一些照片，现在公开的话对父母的打击太大了。

他还想再拖几年，好像时间过得越久，给在世者带来的伤痛就越轻。

2003 年 4 月中旬，北京市决定由中日友好医院组成医疗队，在位于郊区的胸科医院扩建 40 张病床。刘晓勤任医疗队队长，带领第一批 108 名医护人员前往胸科医院。

凌晨三点从家离开，妻子连一句嘱咐的话都没来得及说。刘晓勤不能，也不敢再回家。妻子的心也就一直悬着，每天等电话，要么就是看报纸和电视，希望能有只言片语的消息或刹那间的身影。

出发前，108 人在医院拍了一张合影。

医疗队怀着悲壮的心情到达胸科医院，当时的隔离防护条件非常差，污染区和清洁区的隔离居然只是一道屏风。死亡率高，夜里运尸车在不平滑的地面上压出吱吱嘎嘎的声音，令人毛骨悚然。

"传染病病房隔离改造专家"

4 月 28 日深夜，中日友好医院接到改造为"非典"专科医院的通知，医疗队撤了回来。

原定于 5 月 4 日开诊的中日友好医院因为增加 ICU 病房延迟到 5 月 8 日开诊。除去转病人的时间，留给刘晓勤的改造时间只有 7 天。

中日友好医院建于 1984 年，整体设计参照一所日本医院，宽大的走廊连接病人能去的任何地方。7 天里，每一层病区都被近 10 厘米厚的铝合金框玻璃隔离门区分出污染区、洁净区。原来的中央空调系统被封死，病房重新安装了分体空调。大功率排风扇创造的负压使得风向只朝单一方向流动。

"隔离就是连天花板里的线路、管道周围都要完全封闭。"

医疗人员的行动路线、饮食、医疗垃圾乃至尸体的运输路线，刘晓勤都有精细的规划。

"谁也不能出错，哪怕一个环节出了问题，所有的工作就都等于零。"

医务人员还好，勤杂人员往往缺乏足够的医疗防护知识，小状况不断，使刘晓勤每天精神都很紧张。即便是对医务人员，刘晓勤也专门设置了监督岗。

"一天不干别的，就在隔离区盯着医务人员穿脱衣服，身上哪怕一件内衣都不能留。"

因为主持改造中日友好医院隔离病房，他被 WHO 官员称为"传染病病房隔离改造专家"。

我是医生

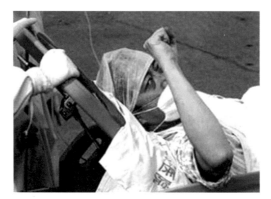

◎ 5月初，医院将当时病情好转的尹大夫转到非典病房

这是 2003 年 5 月 8 号转运当天，刘晓勤拍的一张照片，照片中那个挥舞着拳头的病人叫尹培刚，是中日友好医院的 ICU 主任。那天本来已经下班到家的他，接到电话，听说有一个病人需要紧急切管，他二话没说，直接上了手术台。他只想着病人要切管是刻不容缓的事情，却因此感染了"非典"，那时他投入抢救工作才 4 天的时间。

2003 年 11 月，尹培刚的妻子付晓卒在接受媒体采访时说，她的要求很简单，只求丈夫能够活着离开那间病房，希望将来不要指着照片上的尹培刚对女儿说，"那是你爸爸。"

刘晓勤站在尹培刚的床头，握着尹培刚的手，努力控制着自己的情绪，大声的喊着。他想让声音更洪亮，能够透过防护服，其实防护服并没有那么隔音，他自己也是知道的。他声嘶力竭，鼓励着这位同事、战友、亲人。

"要快点好起来，医院非常需要你。"

当时定点为"非典"专科医院的还有其他医院，消息一出，相关医院就有个别医务人员提出离职。

"医院管理者需要承受的压力有多大？当时没有人知道'非典'什么时候会结束。"

医院建筑之想

"非典"过后，中日友好医院面临着全面改造。医院必须在最短的时间内完成重新装修，这样才会减少损失。中日友好医院转为"非典"专科医院，一天的收入损失有 2000 万元。都说医院是公益性的，其实那时候真正来自公共财政的投入也就只有 5% 左右。医院的收入是医院管理者必须要考虑的问题。

100 天后，医院就要重新接待患者就诊，这几乎是不可能完成的任务，刘晓勤居然完成了。

为了抢工期，边设计、边施工，几个施工队同时进驻。每天开会协调，布置当日工作。工程顺利完成，但在刘晓勤心里却留下了诸多遗憾。这也促使刘晓勤之后对医院建筑的建设要求越来越高，并形成自己独到的见解。他总结出作为建设者应注意的 3 个问题。

不为工期赶进度，少留遗憾

"现在我参加一些医院设计论证的时候，总要说一句话，千万不要为工期赶进度，那样会造成永久的遗憾。"刘晓勤这样说。

中日友好医院"非典"之后的改造，留下了很多遗憾。当时医院改造中留下的最大问题就是没有更换窗户和病房的洗手设施。"现在时间久了，铝合金窗户已经拉不动了。"刘晓勤说。

"要换洗手设施，需要重新打管道，地面上也需要打洞，这就要考虑承重问题，当时也请专家进行了设计和分析，但是为了赶工期，我们没有按照设计方案做，留下了永久的遗憾。"

刘晓勤建议：医院建筑不要边设计、边施工。前期考虑得越细致，后期使用过程中的遗憾就越少。

投患者所需

了解患者的使用需求除了在医院第一线体验外，他认为外出考察是很好的方法。"在考察过程中，不能走马观花，而是有针对性地了解每个医院的特色和优点。"

某所新建医院，大厅特别漂亮，物流传送轨道也很先进，但是大厅柱子却四棱见方，且柱子底下还有一个"托台"。"这很容易对医患人员造成不必要的伤害。"刘晓勤说，"虽然医院整体设计得非常漂亮，但这个细节设计是败笔。"

刘晓勤建议：无论是新建还是改扩建，都必须明确医院是为谁服务的，服务得好与不好，关键要看是否投其所好，投其所需，要了解患者的使用需求。

卫生间的设计有讲究

医院在改建过程中，控制交叉感染问题涉及的面非常广，包括地板、墙面、门把手到空调通风等，卫生间的设计也是有讲究的。

"卫生间的设计也是有讲究的。对于卫生间的设计谁又能想到该如何控制交叉感染问题呢？"刘晓勤提出这样的问题。

虽然这些年来卫生间的设计有了明显的变化，比如冲水环节：从普遍使用的水箱式手拉冲水、按钮式冲水，到后来的脚踏式冲水。水箱手拉式的冲水方式不仅容易跑水，而且易发生交叉感染；而脚踏式冲水使用寿命较短，易发生损坏。

为了有效避免交叉感染，有的医院引进了感应式自动冲水，这样的方式虽好，但在实际使用过程中，也存在问题。比如，许多患者反映，做一些常规检查时，需要收集"标本"，而自动感应式冲水，还没等采集完成，就已经将"标本"冲掉了。

刘晓勤建议：医院卫生间的设计，其中，冲水系统可以像手术室一样，在侧面设置一个脚踏式的，既不会产生交叉污染，又能避免不必要的损坏。

医院后勤在发展

"兵马未动，粮草先行"是许多人对于后勤工作的一种描述，可刘晓勤却认为，现代医院中的后勤工作早已不再是简单的"粮草"。如果没有一个优秀的后勤保障团队，医院发展将寸步难行。随着人民生活水平的提高，患者首选的一定是医疗条件好，后勤保障也好的医院。

社会化服务、互联网＋、绿色医院……全国医院的后勤管理都在发展，而且越来越好，刘晓勤很开心。

后勤人员素养和以往也不同了，文化水平也越来越高，谁说后勤就没有学术研究，高水平的学术论文常常见诸报端，这些变化是医院发展的基础。

医院后勤的发展，医院的发展都是为了一个目标——更好地服务患者。

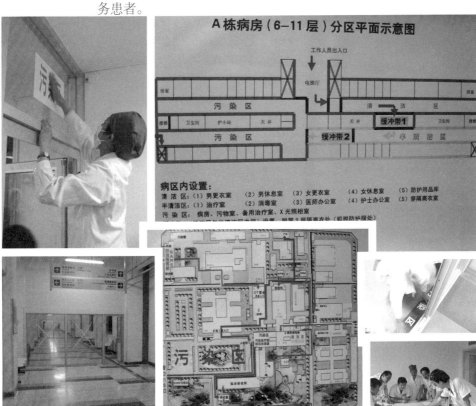

◎ 中日友好医院病区改造施工照片

等你从前线平安归来

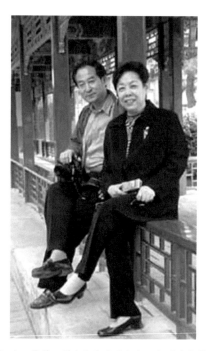

◎ 上一线前，刘晓勤和妻子在中山公园的合影

编者按：本文是战斗在抗非典一线的中日友好医院副院长刘晓勤夫人的笔记。这是一个前线战士的妻子在后方的殷殷挂念，是一

个抗非典前线战士可钦可敬、可歌可颂事迹的忠实记录，同样，也是一个"战地"妻了赤诚可鉴、无私情怀的尽情展示。

妻子说："老公当过 17 年的兵，那时虽然也算是最可爱的人，但却没有机会表现出来；现如今在非典一线，他和他的战友们真的成了最可爱的人。我觉得他们当之无愧。"是的，他们当之无愧。

眼前这感人的送行场面让我真实地感觉到，这场"战争"离我们、离我这个家越来越近。

4 月 23 日，我下班回家刚进门，电话铃声就急促响起，一位在中日友好医院工作的朋友只说了一句"快看电视，北京一台"就挂断了。急忙中打开电视机，正在播出中日友好医院为奔赴非典一线的医护人员送行的情景。记者随机采访了几位医院护士之后，镜头对向了我的老公——医院的副院长，此次任赴一线工作的带队队长。我收紧了心，直盯着屏幕上的这个人：虽多日不见，但变化不大，只是嘴角上打起了泡，胸前一枚"共产党员"的徽章分外显眼。总体说来精神还不错，我稍稍放了点儿心，至于他对记者说了些什么，我仿佛一句没有听到。眼前这感人的送行场面让我真实地感觉到，这场"战争"离我们、离我这个家越来越近了，不管你愿不愿意，逃不了，躲不开，唯一的选择就是迎头冲上去。

凌晨 3 点，他从家里离开，只扔下一句"注意点儿你的老腰"，就匆匆下楼走了。

其实，他们医院的非典疫情早在 3 月中旬就有了。一个老太太高烧入院后，在没有防范措施的情况下，一连传染了 4 个医护人员。以后的日子越来越紧张，收治的病人不断增加，作为一所大型综合性的非传染病院，承受着突如其来的巨大压力，一天比一天沉重。从 3 月底开始，平时就很少休息的他几乎不回来了，一是顾不上，二是怕传染我。4 月中旬，北京市决定由他们医院组成医疗队，在位于郊区的胸科医院扩建 40 张病床。医院派他带领第一批 108 个医护人员前往。真的是"打起背包就出发"。凌晨 3 点，他从家里离开，只扔下一句"注意点儿你的老腰"，就匆匆下楼走了。打那时起，我的心也挂起来了。

他向有关领导表示：不能让医疗队员冒无谓的风险，我个人一定不下火线。

后来得知，他们这次的任务是十分艰难的。胸科医院的基础条件不太好，给他们的只是空房间，还没有隔离设施。短短的 3 天，他们边培训、边施工、昼夜不停地干，终于达到了收治病人的要求。可是，上级领导又把改造好的病房给了另一家医院，并准备把 50 多个非典重病人交给他们。在没有完善的隔离措施的情况下，一边是需要救治的病人，一边是本院的 108 名医护人员，接还是不接？他马不停蹄地到有关部门说明了在医护人员紧缺的情况下，必须要最大可能地保护他们的安全，哪怕他们中出现一例感染，后果都不堪设想。他向有关领导表示：在这种情况下，不能让医疗队员冒无谓的风险，我个人一定不下火线。上级很快同意加紧病房改造。接下来，又是 3 个昼夜的苦干，病房改造好了。就在准备接管病人的时候，中央决定将中日友好医院改为医治 SARS 的专门医院。于是，全班人马撤回。这一周，他几乎没怎么睡过觉。

国际卫生组织的官员了解改造方案后，称赞他是"传染病病房隔离改造的专家"。

　　回到医院，他以两次改造病房的"丰富"经验，理所当然地承担了院内改造和后勤物资保障的任务。国际卫生组织的官员在视察医院、了解改造方案时，称赞他是"传染病病房隔离改造的专家"。但是，这样一所综合性的大医院，要在5天内改造完毕，困难是难以想象的：要在转移原有的几百个病人之后，做防护隔断，改造污水排放，安装分体空调（原来的中央空调不符合要求）；病房所有管线、设备到位，所有医疗器械、消毒设施到位（包括重新购置大型洗衣机、烘干机）；全院整体消毒。在另一个战场，是改变医院现有的建制，能够上阵的1700名医护人员不论哪个科室，统统培训上岗；征用附近6家宾馆供医护人员隔离居住，班车接送，吃穿住行一律统一要求，整个就是军事化管理的模式。仅仅从电话里听说这些事，我的脑袋都大了。

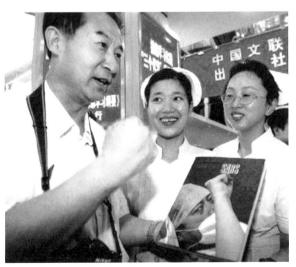

◎ 刘晓勤活动照片

劳动了一天的老公又是一宿没睡,他说工程太紧,没有时间休息。

"五一"劳动节,一个非常的节日。劳动了一天的老公又是一宿没睡,他说工程太紧,没有时间休息。医院成了大工地,昼夜轰鸣,就是想睡也睡不着。清晨,他好不容易在沙发上迷糊了一下,突然想起清理垃圾的事,又睡不着了。

"五一"劳动节,一个特殊的节日。独自在家,一点儿也不想劳动的我心神不定,来回走动。结婚快30年了,第一次感到心里慌慌的,没有着落。记得北京疫情刚出现的时候,我还在电话里和他开玩笑,让他回家时先在楼下站5分钟,把病毒吹没了再上来。他说:"你放心,我在大院外边就下车,边走边脱衣服,到楼上快脱得差不多了,你就端一盆凉水等着,见我进门就泼,保证消毒。"现在可好,别说泼水,连人影儿都瞅不见了。熟悉他的朋友、同事都知道,冲锋陷阵是他的强项。他属于"越是艰险越向前",绝对不顾自己不顾家的那种,多累、多难也敢上。

我发现,自己在不自觉中所做的一切好像只有一个目的,就是在等他平安回来。

这么多年的相濡以沫,我太了解他的性格、秉性。在国家有难的当头,他肯定会不顾一切地冲上去,而且不会说什么"豪言壮语"。原来,他从不开手机,只带BP机,我们都叫他"农民"。非典来了,"农民"开手机了,却极少给家打电话。有时一两天没有消息,急得我嘴上也起了泡,小心翼翼地打个电话问问,想嘱咐嘱咐吧,晚上11点说是在开会,早晨6点还是在开会。多数情况就是简单两句:"行了,知道了!"后来我想明白了,对他最好的支持就是:不管他,随他去。

可是我总得做点什么吧，"我能想到最浪漫的事"有这样几项：记录打来的慰问电话；整理收集有关他们医院的报纸；把报道他们的电视节目录下来；上街买一堆他爱吃的东西，放在冰箱里；把局里慰问抗非典家属的鲜花和慰问信拍摄下来；给他发发短信；再就是继续整理这位摄影"痴迷"者的巨多"作品"。我发现，自己在不自觉中所做的一切好像只有一个目的，就是在等他平安回来。

一个老同学在我家好不容易给"农民"打去的电话最为浪漫，为他唱了一段《洪湖赤卫队》里的歌："刘队长，打得真漂亮，就像那猛虎下山岗，哈哈哈哈……"听到电话那边同样爽朗的笑声，我的心宽松了好多。

老公当过17年的兵，那时虽然也算是最可爱的人，但却没有机会表现出来；现如今在非典一线，他和他的战友们真的成了最可爱的人。我觉得他们当之无愧。

今天又听说他们医院要作为收治危重非典病人的医院，压力还在逐步升级，"战斗正未有穷期"。老公，多多保重！

（转引自（《京华时报》2003-05-09，有改动。）

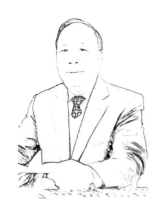

诸葛立荣

与我国后勤事业共同成长

中国医院协会后勤管理专业委员会第一届、第二届、第三届副主任委员

十七年，与专委会共同成长

1997年，诸葛立荣代表上海先后两次参加了在北京协和医院召开的"中国医院协会后勤管理专业委员会（以下简称'专委会'）"成立筹备工作，协商产生了第一届主委及其他重要成员：北京协和医院后勤院长蒋王元为主委，解放军总医院后勤院长田国良少将、中日友好医院后勤院长刘晓勤，还有来自天津、湖南、辽宁和上海（上海第二医科大学附属仁济医院后勤院长、上海市卫生系统后勤管理协会副理事长诸葛立荣）等地的成员。

1997 年 10 月，专委会在北京中日友好医院召开成立大会，时任国家卫生部副部长曹荣桂出席会议并讲话。

1997-2013 年，诸葛立荣担任了第一届、第二届、第三届共 17 年专委会副主委，见证了专委会这 17 年的风雨历程。2013 年 4 月，因当选中国医院协会医院建筑系统研究分会主委，按中国医院协会管理办法规定，2013 年 11 月专委会换届时，不再兼任副主委。17 年来，诸葛立荣为专委会的发展殚精竭虑，多有建树。

积极探索医院后勤服务社会化改革

学习高校后勤改革经验，结合医院后勤管理现状和存在的问题，从理论到实践开展可行性预研究。1999 年起，诸葛立荣在仁济医院进行后勤管理体制机制改革探索，并在后勤保洁、运送、餐饮等服务项目中引入社会服务企业。

2001 年 1 月，诸葛立荣调任上海市卫生局规划建设处处长，兼任上海市卫生系统后勤服务中心主任，负责全市医院后勤服务社会化改革推进工作，以及卫生基本建设规划和项目审批工作。在上级领导下，他一方面研究推进全市医院后勤改革和人事配套政策；另一方面组织后勤院长对国外医院后勤服务模式进行考察了解，结合上海医院后勤情况开展研究和分析，明确医院后勤服务社会化改革的目标，加快上海地区医院后勤改革步伐。为此，上海市连续四年召开全市医院后勤改革经验交流大会，部署进一步推进要求。

在医院后勤服务社会化改革推进中，各地医院反映后勤外包服务企业遴选工作比较难，希望中国医院协会后勤管理专业委员会能下发有关指导性意见。2011 年 12 月，专委会决定启动《关于遴选医院后勤服务企业的指导意见》的编写工作，在深圳召开专题会议，讨论了编制指导意见的目的、范围、要求、原则和引用的文献。2012 年 6 月，专委会在北京召开会议，并邀请了国内较有影响的 6

家后勤服务外包企业：北京国天物业管理发展有限公司、广东众安康后勤集团有限公司、爱玛客服务产业（中国）有限公司、医管家、上海吉晨卫生后勤服务管理有限公司、湖北同济一起参与讨论，提出编写修改建议，并委托诸葛立荣牵头；具体负责汇总修改，再次反复听取修改建议，尤其对6个附件：供应商信息表、商务评分表、技术评分表、价格评分表、投标报价明细表、满意度调查方法等反复推敲确定。2012年10月31日，中国医院协会后勤管理专业委员会正式向全国医院下发《关于遴选医院后勤服务企业的指导意见》。

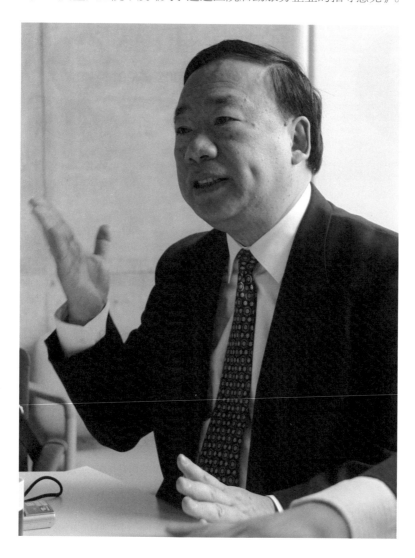

重视医院能源管理创新

"医院节能降耗是医院后勤管理的重点任务，也是降低医院运行成本的重要环节。2005年9月，我被任命为上海申康医院发展中心副主任，分管基建投资管理和国有资产监督管理，并对市级医院的能源管理现状进行研究和改革探索，归纳为：上海市级医院能源管理三部曲。"

医院节能技改

从2005年下半年起，诸葛立荣和上海同济大学教授一起开展课题研究，全面调查市级医院能源使用和消耗情况，对用能设备、运行方式、管理现状、存在问题等进行全面研究。连续5年进行节能技改，并争取到节能技改资金由政府财力支持，加快了医院节能改造进程，市级医院单位建筑面积的能耗明显下降，得到了市政府的高度评价。

建设医院后勤智能化管理平台

节能技改完成后，怎么提高能源管理水平？从2011年开始，上海20家市级医院建成医院后勤智能化管理平台，采用先试点，再推广，统一标准的方式，在医院建筑、机电设备管理、能源管理、安全预警、计量管理、成本核算等方面发挥了重要作用。在上海市政府工作会议上，诸葛立荣专题介绍了市级医院后勤智能化管理平台在医院能源管理中的应用，得到市长的充分肯定。2015年，20家市级医院完成后勤智能化管理平台建设，医院平均设备告警率从15.7%降低至8.1%，单位建筑面积能耗下降了23%。其间，在全国医院节能论坛和相关研讨会上，他多次介绍了上海医院后勤智能化管理平台的探索实践。同时，他作为主要编制人之一的2016年上海市地方标准——《医院后勤设备智能化管理系统建设技术规范》正式发布。

探索医院合同能源管理

根据国家相关政策精神，政府鼓励推广"合同能源管理"，由专业的能源管理公司，通过能源服务合同，为医院提供能源诊断、方案设计、技术选择、项目融资、设备采购、安装调试、运行维护、人员培训、节能量监测、节能量跟踪等整套系统化服务，在合同期，能源服务公司与医院分享节能效益，并由此得到应回收的投资和合同的利润。申康医院发展中心鼓励医院探索合同能源管理，实施的医院取得了较好的效益。

重视后勤管理干部培训和授课工作

"从 2013 年起，上海申康医院发展中心、上海卫生基建管理中心、复旦医院后勤管理研究院共同举办了医院后勤和基建管理干部岗位培训，每年举办一期，每期 9 个月，100 学时，考勤和论文合格后，颁发复旦大学继续教育学院结业证书。已有 170 名后勤院长和后勤处长、科长顺利通过了培训。根据培训教学安排，我给每期学员讲课 6 个学时，涉及《医院后勤管理概论》和《医院建设发展和总体规划》。"

医院后勤管理团队的培训工作是医院运行保障的基础，提高后勤管理干部的管理水平尤为迫切。诸葛立荣先后为河南、新疆、青海、广西、江苏、广东等培训班上课，尽量用案例讲解，通俗易懂，把医院后勤管理特点、要求和工作任务、工作方法、改革探索、发展趋势与大家分享；同时，也为复旦大学、上海交通大学、上海健康医学院等单位举办的本市和外省市院长培训班授课。

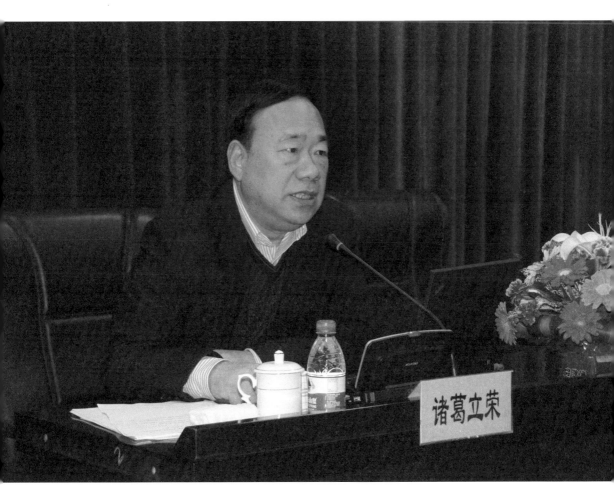

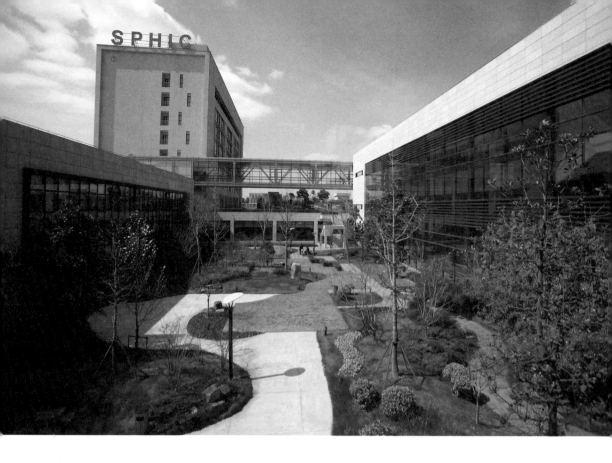

编写出版医院后勤参考书

由于医院后勤管理的书籍很少，几乎看不到，专委会决定组织出版医院后勤参考书。诸葛立荣便担任了《医院后勤管理实用手册》的副主编，《医院管理学：后勤管理分册》的副主编。同时，他还担任复旦医院后勤管理研究院出版的《医院后勤院长实用操作手册》的主编。

三十五载，医院后勤微观、宏观、中观管理

二十年：医院后勤微观管理

"后勤要有地位，首先要有作为！"

1981年3月至2001年1月，是诸葛立荣在上海第二医科大学附属仁济医院参与后勤管理工作的20年。他是学医的，做过4年

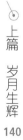

外科医生，参加了第三批赴唐山大地震救灾医疗队。1981年3月，医院让他去后勤担任党支部书记、总务科副科长。从此，便开始了他的医院后勤管理工作生涯。

开始，诸葛立荣对后勤管理工作不熟悉，摸不到窍门。但他是个肯动脑子的人，通过奖勤罚懒、后勤汽车驾驶班吨公里计奖、职工食堂营业额加满意度计奖、机电维修技工完好率加满意度计奖、病房工勤人员考核等措施，将医院后勤工作开展得有声有色。到1992年，已开始担任医院后勤副院长，分管总务、基建、设备、保卫、财务、产业等工作。

2000年，国务院在上海召开全国卫生体制改革大会，会上插播了采访他的视频资料。会议期间，原国家卫生部部长张文康和参加会议的各省市领导专程到仁济医院实地调研参观医院后勤改革，并给予了较高评价。

对于仁济医院后勤工作发生如此大的变化，一位上海市卫生局老领导说：后勤要有地位，首先要有作为！

五年：医院后勤宏观管理

"一周七天，每天到工地召开工程例会，遇到问题不过夜，必须当天破解；没有周休，平时上午工地工程例会结束，还要赶回局机关处理公务；一年中有180个半天在工地……"

2001年1月至2005年9月，诸葛立荣被调到上海市卫生局工作了5年，担任规划建设处处长，主要职责是全市医疗卫生机构基本建设管理、后勤服务社会化改革、安全生产监督管理等。

2001年1月，他被调去市卫生局报到时，局机关正在进行机构改革，由局机关原后勤管理处、基建处、保卫处合并设立规划建设处，工作人员从原有的15人，减少到8人。他在医院工作过，深知基层单位和医院需要什么、支持什么。同年3月，在局领导带领下，他组织开展全市市级医疗卫生机构"十五"基本建设规划论证工作，并到各医院调研，把医院建筑陈旧、空间狭窄、布局欠合理、百姓就医环境拥挤、有的急诊观察病人因无床位被迫躺在担架上且一躺两三天等现状拍成录像片，准备适时送市有关领导和市发改委观看，希望得到市政府的重视，尽快改善市级医院就医条件。经过 3 个月的努力，初步编制完成上海市《"十五"卫生基本建设规划》。

2002 年，上海申康投资有限公司成立，并承担市级医院的基本建设任务。申康同意市级医院"十五"基建规划，包括 26 个医院、28 个项目、估算 48 亿投资的大盘子终于启动了，这是上海市卫生事业历史上从未有过的建设发展规模。当时，诸葛立荣兼任申康投资公司副总经理，具体负责基建项目的推进工作。

2003 年初，"非典"来临，虽然上海只有 8 个病人，但缺少传染病医院的建筑和设施设备，缺少负压隔离病房，同时医院与居民区仅一墙之隔，也不安全。应对"非典"，北京建立了"小汤山"临时隔离医院，上海怎么办？在反复酝酿论证之后，市政府决策，要求以最快的速度、最好的质量建设一座最安全、非临时、最先进的集传染病临床、科研、教学培训于一体的医院，边选址、边设计、边施工。2003 年 6 月确定方案，8 月开工，占地面积 33 万平方米、建筑总面积 8.9 万平方米，床位 500 张，计划于 2004 年 11 月竣工，列入 2004 年上海市政府重大项目一号工程。为了减少传染病医院的影响，决定将新医院命名为"上海市公共卫生临床中心"，由诸葛立荣先生具体负责工程协调和推进。一周七天，每天到工地召开工程例会，遇到问题，不过夜，必须当天破解；没有周休，平时上午工地工程例会结束，还要赶回局机关处理公务；一年中有 180 个半天在工地，建设中遇到复杂问题，还需到市政府开会，由市政府副秘书长协调解决。在各参建单位的共同努力下，经过 14 个月的建设，"白 + 黑、5+2"的努力，医院基建工程终于竣工。2004 年 9 月 17 日，国家卫生部副部长朱庆生和上海市副市长杨晓渡陪同世界卫生组织 WHO 西太区主任和 33 国卫生部长参观新建成的上海市公共卫生临床中心，向世界证明中国政府高度重视公共卫生建设，世界卫生组织西太区主任和各国卫生部长高度评价上海市公共卫生临床中心，称其是国际上最先进的传染病医院。同年10月，通过了市质量监督站工程验收，11月正式启用。该项目被评为上海市建设工程"白玉兰"奖和重大工程奖。诸葛立荣在市卫生局工作的4年8个月中，规划建设处连续2个年度（2003年、2004年）被评为先进处室，他个人连续4个年度评为优秀，记三等功。

十年：医院后勤中观管理

"2015年5月8日开业会场背景板上喷绘的5个大字——十年磨一剑，市委书记韩正宣布上海市质子重离子医院开业！我的眼眶湿润了……"

2005年9月至2015年6月，诸葛立荣在申康医院发展中心工作。

2005年上海市市委、市政府启动市级公立医疗机构管办分离改革，组建成立上海申康医院发展中心，履行市政府的办医职能，同时，保留上海申康投资有限公司，两块牌子，一套班子。2005年9月，

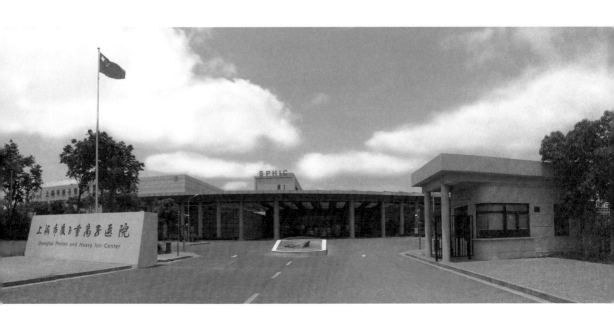

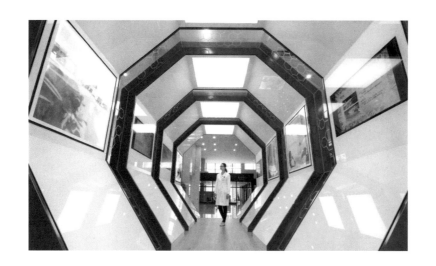

诸葛立荣被市政府任命为上海申康医院发展中心副主任，分管医院投资建设和国资监督管理。十年中，主要任务有三项：市级医院基本建设、国有资产监督管理、上海市质子重离子医院筹建。

事实上，完成与在建的市级医院基本建设项目48个，总投资208亿元，其中2个项目获得"中国建筑工程鲁班奖"，2个项目获评国家优质工程项目，25个单体建筑获得上海市"建筑工程白玉兰奖"。在2008-2013年度的市重大工程立功竞赛中，上海申康医院发展中心获得优秀奖集体25个、建设功臣23个、优秀组织者14人、优秀建设者85人。建设项目投资控制率达到90%。市级医院基本设施和服务环境得到了根本改善，市民对医院就诊条件的满意度大幅上升。改革开放30余年来，上海医院基本建设旧貌换新颜，申康医院发展中心获评改革开放30周年"健康上海"十大成果。

质子重离子放疗技术堪称全球目前最尖端、最先进的肿瘤放疗技术，因治癌效果好、毒副作用小而被誉为"治癌利器"。

2015年5月8日，历经十年磨砺，国内首家、全球第三家同时拥有质子和重离子两种治疗技术的医疗机构——上海市质子重离子医院全面建成并正式开业。

上海市质子重离子医院的问世，不仅提升了我国肿瘤治疗水平，还让我国站上了肿瘤放疗领域的全球"制高点"。很多人不知道，这家星光熠熠的医院，背后的一个重要建设者就是上海申康医院发展中心。项目筹建办主任是申康中心主任，诸葛立荣是常务副主任，具体负责项目筹备工作，从深化论证、国际招标、合同谈判，到项目建设、设备安装、系统调试、验收检测、临床试验、环保许可、注册许可、开业筹备等事项，整整用了10年。

部分优秀文章、论文

（1）《医院后勤服务社会化的思考》[J]. 中华医院管理杂志. 1999, 15（9）：548-550.

（2）《医院后勤社会化的管理模式与展望》[J]. 中国卫生资源. 2000, 3（4）：172-174.

（3）《沪港公立医院后勤管理模式比较》[J]. 中国卫生资源. 2001,（5）：230-232.

（4）《医院后勤服务社会化、产业化改革探索》[J]. 中国卫生资源. 2002, 5（5）：213.

（5）《国内外医院后勤服务模式比较》[J]. 中国卫生资源. 2003, 6（2）：88-90.

（6）《国内外医院后勤管理对比评述》[J]. 中国医院建筑与装备. 2017,（4）：37-41.

（7）《医院建筑与能源消耗的研究》[J]. 中国卫生资源. 2002,（6）：252-253.

（8）《关于医院现代化基本建设的思考》[J]. 中国卫生资源. 2003,（5）：104-106.

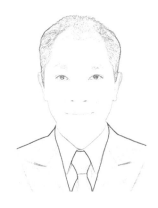

张　伟

变革时代　引领发展

四川大学华西医院党委书记

中国医院协会后勤管理专业委员会第四届主任委员

张伟说，我们现在所经历的突飞猛进的变革，是过去都不曾经历的；科技的发展改变着世界。

当他从大学教师的讲台走进华西医院的心理卫生中心，成为以临床为主的医生和心理咨询师，并没有感到过多的不适应，反而更加精神了几分。虽然工作比之前更忙了，人更累了⋯⋯

任医院后勤院长助理那年他38岁，正值人生中的黄金阶段，他把人生最美好的时光献给了华西医院，献给了后勤管理事业。2005年，张伟开始担任四川大学华西临床医学院/华西医院副院长，同时主抓后勤管理工作。

在华西医院的官网上，有这样一段话：

"后勤保障方面，医院依托信息化平台的有力支撑，在设备采购、物资配送、耗材管控、设备维保、基建管理、动力运行保障、能耗管理、安全保卫、财务管理、国有资产监管、医保业务核算、

膳食保障等方面持续推动渐进性的改革，构建起一套现代化的后勤保障体系，培养了一支敬业务实、高效专业的管理和技术骨干队伍，充分保障了医院业务的高速发展。华西医院是全国首批节约型公共机构示范单位，多年来能耗均低于业务增长量；连续多年获评省市公安系统平安示范先进单位；现代医院后勤支持保障体系建设研究项目获得2013年中国医院协会科技进步一等奖。"

成果背后是默默的付出，思考、钻研和学习。这些年，华西医院不断发展，后勤在张伟的带领

下适应时代的潮流，科学管理，大胆改革，不光做好了华西医院的服务工作，也为中国医院后勤管理的发展贡献了力量。

从1995年，华西医院就开始尝试后勤服务变革。

2005年，华西医院中央厨房建成，这是国内首家采取集中配送模式的现代化中心厨房，同时后勤管理引入经营化理念，利用现代管理手段和工具，积极创新服务模式，医院运行效率大幅提升。

2006年，华西医院后勤引入标准化管理、动作管理、走动式管理理念，利用3年时间完善后勤基础管理和服务文化建设工作，使后勤工作基本实现标准化、可量化、可考核。

2007 年，华西医院后勤改革小组与软件公司开发出了全国医院第一个"医院后勤维保管理系统"。2007 年年底，华西医院后勤组织机构变革，从传统以业务划分的模式变革为以服务为导向的组织架构，把服务于一线的职能部门、科室、工种进行重新组合，面向临床一线服务。

2009 年，华西医院在全国率先成立后勤呼叫中心，实现后勤集中调度管理，极大地方便了临床服务。

2012 年，华西医院上锦院区在后勤呼叫中心的基础上，整合消防控制室、治安监视、设备运行监控等功能，建立后勤指挥调度中心，对消防、治安、设备运行、物业维修、医疗设备维修、物流中心等实现直接调度。

2012 年，华西医院在基础工作完善、工作改革创新基本完成的基础上，创新性地建立以后勤人员发展规划和晋升通道为核心的后勤人事绩效管理体系。

通过对后勤管理模式的创新和完善，华西医院后勤资源利用率得到了实质提升。据统计，2011 年与 2005 年相比，华西医院手术台次增长 53.04%，门诊人次增长 42.93%，出院人次增长了 57.11%，而后勤服务人数减少了 3.4%，用电量仅增长 32.47%，用水量增长 13.81%，天然气用量减少 3.12%。2008 年华西医院单位面积耗能仅 105 元／平方米（据中国医院协会后勤管理专业委员会在全国范围内的数据统计，单位面积耗能最低的前十家医院为 154.6 ～

227.6 元／平方米），明显低于其他医院。

在 2008 年汶川地震、2013 年芦山地震抗震救灾中，华西医院作为离震中最近的国家级大型综合医院，担负起了疑难、复杂、危重伤员救治中心的重任。应急救援是对后勤工作的考验，后勤作为保障部门在应对突发事件时，从派出医疗队物资保障、医疗建筑紧急评估、医院能源应急保障、医院秩序维护、应急物资保障等方面为医院提供了有力的支持；同时，作为省外医疗队的后勤保障中心，为各个医疗队和救灾队伍提供了充分的保障。

2013 年 11 月 16 日，中国医院协会后勤管理专业委员会第四届委员会第一次全体会议暨选举大会在华西医院临床教学楼多功能厅举行，张伟当选为后勤管理专业委员会第四届主任委员。

第四届专委会在张伟的领导下，一直致力于开展后勤学术活动，每年组织多项针对性的培训、调研、考察活动，每年开展学术论文评选活动。2016 年年会参会 1000 人，达到历史新高。2017 年第二十一届学术研讨会收到全国论文 1455 篇，评选优秀论文 100 篇；2015 年后勤专业委员会在全国范围内征集评选了 15 项研究课题，资助研究经费 60 万元；2014 年、2016 年开始还组织国内后勤管理者参加我国台湾地区及英国的学术交流活动，扩大了后勤专业委员会的影响力。通过一系列活动，全国后勤学术氛围渐浓，也培养了一大批后勤管理人才，促进了国内医院后勤管理水平的提高。

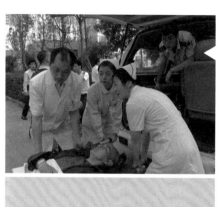

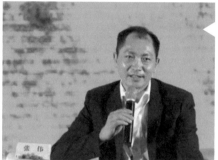

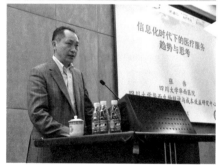

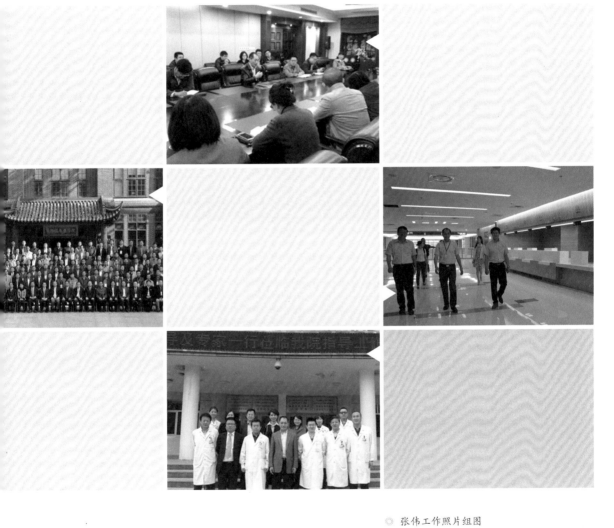

◎ 张伟工作照片组图

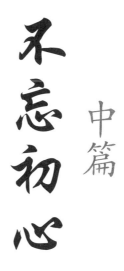

不忘初心 中篇

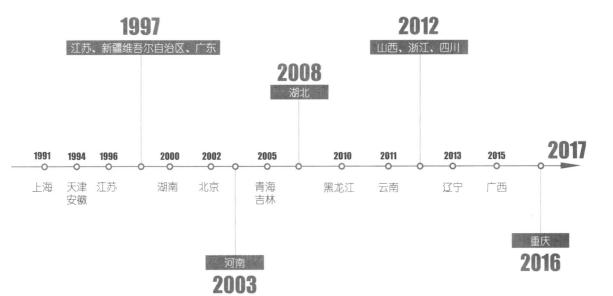

1997
江苏、新疆维吾尔自治区、广东

2012
山西、浙江、四川

2008
湖北

1991 1994 1996 2000 2002 2005 2010 2011 2013 2015 **2017**
上海 天津 江苏 湖南 北京 青海 黑龙江 云南 辽宁 广西
安徽 吉林

河南
2003

重庆
2016

第四章 望今朝

目前，中国医院协会后勤管理专业委员会共有分会22个，主要包括：上海、天津、安徽、江苏、新疆维吾尔自治区、广东、湖南、北京、河南、吉林、青海、湖北、重庆、云南、山西、浙江、四川、辽宁、山东、黑龙江、广西壮族自治区、宁夏回族自治区。

1991—2017

·上海市卫生系统后勤管理协会·

王林初　王建晨　史金福

邵浩奇 (右1)

第一届协会理事长　任期: **1991—1994**

原上海市卫生局常务副局长（已故）

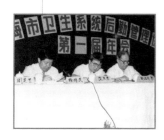

陈建平

第三届协会理事长　任期: **2001—2007**

1987 年至 1988 年，历任上海市第八人民医院医师、主治医师；1988 年至 2005 年，历任上海市卫生局政策研究室主任科员、法规处处长、办公室主任、副局长；2005 年至今，任上海申康医院发展中心主任，管理学博士、研究员，兼任上海市医院协会会长、国务院医改领导小组专家咨询委员会专家。

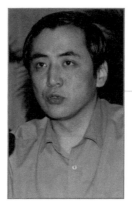

王龙兴

第二届协会理事长　任期: **1994—2001**

1997 年 10 月毕业于上海交通大学系统工程专业。1985 年 11 月起，历任上海市卫生局人事处副处长、处长。1997 年 6 月起，历任中共上海市卫生局委员会副书记、上海市卫生局副局长、上海市医疗保险局局长、上海市社会保障局副局长。2008 年 10 月起，历任中共上海市卫生局委员会书记、中共上海市食品药品监督管理局委员会书记、上海市卫生局副局长、上海市食品药品监督管理局副局长。

王林初

第四届协会理事长　任期: **2007** 至今

1970 年 10 月在武汉军区空军后勤部，历任军医、所长、医务处助理员；1987 年 1 月转业至上海市卫生局，历任纪委办公室副主任、监察室副主任，期间被评为上海市纪检监察系统"优秀集体"。在 2008 年抗震救灾中被上海市人民政府评为"抗震救灾先进处室"。2012 年被上海市人民政府评为"十一五"节能减排先进处室。

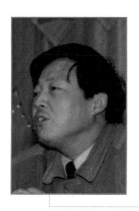

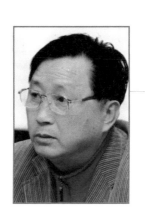

时光·掠影

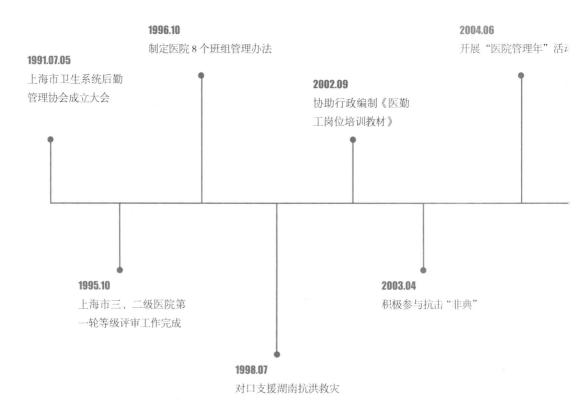

1996.10
制定医院 8 个班组管理办法

2004.06
开展"医院管理年"活z

1991.07.05
上海市卫生系统后勤
管理协会成立大会

2002.09
协助行政编制《医勤
工岗位培训教材》

1995.10
上海市三、二级医院第
一轮等级评审工作完成

2003.04
积极参与抗击"非典"

1998.07
对口支援湖南抗洪救灾

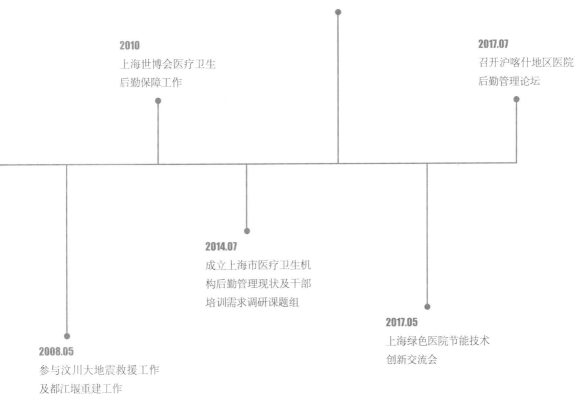

2014.10
组织开展电工技能竞赛活动

2010
上海世博会医疗卫生
后勤保障工作

2017.07
召开沪喀什地区医院
后勤管理论坛

2014.07
成立上海市医疗卫生机
构后勤管理现状及干部
培训需求调研课题组

2017.05
上海绿色医院节能技术
创新交流会

2008.05
参与汶川大地震救援工作
及都江堰重建工作

有所作为　才能有所地位

　　上海市卫生系统后勤管理协会于 1991 年 6 月 13 日经卫生行政主管单位——上海市卫生局，报上海市人民政府教育卫生办公室批准，经上海市民政局核准同意成立。

　　1991 年 7 月 5 日召开了"上海市卫生系统后勤管理协会"成立大会，北京、天津、江苏、浙江、江西、安徽、山东、湖南、福建等省市卫生厅、后勤学会等的代表到会祝贺。

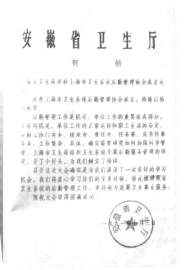

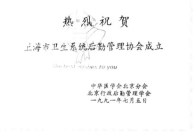

◎ 上海市卫生系统后勤管理协会成立文件及贺信

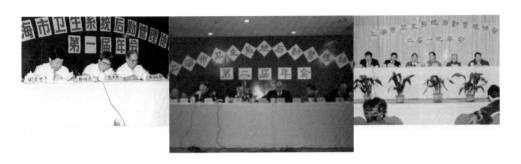

◎ 上海市卫生系统后勤管理协会年会

协会注重自身建设，主动适应形势发展和广大会员单位的要求，突出工作重点，紧紧依靠会员单位，积极开展活动，充分发挥"桥梁、纽带""参谋、助手"的作用。协会已成为联系上海市卫生后勤行业共同探讨后勤管理，推动卫生后勤事业发展的重要阵地，成绩斐然。

推动会员单位相互交流

协会的生命力在于活动：有所作为，才能有所地位。

协会自成立起就积极组织各会员单位的活动，每年组织 2～3 次大型学术交流活动。交流内容十分丰富，有形势报告、后勤改革、服务质量、科学技术、安全生产、节能技术等，适时组织会员单位外出学习、参观、考察。历年来，下属各学组积极开展形式多样的活动，拓展了视野，丰富了阅历，积累了经验，也增进了会员单位之间的交流，极大地调动了会员单位的积极性，提高了医院后勤管理的水平。

倡导撰写论文

上海市卫生系统后勤管理协会从成立开始，每年组织后勤学术交流会，倡导后勤干部、员工撰写论文，对质量高和对后勤工作具有指导、借鉴意义的优秀论文予以表彰，历年来已编制了多本论文集。

与此同时，协会积极倡导医院后勤参加全国各类后勤学术会议，鼓励投稿。在全国医院后勤专委会组织召开的历届学术会议中，上海市卫生后勤被入选和评选的优秀论文以及优秀组织单位均排在全国前列，上海市卫生系统后勤管理协会从 2010 年起已连续 7 年荣获"优秀组织奖"。

促进会员单位信息互通

协会十分重视"简报"的编制工作。"简报"是畅通了各会员单位信息沟通渠道，及时传递了上级管理部门的重点工作和要求，及时反映了各会员单位的后勤管理、后勤服务信息，是各会员单位间相互交流学习的平台。20 多年来，协会精心组织编写，不断提高质量，累计编写了 220 多期，受到了各会员单位的一致好评和欢迎。

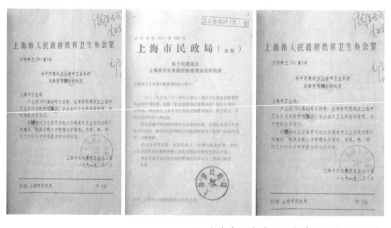

◎ 上海市卫生系统后勤管理协会文件批复

改善病人住院条件

为切实改善病人住院条件，1995 年，协会积极配合行政部门在全市医院贯彻落实"六件实事工程"，即为病人提供沐浴、在医院病区及门急诊安装投币电话、改善病人伙食、改善病人床单元、更新病衣病裤、在病房安装空调以及开展绿色通道建设，极大地提高了病人对医院的满意度。

规范服务流程

为了进一步提高医院后勤管理水平，促进各医院不断健全、完善后勤工作的规范化，更好地为医疗及病人提供优质的后勤服务保障，1996 起，协会组织制定了医院《变配电所管理办法》《电梯管理办法》《锅炉房管理办法》《职工食堂管理办法》《财产物质管理办法》《驾驶班管理办法》《电话总机管理办法》《绿化班组管理办法》等 8 个班组管理办法，规范了医院后勤设备设施的作业流程及服务质量，促进了医院后勤管理规范化，提升了服务质量。

推进医院后勤社会化

后勤社会化改革：一是突破医院办社会、小而全的旧模式，促进了医院后勤服务走入市场，走向社会；二是注重成本核算，提高了服务效率；三是开始注重将后勤服务逐步纳入专业化、科学化管理的轨道；四是同步推进人事、分配制度等改革，使原来的"人人有岗位"变为"人人有机会"，逐步建立起激励和竞争机制；五是从不计成本核算转变为引进服务好、质量优、信誉高、价格合理的社会企业，承担医疗卫生单位的后勤服务项目。为最终建立社会化经营、多元开放、规范竞争、服务优质、成本合理、保障有力、病人和医护人员满意的新型医疗卫生后勤服务保障系统奠定了基础。

配合行政做好"十三五"节能规划

根据上海市卫计委正在编制的"十三五"节能规划中有关精神，协会积极组织开展调研，提出节能规划的总体思路——四个坚持，即坚持以人为本，把卫生事业的发展放在第一位，以提高人民身体健康水平，提供安全稳定的医疗保障作为根本前提；坚持改善就医环境，确保室内环境质量，在符合卫生安全的基础上开展节能工作；坚持合理用能，以提高能源利用效率为中心，鼓励建设"绿色医院"；节能工作须与城市功能、卫生发展、社会需求相协调，实现相互促进、互为保障、和谐发展；坚持与时俱进、开拓创新，强化责任、考核和激励政策相结合，走符合中国国情和上海特色的医疗卫生系统节能工作道路。

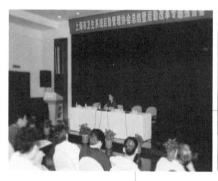
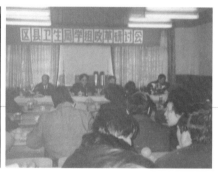
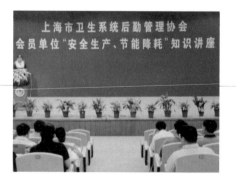

◎ 相关研讨会、知识讲座照片

创建精细化管理智慧后勤

医院后勤监管平台是整合了安保系统、能耗监管、重点设备监测、大型医疗设备监管等一系列医院原有系统的新工具；是通过优化改造后利用信息通信技术以及大数据概念的"互联网+"新形式；是与传统后勤管理方法进行深度融合，充分发挥信息通信技术在资源配置上的优化和集成作用，提升医院后勤管理创新力和生产力的新发展生态。

多年来，上海市卫生后勤通过后勤社会化改革的推进，学习和引入了先进的后勤管理理念和方法，转变了观念，激发了后勤人员的工作热情和竞争意识，降低了后勤服务的运作成本，有效地提高了医院后勤管理水平和服务质量。医院后勤管理的强化，提高了后勤职工的责任意识、科学规范的工作流程，使工作效率、工作质量有了很大提高，使上海的医疗卫生后勤服务主动适应了新时期的需要，满足了市民对医疗服务期望日益增高的需求。

积极参与重大事件后勤保障

协会坚持围绕卫生计生工作中心任务，积极配合政府主管部门的工作，强化上海市卫生后勤全行业管理的协调和服务，积极组织参与重大活动保障，塑造一流的上海卫生后勤形象。

2003年，面对突如其来的"非典"疫情，后勤服务保障十分紧迫，时间紧，任务重，病区建设、防护物品及医疗消毒器械的供应等后勤保障工作，都需要在较短时间内完成，这是对后勤保障工作的严峻考验。由于基层医院缺乏对突发事件的应对能力和经验，后勤保障工作任务更加艰巨。这就需要打破常规，集中力量，全力以赴，"超速"运转，提高工作效率。许多医院根据要求，在短时间内完成定点医院病区、发热门诊等的建设。为了抗击"非典"的需要，各医院后勤成立了物资筹措组、货物运送组、生活保障组、防护卫生用品洗消组，动员协调力量，多方面联系，多渠道采购，克服了时间紧、需求大、货源缺的困难，将一批批防护卫生用品、器具采运到位。为医院供应隔离服、口罩、手套、眼罩等防护用品和床单、被褥等卫生用品，为隔离病房配备洗衣机、喷雾消毒机、烘干机、烫平机、熏蒸箱、电视、电话、对讲机等设备；加班加点为全院医护人员、住院患者提供食品保障。

2010 年，世博会在上海盛大举办，上海卫生系统承担世博会医疗卫生保障工作，任务艰巨，责任重大。为了贯彻落实"迎世博、保平安"，确保世博会期间上海市卫生系统的安全稳定，协会积极开展"平安世博"系列活动，开展后勤保障优质化、安全运行规范化等征文活动；组织开展对口检查评标，维护和创造了医疗安全稳定的良好环境，以安全、和谐、稳定的氛围喜迎世博会的顺利举办。

多年来，为贯彻落实国家和本市员工对口援建的工作要求，协会配合行政部门协调医院后勤，积极参与，如 1998 年对口湖南抗洪救灾，2008 年的汶川大地震，对口援建都江堰重建，2009 年对口援建新疆喀什以及援藏、援滇、援黔、援渝等工作。这些地方都留下了上海卫生后勤人辛勤工作的痕迹，彰显了上海卫生后勤的风貌。

1993---2017

·天津市卫生后勤管理协会·

赵东方　王守文　王　卿

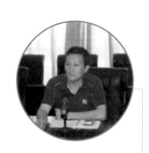

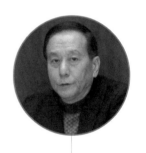

郭 亮

第一届会长　任期：**1993—1998**

河北省唐山市人，中共党员，曾历任天津市儿童医院副院长、院长。时任天津市卫生局党委常委、副局长、主任医师；兼任天津医疗对外友协副会长、天津市卫生后勤管理协会第一届会长、中国医院协会后勤管理专业委员会委员、常务委员。主编了《天津市卫生后勤基建工作管理手册》，并撰写有关论文多篇。

徐维英

第三届、第四届会长　任期：**2012—2**

中共党员，时任天津市卫生和计划生育委员会后勤基建处处长，曾任天津市卫生局审计处处长，兼任天津市卫生后勤管理协会第三届会长、中国医院建筑协会常务理事、中国医院协会后勤管理专业委员会委员、常务委员。

鲍和平

第二届会长　任期：**1998—2012**

中共党员，时任天津市卫生局后勤基建处处长，曾任天津市卫生局审计处处长，兼任天津市卫生后勤管理协会第二届会长、中国医院建筑协会理事、中国卫生产业协会理事。

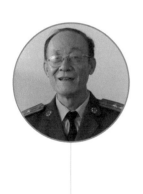

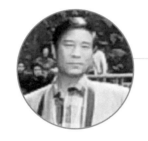

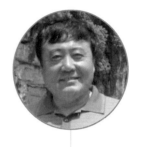

张绪忠

第一届秘书长 任期：**1993—1998**

天津市人，中共党员，高级工程师，毕业于中国医学科学院卫校（医疗器械专业）。1992年由总后卫生部转业，时任天津市卫生局后勤管理部主任，兼任天津市卫生后勤管理协会副主委兼秘书长。在职期间，多次组织各医院后勤经验交流会；在天津卫生系统成功推广了多项后勤设备先进技术（如锅炉BM监控器、高层变频供水、LED光源使用等）。2007年起，担任天津医院管理协会后勤专业委员会负责人，著有《医院物业管理指南》一书。

李兴春

第二届秘书长 任期：**1998—2012**

中共党员，高级经营师。时任天津市卫生局行政后勤管理服务部书记，兼任天津市卫生后勤管理协会第二届秘书长。多年来，对医院后勤改革、发展、稳定起到了积极的推动作用，表现优秀。在抗击"非典"工作中贡献杰出，受到天津市政府的表彰。

王守文

第三届秘书长 任期：**2012—2017**

天津市人，中共党员，高级政工师，研究生毕业。曾任天津市民族医院副院长、纪委书记、党委副书记，天津市中医药研究院副院长，现任天津市卫生计生后勤保障中心书记、主任，兼任天津市卫生后勤管理协会第三届秘书长、中国医院协会后勤管理专业委员会委员、常务委员。

天津市卫生后勤管理协会召开

第四届理事会第一次会员代表大会

2017年9月28日，天津市卫生后勤管理协会召开"天津市卫生后勤管理协会第四届理事会第一次会员代表大会"。会上，选举产生了天津市卫生后勤管理协会新一届（第四届）协会主要负责人：

会　长：赵东方

常务副会长兼法定代表人：王守文

副会长：郭宝智、曹树军、张晓亮、杨立新、钱卫

秘书长：钱卫

副秘书长：章德全、张欣、王卿

监　事：齐玉君

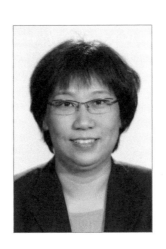

赵东方

现任主任委员　任期：**2017** 至今

中共党员，现任天津市卫生和计划生育委员会后勤基建处副处长、调研员，负责后勤管理、安全生产督导检查、卫生基本建设项目管理及资源调整等项工作。1997 年荣获天津市九五立功奖章；2005 年荣获天津市无障碍设施建设先进个人。中国医院装备协会医院建筑与装备分会常务委员。2017 年 9 月，当选为天津市卫生后勤管理协会第四届理事会会长。

时光·掠影

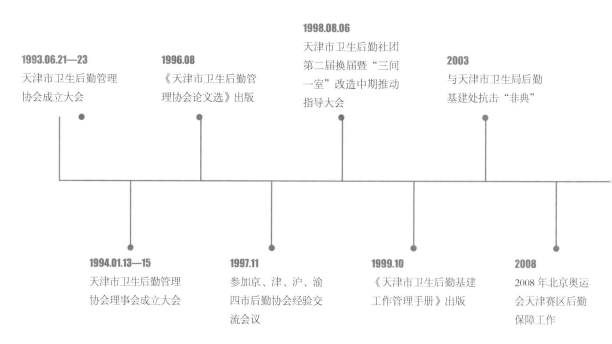

1993.06.21—23
天津市卫生后勤管理
协会成立大会

1996.08
《天津市卫生后勤管
理协会论文选》出版

1998.08.06
天津市卫生后勤社团
第二届换届暨"三间
一室"改造中期推动
指导大会

2003
与天津市卫生局后勤
基建处抗击"非典"

1994.01.13—15
天津市卫生后勤管理
协会理事会成立大会

1997.11
参加京、津、沪、渝
四市后勤协会经验交
流会议

1999.10
《天津市卫生后勤基建
工作管理手册》出版

2008
2008 年北京奥运
会天津赛区后勤
保障工作

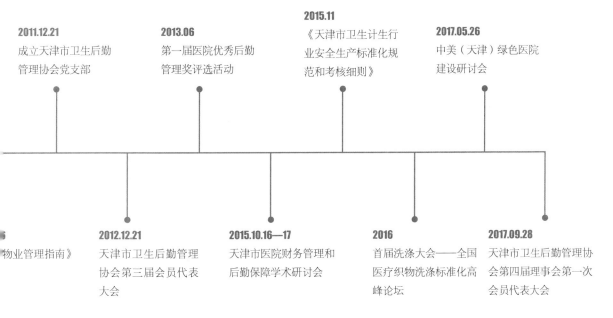

2011.12.21
成立天津市卫生后勤
管理协会党支部

2013.06
第一届医院优秀后勤
管理奖评选活动

2015.11
《天津市卫生计生行
业安全生产标准化规
范和考核细则》

2017.05.26
中美（天津）绿色医院
建设研讨会

物业管理指南》

2012.12.21
天津市卫生后勤管理
协会第三届会员代表
大会

2015.10.16—17
天津市医院财务管理和
后勤保障学术研讨会

2016
首届洗涤大会——全国
医疗织物洗涤标准化高
峰论坛

2017.09.28
天津市卫生后勤管理协
会第四届理事会第一次
会员代表大会

创协会工作新格局

做后勤基建好参谋

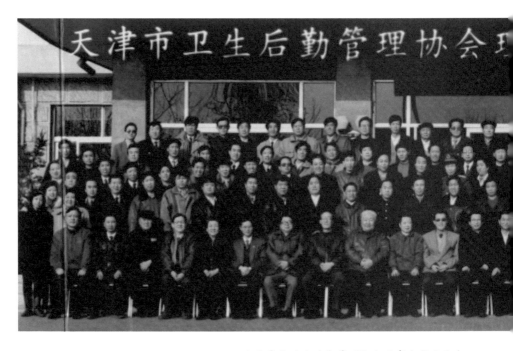

◎天津市卫生后勤管理协会理事会成立大会

1994 年 1 月 13 日至 15 日，天津市卫生后勤管理协会在天津东丽宾馆召开

郭亮：第一届协会会长（前排左数第 11 位）

张绪忠：第一届协会秘书长（前排左数第 8 位）

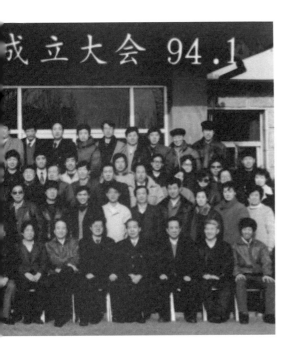

天津市卫生后勤管理协会（以下简称"协会"）于 1993 年经天津市社会团体管理办公室同意成为法人社会团体。协会宗旨是：为实现卫生后勤管理工作科学化、规范化、现代化作贡献。业务范围包括：开展学术交流、技术协作、培训人员、咨询服务。

协会工作紧紧围绕实现卫生重心工作，突出创新、服务两大主题，以自主、自律、自强、创新的信念，把后勤管理工作科学化、规范化、现代化、转变工作职能作为主体目标，坚定不移地按照适应新形势，抢抓机遇，再上新水平的工作思路，切实贯彻落实党和国家有关卫生后勤工作的方针政策；维护会员的合法权益；发挥行业指导、协调、监督作用，以提高会员的管理水平，推动医疗机构卫生后勤改革和建设的持续健康发展为己任，做了一些工作，取得了一定的成绩。

协会自身组织建设

协会理事会在天津市卫计委和市社团管理局的领导下，在中国医院协会后勤管理专业委员会的指导帮助下，紧紧围绕卫生后勤重点任务，积极开展协会工作，不断开创协会工作新局面，努力当好后勤基建处的参谋和助手。

在卫生行业广大会员单位的鼎立支持和参与下，协会积极围绕、配合卫生事业改革与发展的中心工作，根据市社团管理局《关于开展自律和诚信建设活动的通知》要求，不断完善协会规章制度，加强诚信建设，按照实践—理论—再实践的思路，不断探索卫生后勤管理新理念、新模式、新机制，摸索出一条符合天津市卫生后勤管理实际的协会发展之路。在协会工作中，坚持以服务基层为本，以服务卫生后勤中心工作为重点，不断加强协会自身建设，努力增强服务功能，不断提高服务水平和能力，努力宣传推广卫生后勤改革经验，切实起到桥梁和纽带作用。

协会根据天津市卫生局纪律检查组《关于印发〈天津市社会团体"小金库"专项治理实施办法〉的通知》，成立了"小金库"专项治理工作领导小组，积极开展自查自纠工作。积极完善财务制度，提高财务工作透明度，进一步强化了财务管理，确保了资金合理使用。经审计协会财务管理规范，没有发现违规违纪现象；配合天津市卫计委史志办，完成了协会1993年至2016年期间卫生后勤管理协会史志编写工作。

学术交流和理论探讨

为加强卫生行业间后勤经验的交流，促进卫生后勤事业的发展，协会紧密围绕天津市卫计委后勤工作重点，积极开展后勤社团活动，组织各会员单位就医院后勤管理、后勤改革等工作进行经验交流。为突出主题、贴近实际、富有创新精神、培养科研意识、树立良好

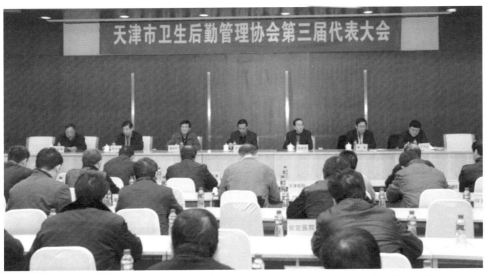

◎ 2012 年 12 月 21 日，天津市卫生后勤管理协会第三届会员代表大会召开

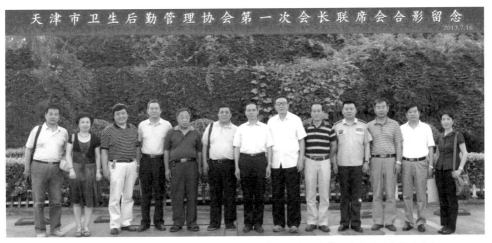

◎ 2013 年 7 月 18 日，天津市卫生后勤管理协会召开会长联席会

宋立志：第三届协会名誉会长（左数第 7 位）

徐维英：第三届协会会长（左数第 9 位）

王守文：第三届协会秘书长（左数第 3 位）

的学术研究氛围，不断提升医院后勤管理能力，协会广泛发动全市医院后勤管理工作者，针对"安全、管理、节能、标准化"等主题进行学术交流和理论探讨。通过学术交流、培训、参观、考察等方式，研讨、交流医院后勤管理工作经验，促进医院后勤建设和后勤管理人才的成长，不断提高医院后勤管理水平。

为配合中国医院协会后勤管理专业委员会工作，总结交流医院后勤改革的经验与理论成果，探索新形势下医院后勤改革的途径与措施，协会积极组织会员单位紧紧围绕医院后勤改革与发展的方式与途径，医院后勤管理体制与机制的改革，卫生行业后勤管理、安全生产、节能降耗、绿色医院、应急突发事件的医院后勤保障、后勤人员的岗位管理与培训等项重点议题，积极开展学术论文征集活动。多年来，共征集论文300篇（自2011年开始设立优秀论文奖项以来，我市先后有14篇论文获奖）。组织会员单位400多人次参加学术研讨会，不断拓宽天津市卫生行业医院后勤管理人员的视野和思路。

后勤岗位专业技术培训

协会举办了天津市卫计委系统总务干部培训班、锅炉管理员培训班、电工班长培训班、《食品卫生法》宣传培训班，参加人数达200余人次。

举办了四届后勤电工、司炉工两个专业的"岗位练兵,技术比武"活动，共计600余名在岗人员参加了岗位培训和技术比武考核工作，大大提高了后勤技术岗位工人刻苦学习、认真钻研专业技术的自觉性。

2015年10月，天津市卫生经济学会、天津市卫生后勤管理协会、天津市肿瘤医院联合在肿瘤医院举办了"天津市医院财务管理和后勤保障学术研讨会"。全市卫生计生行业分管财务和后勤的院长、科长等近 400 人参加了会议。在后勤分会场上，与会人员分别就医院后勤安全管理、品质管理、物业管理标准化、后勤保障规范化、后勤社会化改革及医院耗材精细化管理等方面作了专题交流。

组织参加中国医院协会后勤管理专业委员会举办的"创建绿色医院与能源管理""医院后勤标准化、科学化管理""医院后勤应急与安全管理""医院节能新技术新产品与信息化管理运用"等培训班，增进了与各省市之间的学术交流，进一步促进了天津市医疗卫生后勤管理工作的发展。

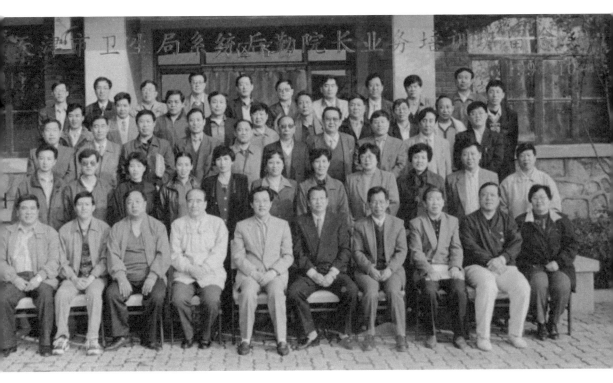

◎ 1998 年 10 月，天津市卫生后勤管理协会举办"天津市卫生局系统后勤院长业务培训班"
郭亮：第一届协会会长（前排左数第 5 位）
鲍和平：第二届协会会长（前排左数第 2 位）
何松涛：第二届协会副会长（前排左数第 3 位）

论 文 选

一九九六年八月

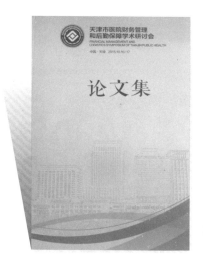

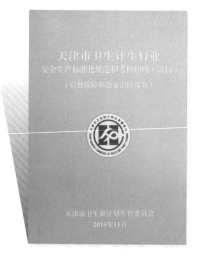

天津市卫生后勤
基 建 工 作 管 理 手 册

（医院后勤管理手册）

天津市卫生局
一九九九年

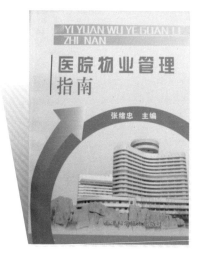

◎ 天津市卫生后勤管理协会出版的相关著作

节能降耗与应急保障

节能降耗工作

在天津市卫计委后勤管理部门领导下，按照天津市政府"十一五"节能降耗工作要求，对我委直属37家以及卫生行业7个（天津市第一中心医院、天津市第四中心医院、天津市人民医院、天津市静海区静海医院、天津医科大学总医院、天津医科大学第二医院、天津中医药大学第一附属医院）重点监控单位所有用电设备电耗进行了全面摸底调查。在摸底调查的基础上，通过专家论证，明确了高能耗的环节所在，确定重点节能工作部位，制定了节能主要工作措施和思路。基于此，在全市非工行业率先提出了以电为能源万元固定资产电耗的统计和考核方法，并得到了市能源管理部门的肯定，有效地推动了卫生行业节能降耗工作的开展。

应急突发事件后勤保障工作

在抗击"非典"，支援印尼海啸，支援汶川地震灾区、南方雪灾等医疗队后勤物资保障工作中，积极组织协调，圆满完成了后勤物资保障工作；及时出简报，报道了在抗击"非典"、支援汶川地震灾区等工作中卫生系统后勤人员的先进事迹，得到了相关领导的肯定。

医疗废物处置工作

为贯彻国务院令（第380号）《医疗废物管理条例》，积极配合市环保局专业管理部门，对全行业二级以上医疗机构进行了医疗废物集中收集、储存、防泄漏工作专业培训。通过知识培训，规范了全市卫生行业后勤医疗废物集中处置行为，确保了我市卫生行业医疗废物规范管理，安全处置，得到了卫生部领导的肯定。

积极推动环境综合整治

按照全市卫生工作会议确定的"环境年"建设要求，积极配合天津市卫计委在全行业认真开展以"五净、六有、三有序"为目标的院容院貌综合整治活动，有效提升了医疗卫生机构院容院貌的整体水平，让患者满意。

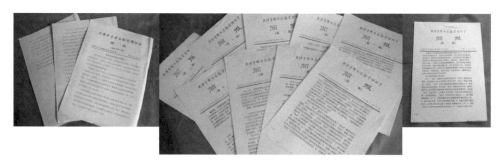

◎ 天津市卫生后勤管理协会相关简报

积极发挥医院后勤安全协作组作用

2008 年，某医院放射机房遭到不法分子纵火，引起变电室部分电力设备故障，供电中断。在相关领导的指示下，该院立即启动后勤保障协作预案，协会抽调系统电力协作组部分成员赶赴火灾现场，指导该院变电室工作人员分析原因，排除故障，保证了医院正常供电，充分发挥了后勤协作组的技术骨干优势和作用。

财务管理与财务制度

协会从抓自身建设入手，完善财务规章制度，履行服务职能，认真按照协会章程办事，严格学习并执行《中华人民共和国会计法》《民间非营利组织会计制度》等有关法律、法规，提高了财会政策业务水平与服务水平。做到领导重视财务工作，配备具有会计资格证的财务人员，并且将出纳与会计分开，每年接受会计人员继续教育。

协会为了增强经费收支的公开化与透明度，把资金管好、用好，保证协会工作的正常运转，制定了协会财务管理制度，在工作中严格执行制度，主动接受上级主管部门和会计审计事务所等相关部门的监督检查，杜绝了违规违纪事件的发生。经会计审计事务所审计，协会所有重大开支符合规定，公允地反映了财务收支情况。

评优活动

组织开展第一届医院优秀后勤管理奖评选推荐工作

2013 年，根据中国医院协会《关于评选第一届医院优秀后勤管理奖和第一届医院优秀护理管理奖的通知》（医协会发〔2013〕14 号）的要求，为促进医院后勤改革与发展，中国医院协会在会员医院中开展第一届医院优秀后勤管理奖的评选活动。市卫生后勤管理协会采取自下而上的方法，由各会员单位按照评选范围、推荐条件、评选程序和要求，自愿进行申报。

天津市卫生后勤管理协会召开部分理事会，根据推荐条件，结合天津市卫生行业后勤管理的综合情况，经审核、评议，推荐张书华（天津市第三中心医院）、张晓亮（天津市肿瘤医院）、李东柏（天津市宁河县医院）、薛福良（天津市武清区第二人民医院）申报第一届医院优秀后勤管理奖。经中国医院协会综合评审，张书华、张晓亮两位同志荣获第一届医院优秀后勤管理奖。

开展全国十佳医院基建管理者评选活动

2016 年 5 月，天津市卫生后勤管理协会组织部分会员单位参加了"第十七届全国医院建设大会暨中国国际医院建设装备及管理展览会"，天津市中心妇产科医院党委书记兼副院长黑俊杰荣获"建筑管理院长奖"；天津市天津医院李建江主任荣获"建设管理处长奖"。此次表彰也是对"十二五"期间辛勤付出、用心坚守、开拓进取的个人及单位的肯定和褒奖。

2017 年，协会正在筹备换届事宜。相信协会在新一届理事会的带领下，将继续履行卫生后勤管理协会的职责，不忘初心、团结奋斗、同心同德、开拓进取，在卫生后勤改革中当好领导的参谋，充分发挥协会社会团体的功能，坚持以服务基层为本，以卫生后勤工作为重点，不断提高服务水平和能力，充分发挥桥梁和纽带作用，为不断开创天津市卫生后勤管理协会工作的新局面而努力奋斗！

1994—2017

·安徽省医院管理学会后勤管理专业委员会

胡礼源　周良贵

侯其中

第一届主任委员　任期：**1994—2005**

安徽肥东人，中共党员，1973年转业至安徽省立医院，先后任保卫科副科长、科长、总务处主任、副院长等职，2003年退休。1994年，率先牵头发起成立安徽省医院学会后勤管理专业委员会，并担任主任委员至2005年。其间，当选中国医院协会后勤管理专业委员会委员，后继续担任名誉主任委员至今。任职期间，在推动安徽医院后勤改革和后勤专委会发展壮大方面作出了重要贡献。

刘铁生

第一届秘书长　任期：**1994—2003**

中共党员，党校研究生毕业，档案副研究馆员，高级政工师。先后在安徽省立医院、安徽省半汤温泉干部疗养院、安徽省皮肤病研究所工作并担任多种重要职务。时任安徽省儿童医院党委副书记、副院长，兼任中国医院协会后勤管理专业委员会委员等职务。

胡礼源

第二届、第三届主任委员　任期：**2005**至今

安徽合肥人，中共党员，高级政工师，安徽医科大学卫生管理研究生课程班毕业，时任安徽省立医院党委副书记、副院长、纪委书记，兼任中国医院协会后勤管理专业委员会委员、常委，并在安徽省医院协会、中国卫生思想政治工作促进会、安徽省内审协会卫生计生分会担任重要职务。

周良贵

第二届、第三届秘书长
任期：**2003**至今

安徽肥东人，会计师，高级经济师。时任安徽省立医院综合保障党总支书记，安徽省工会第十三届代表。

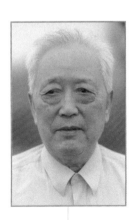

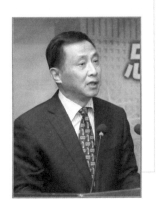

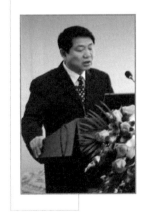

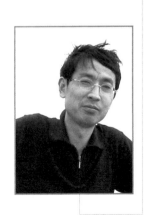

时光·掠影

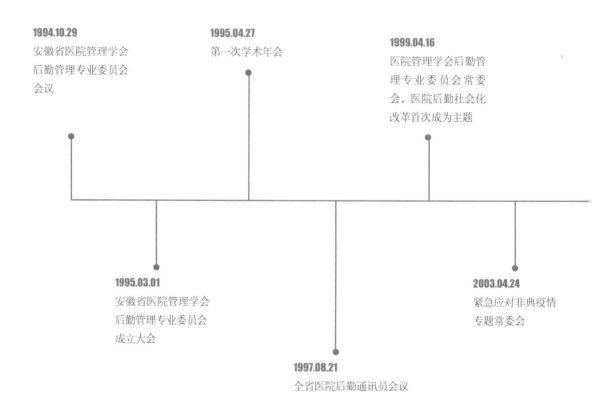

1994.10.29
安徽省医院管理学会
后勤管理专业委员会
会议

1995.04.27
第一次学术年会

1999.04.16
医院管理学会后勤管
理专业委员会常委
会，医院后勤社会化
改革首次成为主题

1995.03.01
安徽省医院管理学会
后勤管理专业委员会
成立大会

2003.04.24
紧急应对非典疫情
专题常委会

1997.08.21
全省医院后勤通讯员会议

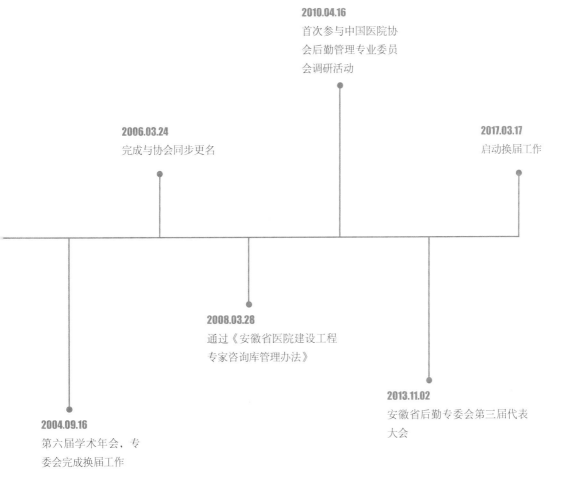

2010.04.16
首次参与中国医院协
会后勤管理专业委员
会调研活动

2006.03.24
完成与协会同步更名

2017.03.17
启动换届工作

2008.03.28
通过《安徽省医院建设工程
专家咨询库管理办法》

2013.11.02
安徽省后勤专委会第三届代表
大会

2004.09.16
第六届学术年会，专
委会完成换届工作

建后勤之家　创交流平台

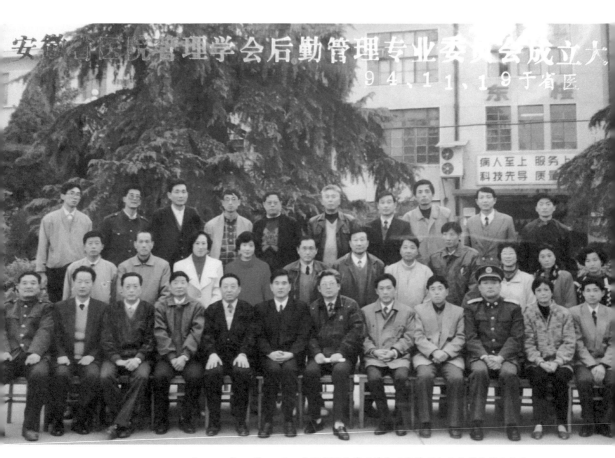

◎ 1994 年 11 月 19 日，安徽省医院管理学会后勤管理专业委员会成立大会

当市场经济的大潮开始扑面而来，计划经济的旧轨仍然载着一群群习以为常的人们向前运行，医院后勤——这个曾经一直与计划经济紧密相关的医院内设机构开始普遍感到迷茫，也自此开始了对前路的各种尝试和探索：内部核算、责任承包、企业化管理等开始被后勤管理者所逐渐认识和实践。在此形势之下，一些敏锐的医院后勤当家人已意识到需要将更多的后勤同行组织起来，进行交流、研究和探讨。

1994 年是我国从计划经济体制逐步走向计划经济与市场经济相结合体制过度的名副其实的改革年、攻坚年，改革和探索不断深入到社会各个领域、各个行业。身处改革大潮之中，时任安徽省立医院分管后勤副院长的侯其中，审时度势，决定依托当时的安徽省医院管理学会发起成立专门联系服务后勤管理者的后勤管理专业委员会，把全省各级医院的后勤人组织起来，共同探索前进的道路，化解实际工作中的困惑和迷茫。

在时任安徽省立医院院长吴恩光、党委书记沈春明同志、安徽省卫生厅崔可英副厅长以及安徽省医院管理学会承大松会长的一致支持下，1994 年 11 月 19 日，由安徽省立医院牵头召集，分别邀请了安徽医科大学附属医院、皖南医学院附属医院、蚌埠医学院附属医院、安徽中医学院附属医院、中国人民解放军第一〇五医院、合肥市卫生局等知名大型医院和卫生管理部门分管后勤的领导共同见证，安徽省医院管理学会后勤管理专业委员会应运而生，省卫生厅原副厅长崔可英出席了成立大会。

安徽省是全国最早成立后勤管理专业委员会的几个地区之一，以"服务医院后勤工作，服务医院后勤工作者，服务医院建设和发展"为宗旨，成立以来一直得到省卫生厅、民政厅以及省医院协会的大力支持和关爱，也备受省内各级医院的积极拥戴。会员从开始时的

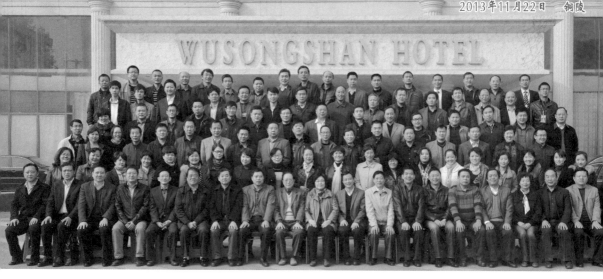

◎ 安徽分会第三届代表大会暨管理干部研修班合照

10 多家知名医院发展到今天的 100 多家三、二级医院，一路走来，一路成长，一路发展壮大，其间也伴随着安徽省医院管理学会的几次更名：2005 年更名为安徽省医院管理协会后勤专业委员会，2016 年更名为安徽省医院协会后勤管理专业委员会。协会成立以来，着力开展医院后勤管理和改革理论探讨、经验交流与协作、后勤管理人才和专业技术人才培训等工作，着力推动医院后勤人才建设和新技术、新设备、新方法的应用推广，着力推动医院后勤服务专业化、规范化和后勤管理科学化、制度化，成功地发挥了桥梁和纽带作用、引路探路和参谋协调作用，在省内乃至全国都具有一定的影响力。

历经 20 多年的风风雨雨，承载着历史和未来的使命和责任，后勤专业的一群领路人先后在第一届主任委员侯其中同志、第二届和第三届主任委员胡礼源同志的带领下，以务实、创新、开拓的精神，不负众望，坚持不懈地开展了多种形式的学术交流和专业培训、专项学习考察、专题沙龙等活动，在抗击"非典"、禽流感、抗洪救灾等重大事件中也积极发挥作用，及时为广大后勤同人送去精神支持。后勤专委会至今坚持每年召开 1 ~ 2 次常务委员会议，已先后召开学术研讨大会 12 次，各类专题讲座 40 余场，其他各种类型的活动 10 余次，征集各类论文 400 余篇，多篇论文被评为优秀论文并在国家级会议上交流或受到奖励，集中展示了安徽省医院后勤管理改革的各项成果，推动了安徽省医院后勤管理服务水平的提升，同时也充分体现了广大后勤同人的聪明才智和勇于探索、勇于思考的精神。由于活动积极、成绩卓著，曾被评为安徽省医院协会优秀专业委员会。

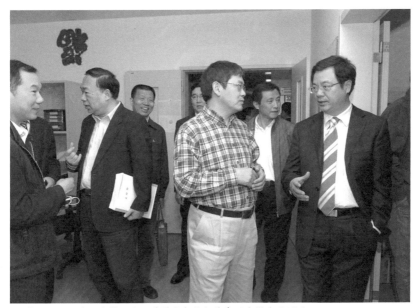

◎ 中国医院协会后勤管理专业委员会部分领导参观安徽省立医院

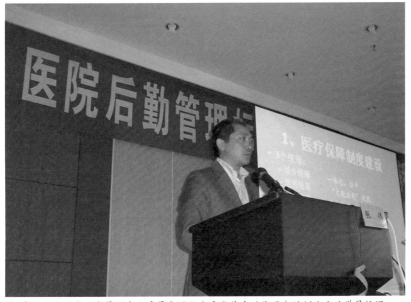

◎ 中国医院协会后勤管理专业委员会现任主委张伟在后勤干部培训班上为学员授课

作为省一级的医院后勤专业委员会，多年来也得到了中国医院协会后勤管理专业委员会的关爱和指导，以及各兄弟省、市后勤管理专业委员会的关注和支持。自从中国医院协会后勤管理专业委员会成立以来，历届领导，如中国人民解放军总医院田国良副院长、中日友好医院刘晓勤副院长、四川大学华西医院张伟副院长等主任委员、中国人民解放军海军总医院王志伟副院长、北京朝阳医院总务处马清莲处长等曾多次出席本专委会重要活动或亲自授课，同时专委会也积极组织参加中国医院协会后勤管理专业委员会的各项活动，双向互动，有力地促进了安徽省医院后勤管理能力和水平的提升，也增强了安徽省医院协会后勤管理专业委员会的影响力和凝聚力。

安徽省后勤专委会现任主任委员为安徽省立医院党委副书记、副院长、纪委书记胡礼源同志。他从事医院管理和后勤管理工作已有20余年，经验丰富，带领的后勤专委会团队富有亲和力和凝聚力。另有18位副主任委员和40位常委。专委会下常设有秘书处，负责本会各项工作计划的执行和日常事务的处理、报告，对主任委员和常委会议负责。

医院发展建设和医改形势日新月异，全球化、信息化、智能化等趋势将以越来越快的频率改变着一切，安徽省后勤专委会将携手广大后勤同人一如既往地奔走在安全、专业、高效、高品质的服务征途上，为医疗机构高效安全运行、为保障广大人民群众的健康发挥更大的作用。

◎ 中国医院协会后勤管理专业委员会多位领导出席安徽省后勤专委会活动

·江苏省医院后勤管理专业委员会·

虞玉津　朱　晞

秦 成

第一届主任委员　任期：**1997—2001**

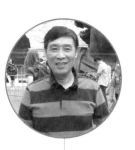

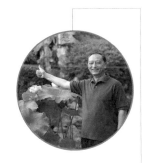

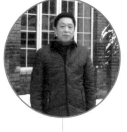

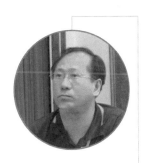

马剑平

第二届、第三届、第四届主任委员

任期：**2001—2011**

江苏省无锡市人，中共党员，1948年9月出生。1970年毕业于第二军医大学军医系，解放军第41军121师军医。1976年后，历任江苏省人民医院主治医师、副主任、副教授、主任医师、院党委副书记、副院长。自2001年9月起担任第二届、第三届、第四届江苏省医院协会后勤管理专业委员会主任委员。现任江苏省人民医院老科技工作者协会会长，江苏省老科技工作者协会理事。

谢新生

第一届秘书　任期：**1997—2001**

江苏省南京市人，中共党员，医师、政工师，1949年11月出生。1968年3月入伍，1971年2月起在南京市鼓楼医院工作。1986年起历任南京市鼓楼医院纪委专职副书记、行政处处长（其间：1997年6月至2001年9月担任江苏省医院管理学会第一届后勤管理专业委员会委员兼秘书）、技术部门党总支书记、北院党总支书记兼综合办主任。

虞玉津

第五届、第六届主任委员　**2011**至今

江苏省宜兴市人，中共党员，1955年12月出生。1978年至1984年任江苏省中医院放射科医师；1984年至1990年任医院工会常务副主席；1990年至1995年任医院办公室主任兼改革办主任；1995年至2016年任医院副院长、党委委员、研究员级高级政工师。2011年1月至今担任第五届、第六届江苏省医院协会后勤管理专业委员会主任委员，江苏省医院管理专家库专家。2013年荣获中国医院协会首届"优秀后勤院长"称号。2014年担任中国医院协会后勤管理专业委员会副主任委员。

朱 睎

现任秘书　任期：**2001**至今

江苏省宜兴市人，中共党员，1963年6月出生。研究员级高级政工师，现任南京鼓楼医院纪委副书记。1987年7月毕业于南京医学院医学检验专业，1999年7月毕业于中央党校政治学研究生专业，先后从事医学检验、医院感染管理、思想政治工作、后勤基建管理、招标投标管理、纪检监察工作等，历任南京市鼓楼医院团委书记、技术党总支副书记兼药供党支部书记、行政处处长。2001年9月至今担任江苏省医院协会第二届至第六届后勤管理专业委员会委员兼秘书。其中，第四届、第五届为副主任委员兼秘书。

时光·掠影

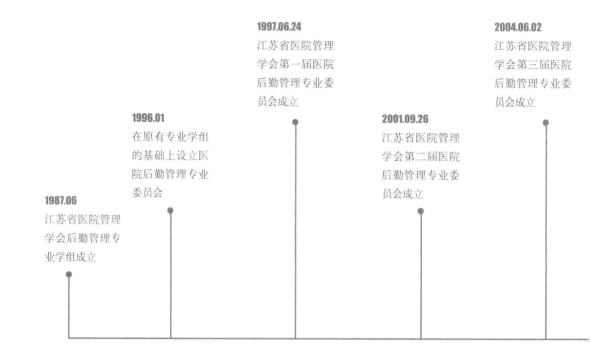

1987.06
江苏省医院管理
学会后勤管理专
业学组成立

1996.01
在原有专业学组
的基础上设立医
院后勤管理专业
委员会

1997.06.24
江苏省医院管理
学会第一届医院
后勤管理专业委
员会成立

2001.09.26
江苏省医院管理
学会第二届医院
后勤管理专业委
员会成立

2004.06.02
江苏省医院管理
学会第三届医院
后勤管理专业委
员会成立

2007.11.15
江苏省医院协会
第四届医院后勤
管理专业委员会
成立

2011.01.13
江苏省医院协会
第五届医院后勤
管理专业委员会
成立

2006.02
江苏省医院管理
学会更名为江苏
省医院协会

2014.05.22
江苏省医院协会
第六届医院后勤
管理专业委员会
成立

以后勤社会化为抓手
推进后勤规范化建设

组织机构日臻完善

江苏省医院后勤管理机构最早可以追溯到1987年6月组建的"江苏省医院管理学会后勤管理专业学组"。学组成立后，从事全省医院后勤管理和改革研究，协助省卫生行政主管部门完成指定任务。

1997年6月24日，江苏省医院管理学会第一届医院后勤管理专业委员会成立，开创了江苏省医院后勤管理和改革新纪元。2006年2月，江苏省医院管理学会更名为江苏省医院协会。江苏省医院后勤管理专业委员会成立至今已经第六届，现江苏省医院后勤管理专业委员会设立安全保卫学组和县区医院学组。

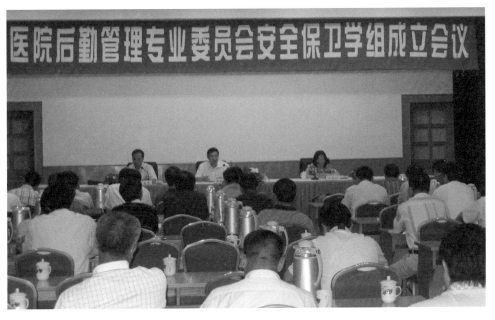

◎ 2008 年 7 月 2 日，江苏省医院后勤管理专业委员会安保组在南京成立

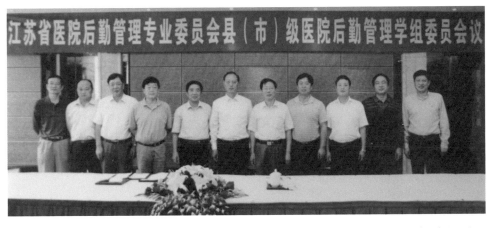

◎ 2011 年 9 月 28 日，江苏省医院后勤管理专业委员会县区学组在宜兴成立

学术引领后勤发展

组建省医院后勤管理专业学组以来，江苏医院后勤始终坚持以学术研讨为主，引领全省医院后勤管理者理念更新和思想转变，紧跟时代改革与发展步伐，提高江苏医院后勤的管理和服务水平。总体而言，江苏医院后勤发展经历了三个阶段。

第一阶段（1987—1997）

1987 年 6 月，后勤管理专业学组成立后，连续 8 年召开学术研讨会，组织全省医院后勤管理者学习医院后勤管理基本知识和专业知识，初步提高全省医院后勤管理者对医院后勤科学化、规范化、制度化建设的认识。

第二阶段（1997—2007）

自 1997 年 6 月江苏省后勤专委会成立以来，坚持后勤科学化、规范化、制度化建设，以创建江苏省基本现代化医院为目标，形成了符合中国特色的江苏医院管理模式。

2000 年 7 月，全国卫生改革拉开帷幕，在总结我国高等院校后勤社会化取得初步成果之后，全国医院后勤社会化也成为全国城镇医疗卫生体制改革的一项主要任务。江苏省后勤专委会积极探索，采用"请进来，走出去"的方式，通过专题研讨、学术交流、培训学习、参观考察，引进与借鉴国外和我国台湾、香港地区医院管理成功的案例和经验，特别是借鉴上海市、广东省医院后勤社会化成功经验，有序地推进江苏医院后勤社会化的改革步伐，从保洁运送、被服洗涤到医疗废弃物处理、保安、餐饮服务等逐步推进社会化，促使江苏医院后勤改革从无序化走向区域化、专业化和集约化的发展阶段，促进了医院后勤管理职能与服务分开，提高了医院后勤服务质量与效率，彻底打破了医院后勤"大锅饭"的传统观念。

但是由于政策因素和缺乏政府主导性，江苏省各地医院出现了人员转岗分流、人才引进、医疗保障、薪酬绩效、服务标准等政策难于实施的问题，严重影响了江苏医院后勤社会化的推进与发展。特别是 2003 年暴发的 SARS 疫情，暴露出医院后勤社会化带来的负面作用。

（1）洗涤方面：部分洗涤公司不能同时收取烈性传染病衣物和被服，致使一些医院几乎瘫痪。

（2）废弃物处理方面：由于 SARS 属于烈性传染病，导致医疗废弃物成倍增加，社会化企业不能做到日产日清。

（3）餐饮方面：医院食堂自管的，在抗击 SARS 中起到了不可替代的保障作用，而社会化餐饮公司或承包人在 SARS 面前显得不够成熟。

（4）保洁、物流方面：多数保洁公司为了长远利益和自身形象，在关键时刻顾全大局，保障医院保洁服务和物流供应工作，但是也面临着大量减员、招工困难等问题。

SARS 后，江苏省医院后勤管理和服务部门进行了全方位的深刻反思：

（1）公立医院改革必须依靠政府的主导；

（2）医院后勤社会化是我国社会发展的必然性，其实质是推动公立医院人力资源改革；

（3）公立医院应加强后勤队伍的自身建设；

（4）公立医院后勤管理应建立突发性事件的应急预案；

（5）公立医院应高度重视并完善医院后勤制度的规范化建设。

第三阶段（2007 至今）

医院后勤社会化改革暴露了江苏医院后勤管理的不足。医院后勤管理必须坚持科学化、规范化和制度化建设，这是提高医院后勤管理和服务质量的基础，也是实现江苏省基本现代化医院建设的基础。

制度创新　规范管理

2006 年，江苏省医院协会受江苏省卫生厅委托，组织江苏省后勤专委会编辑了《医院后勤部门建设管理规范》，由东南大学出版社出版。规范简明扼要地阐述了医院后勤工作制度、职责操作流程等，兼具有实用性、规范性、指导性。

2011 年，江苏省后勤专委会结合江苏省现代化医院建设标准、医院管理年评审实践、医疗质量万里行的检查要求，参考了中国医院协会后勤管理专业委员会编写的《医院评价标准：后勤保障》(试行稿)，

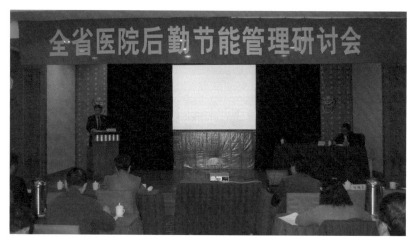

◎ 2007 年 11 月 16 日，在南京召开全省医院后勤节能管理研讨会

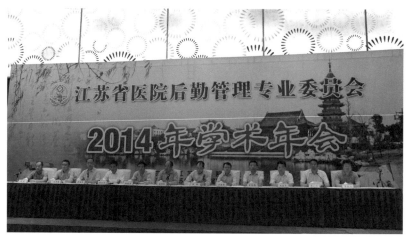

◎ 江苏省医院后勤管理专业委员会 2014 年学术年会

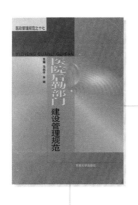

◎ 东南大学出版社在南京出版发行马剑平、朱晞主编的《医院后勤部门建设管理规范》

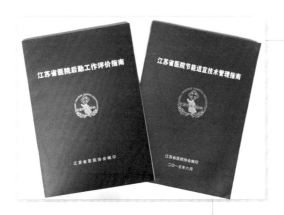

◎ 《江苏省医院后勤工作评价指南》《江苏省医院节能适宜技术管理指南》

结合江苏省医院后勤社会化改革面临的新情况，编写了《江苏省医院后勤评价标准》，通过三易其稿，经主任委员会议研究定名为《江苏省医院后勤工作评价指南》，2013 年 3 月提交常委会、全委会通过，经江苏省医院协会批准后，正式印发全省各会员医院，供医院后勤管理者参考使用。2016 年 5 月，江苏省后勤专委会组织专家调研组对昆山市第一人民医院实践《江苏省医院后勤工作评价指南》工作进行了专题调研，及时总结实践中积累的经验，加以推广，以更好地依法依规推进江苏省医院后勤的规范化、制度化和信息化建设。

节能减排　推广成果

江苏省后勤专委会组织专家对医院节能降耗项目进行可行性研究，通过经济技术评估，对成熟项目给予积极推进。近年来，积极推广节能灯具使用、中央空调水系统变频节能装置、电梯节能回馈装置、智能化洗澡控制系统、污水中水利用、冷凝水回收利用、锅炉节能等项目。在此基础上编写了《江苏省医院节能适宜技术管理指南》，指导各会员医院开展力所能及的节能行动。

创建巩固　平安医院

江苏省医院后勤管理专业委员会始终将"平安医院建设和医院安全生产"作为医院后勤管理的主题，先后在南京、扬州、常州等地举办医院安全保卫工作研讨会、医院安全管理学习班，专题学习医院安全管理、消防知识、共创平安医院等相关规定和规范，总结经验教训，积极推广平安医院的创建经验和做法。

外包服务　强化监管

医院后勤服务社会化已经在全省各会员医院普遍开展，但是在规范、监管、流程评估等方面还缺乏认识和平台。江苏省医院后勤管理专业委员会同会员单位、物业管理公司一起进行总结研究，进一步加强医院后勤服务社会化考核与监管，更好地为医院提供优质的服务。

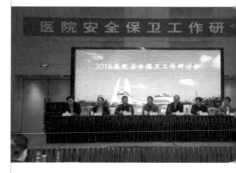

◎ 2016 年医院安全保卫工作研讨会

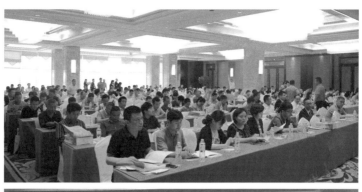

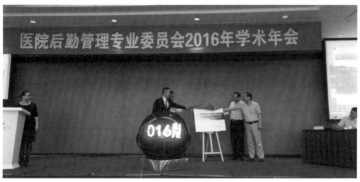

◎ 江苏省医院后勤管理专业委员会 2016 年学术年会

江苏医院后勤发展 20 年

江苏省医院后勤管理专业委员会经过 20 年的发展，在学术交流、论文撰写、医院后勤规范化、信息化建设、节能降耗、平安医院创建、服务外包监管等方面均取得了显著成绩。

年会创新　提升质量

经过 20 年发展，学术年会从最初参会人数 28 人，发展到 2016 年参会人数 300 余人；年会形式不断创新，从培训班、学习班、学术年会、专题研讨会、沙龙座谈会，到学组专题会议、常委会等形式，促进年会不断创新，提升年会质量，全省各会员医院后勤管理者参会积极性显著提高。

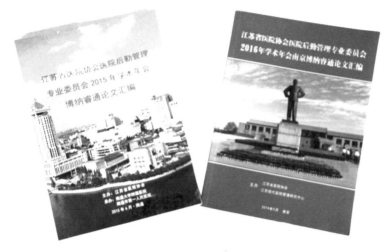

◎ 论文汇编

撰写论文　硕果累累

　　江苏省后勤专委会一直重视论文的撰写，每年学术年会都组织征文活动，征文数量从最初 11 篇论文，发展到 2016 年 244 篇论文，会员医院、会员企业踊跃投稿。先后举办了华世通杯（2013-2014）、博纳睿通杯（2015-2016）优秀论文评比活动，调动了全省医院后勤管理者参会积极性，彰显了江苏医院后勤管理风采。

　　近年来，专委会重视对医院后勤课题研究，组织省内多家医院联合协作攻关，以江苏省医院协会名义立项，向中国医院协会后勤管理专业委员会申报 2015 年度课题。在 15 项课题中，江苏省中标两项：一项是后勤信息化建设标准的研究（多家协作），获得研究经费 5 万元；一项是医警在医院安保工作中的作用研究（江苏省中医院），获得研究经费 3 万元，实现了江苏医院后勤课题立项"零"的突破。

近六年江苏省医院后勤管理专业委员会年会征集论文汇总表

项目 年份	论文数		获奖论文数		组织奖		备注
	省级	全国	省级	全国	省级	全国	
2011 年	11	4	0	0	0	0	排名第 8
2012 年	38	14	8	0	0	0	-
2013 年	88	76	28	5	2	0	排名第 2
2014 年	122	129	32	9	3	4	含江苏省专委会
2015 年	129	129	22	14	4	5	含江苏省专委会
2016 年	244	254	48	27	8	7	含江苏省专委会

个人集体荣获先进

20 年来，江苏省医院后勤管理专业委员会先后有 5 人荣获中国医院协会第一届医院后勤管理先进个人、9 人荣获江苏省医院协会优秀医院管理工作者称号。江苏省医院后勤管理专业委员会荣获江苏省医院协会"恒瑞豪森"杯第五届医院院长高峰论坛暨 2006 年学术年会论坛特别组织奖、2011 年至 2016 年，江苏省医院后勤管理专业委员会连续六年被江苏省医院协会评为先进分支机构；2014 年至 2016 年，连续三年荣获中国医院协会后勤管理专业委员会优秀组织奖。

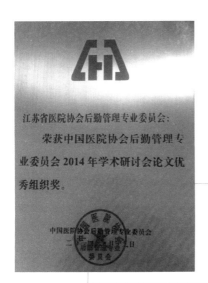

◎ 江苏省医院协会后勤管理专业
委员会所获荣誉

·广东省医院协会后勤管理专业委员会·

袁向东　郭淞含

许家穗
第一届、第二届主任委员　任期：**1997—2008**

原广东省人民医院副院长。

袁向东
第四届主任委员　任期：**2011** 至今

广东省人民医院副院长，主任医师。广东省医院管理评价质控中心主任，广东省医学会医院质量管理与评价分会主任委员，国家 DRGs 质控中心广东省 DRGs 应用医院联盟负责人，广东省医院协会理事，广东省医院协会后勤管理专业委员会主任委员。

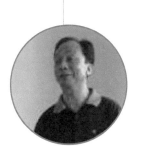 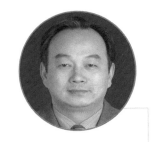

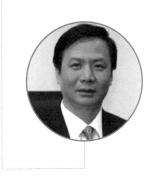

耿庆山
第三届 主任委员　任期：**2008—2011**

现任广东省人民医院党委书记、心内科主任医师、博士生导师，中山大学和南方医科大学兼职教授，中国老年学学会老年医学委员会副主任委员，中华医学会行为医学分会副主任委员。

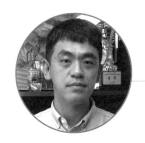

郭凇合
第四届秘书长　任期：**2011** 至今

华南理工大学建筑系博士研究生在读，广东省人民医院总务处副科长，工程师。2011 年 7 月起任广东省医院协会后勤管理专业委员会秘书。曾参与《医院中央空调系统运行管理》《医院建筑能耗监管系统运行管理技术导则》《绿色医院节能建设与管理指南》图书的编写。

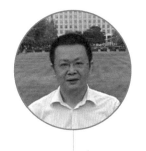

吴粤
第三届秘书长　任期：**2008—2011**

副主任医师，历任广东省人民医院东川门诊部副主任、平洲分院院长助理、总务处处长，现任广东省人民医院医务处处长。2015 年获得"全国十佳医院基建管理者"称号。

时光·掠影

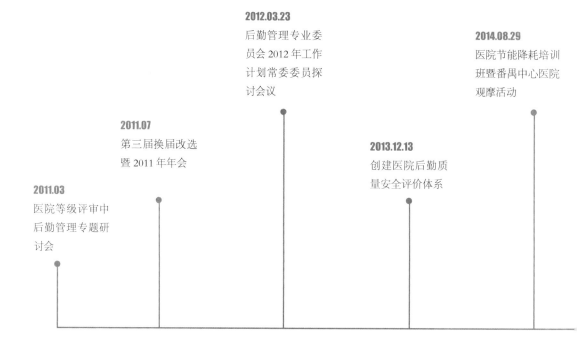

2012.03.23
后勤管理专业委
员会 2012 年工作
计划常委委员探
讨会议

2014.08.29
医院节能降耗培训
班暨番禺中心医院
观摩活动

2011.07
第三届换届改选
暨 2011 年年会

2013.12.13
创建医院后勤质
量安全评价体系

2011.03
医院等级评审中
后勤管理专题研
讨会

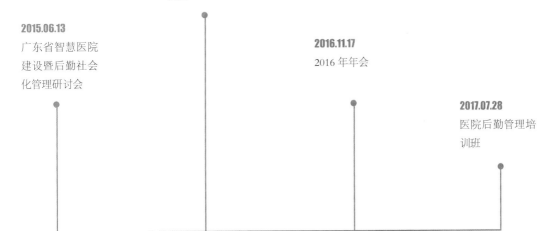

2016.06.23
医院膳食、清洁
卫生管理专题培
训班

2015.06.13
广东省智慧医院
建设暨后勤社会
化管理研讨会

2016.11.17
2016 年年会

2017.07.28
医院后勤管理培
训班

三项措施　提高后勤管理水平

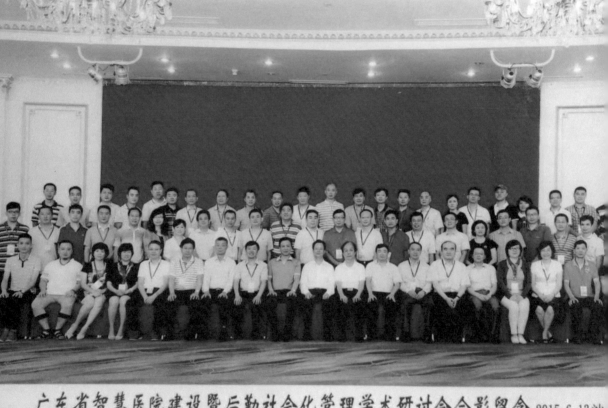

广东省智慧医院建设暨后勤社会化管理学术研讨会合影留念 2015.6.13 汕

　　广东省医院协会后勤管理专业委员会针对医院评审、应急安全、后勤社会化推进等方面展开工作，并举办主题丰富的培训班。培训班内容新颖、形式各异，不但紧密团结了省内医院后勤管理同人，增强了全省后勤管理干部的凝聚力，而且使越来越多的参会人员受益。

2014 年 9 月，在辽宁沈阳盛京医院举办的中国医院协会后勤管理专业委员会 2014 年学术研讨会上，广东省医院协会后勤管理专业委员会荣获论文优秀组织奖。总结广东省后勤专委会近年来的工作，可归纳为三个方面。

网状发散式的委员组织架构

2014 年，广东省医院协会后勤管理专业委员会积极贯彻落实协会精神，推行以各市三级医院为中心，向周边各级医院发展分支的网状结构。按照副主任委员、常委委员、委员名额比例 1:3:6 形成后勤管理专业委员会架构，共有 95 家委员单位。为鼓励各地各级医院投身医院后勤管理事业，增进地区间交流，根据《广东省医院协会后勤管理专业委员会管理办法》，经常委会讨论决定，拟提任积极参与协会工作的广州医学院第二附属医院、肇庆市第一人民医院、深圳市南山区人民医院为副主任委员单位，番禺中心医院为常委单位，中山市第二人民医院为委员单位。

学术培训班与现场观摩相结合的办会模式

医院后勤管理涉及制度建立、流程管理、前期规划、后期实际运作等方方面面，通过专家授课可以丰富与会者的理论知识；进行实际观摩活动，则可以零距离地感受医疗流程、建筑设计、护理单元等一系列因素。

无论是在空间上还是时间上，新建医院都应具备较完善的医疗流程。自 2011 年起，广东省医院协会后勤管理专业委员会每次培训班都选择一家医院进行观摩活动，不但吸引了与会者参加，同时还展现了会议协办医院的管理风采。广东省人民医院、广东省中医院大学城医院、江门市中心医院、番禺中心医院、阳江市人民医院、东莞市人民医院、东莞市康华医院、中山大学附属肿瘤医院、广州市广播电视大学附属第六医院、汕头市中心医院等知名三甲医院都积极参与后勤专委会组织工作。参会者在实地观摩中，与建设单位就医院建筑布局与流程、科室设置、医疗设备配备、数字化医院解决方案、绿色建筑与运营解决方案、医院整体建设与管理等方面的专业问题进行了交流探讨。

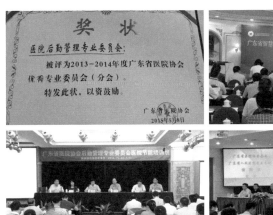
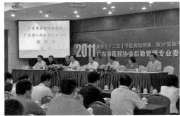

◎ 广东省医院协会后勤管理专业委员会相关活动及获奖照片

专项课题与百家争鸣

医院后勤管理涉及众多专业，不同地区、不同级别的医院在管理模式上也存在差异。广东省医院协会后勤专委会以国家级、省级继续教育培训班为依托，进行主题交流探讨活动；以年会为平台，各医院后勤管理者各抒己见、百家争鸣。

学术会议将全省医院融合在一起，与会者共同交流知识和经验，相互借鉴、取长补短，了解后勤管理前沿领域的新动向，进而为专业技术的进步规划新的蓝图。广东省医院协会后勤专委会今后将邀请更多业界顶尖专家、学者进行学术讲座，不断提高各委员单位的后勤管理水平。

1997—2017

·新疆医院管理学会后勤管理专业委员会·

陆　晨　刘翠玲

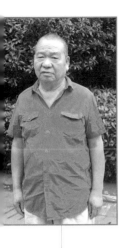

邓训珍

第一届主任委员

任期：**1997—1998**

汉族，高级经济师。1945 年 11 月 18 日出生。1963 年 8 月参军，1966 年 4 月 9 日加入中国共产党，1978 年 9 月从部队转业新疆维吾尔自治区中医医院任总务科科长。1992 年 4 月至 1993 年 11 月任中医医院医疗、经济改革办公室主任。1993 年 11 月至 1998 年 11 月任中医医院副院长。1992 年至 1996 年任中华医学会医院后勤管理学会理事、常务理事。1996 年，中华医学会医院后勤管理学会更名为中国医院后勤管理专业委员会，担任理事。1997 年，成立新疆医院管理学会后勤管理专业委员会。

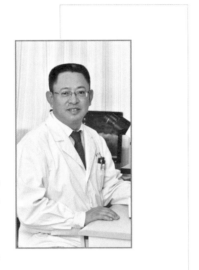

陆晨

第七届主任委员　　任期：**2016** 至今

汉族，上海人，1967 年 7 月出生，医学博士、教授、研究员、主任医师、博士研究生导师。2010 年毕业于华中科技大学同济医学院。

现任新疆自治区人民医院党委委员、副院长兼自治区人民医院北院党总支副书记、院长。先后中标国家自然基金课题和自治区重大科技专项等基金课题或项目 7 项，以第一作者或通信作者身份发表学术论文 102 篇、主编专著 2 部，以第一完成人身份拥有 6 项科研成果、2 项实用新型专利、2 项计算机软件著作权。获新疆自治区科技进步三等奖 4 项，主持国家级继续医学教育项目 10 项、自治区级继续医学教育项目 9 项。

李斌

第二届至第六届主任委员

任期：**2005—2016**

1977 年 6 月加入中国共产党，1998 年至 2001 年任自治区中医医院副院长；2001 年至 2006 任新疆医科大学附属肿瘤医院副院长；2006 年至 2011 年任纪检委书记；2011 年至 2014 年任正处级调研员；2014 年 8 月退休。2006 年至 2013 年任中国医院协会后勤管理专业委员会副主任委员、专业委员会常委（2013 年至今）。2005 年至 2016 年任新疆医院协会后勤管理专业委员会主任委员、名誉主任委员（2013 年至今）。2012 年至 2014 年任新疆医保协会副主任委员。

武永军

第一届秘书长　任期：**1997—1998**

1981 年 8 月至 1990 年 7 月，在新疆阿勒泰山林业局设计室工作。

1990 年 7 月至 1995 年 5 月，调新疆医科大学附属肿瘤医院基建科工作。

1995 年 6 月至 2017 年 5 月，历任肿瘤医院总务科副科长、总务科长、后勤办公室主任、基建科长、保卫科长、基建房产管理科科长、基建房产科工程师。

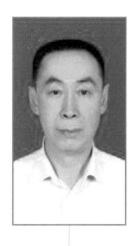
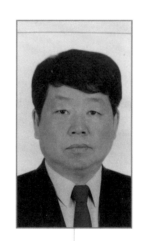
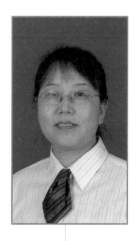

汪平

第二届秘书长　任期：**2005—2016**

汉族，1962 年 8 月出生，1977 年参加工作，1984 年 12 月加入中国共产党。

1977 年 9 月至 1979 年 1 月，在兵团第六师 103 团一连工作（文教）。

1980 年 2 月至 1990 年 11 月，任兵团第六师 103 团医院外科医师。

1990 年 12 月至 1997 年 5 月，任乌鲁木齐县安宁渠医院院长。

1997 年 6 月至 1999 年 7 月，国家卫生部人事司专业人才处。

1999 年 8 月至 2003 年 2 月，任兵团医院（医务科、办公室）主任。

2003 年 3 月至 2017 年 6 月，在新疆医科大学第六附属医院绩效办任职。

刘翠玲

第三届秘书长　任期：**2016** 至今

1963 年出生，中共党员，高级工程师，国家卫计委等级医院评审专家库成员。现新疆自治区人民医院后勤服务中心主任，中国医院管理委员会后勤专业委员会常务委员，新疆医院管理委员会后勤专业委员会副主任委员；自治区发改委卫生系统医院建设评审专家等。先后在国家级期刊杂志发表论文 14 篇，申请国家级专利 2 项，主持编写中华人民共和国卫生行业标准 4 部，获国家级三等奖 1 项。

时光·掠影

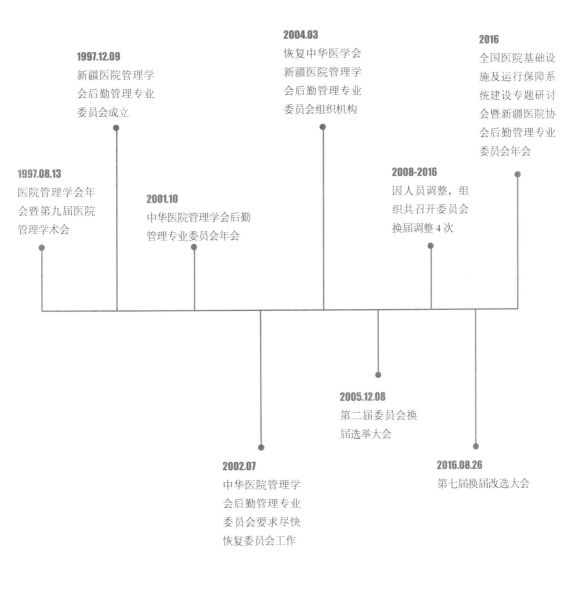

1997.08.13
医院管理学会年会暨第九届医院管理学术会

1997.12.09
新疆医院管理学会后勤管理专业委员会成立

2001.10
中华医院管理学会后勤管理专业委员会年会

2002.07
中华医院管理学会后勤管理专业委员会要求尽快恢复委员会工作

2004.03
恢复中华医学会新疆医院管理学会后勤管理专业委员组织机构

2005.12.08
第二届委员会换届选举大会

2008-2016
因人员调整，组织共召开委员会换届调整 4 次

2016
全国医院基础设施及运行保障系统建设专题研讨会暨新疆医院协会后勤管理专业委员会年会

2016.08.26
第七届换届改选大会

步履虽缓　始终向前

新疆医院协会后勤管理专业委员会的前身为"新疆医院管理学会后勤管理专业委员会"，成立于 1997 年 12 月，是中国医院协会后勤管理专业委员会的分支机构，接受新疆医院协会的监督管理和业务指导，遵守中国医院协会、新疆医院协会章程。

新疆后勤专委会的宗旨是：服务医院建设和发展，服务医院后勤工作，服务医院后勤工作者。委员会着力发挥桥梁作用、纽带作用、引路探路作用和参谋协调作用，不断加强行业学习和交流，积极开展医院后勤管理和改革理论探讨、经验交流与协作；推动新疆地区医院后勤标准化建设工作，建设符合现代医院后勤管理要求、适应时代需要的后勤保障服务体系；了解医院后勤的现状和问题，组织医院后勤科学管理学术、技术研究，加强同区内外相关专业领域的友好合作与交流，引进、吸收、推广医院后勤管理新理论、新技术、新方法，提高新疆地区各级医院后勤管理的质量和水平，为推动新疆各级医院的后勤学科建设作出积极贡献。

曾经止步

　　新疆后勤专委会成立初期，发展缓慢。一是因为新疆地区属于西北落后地区，工作条件较差，医院后勤事业起点低，专业人员稀缺且能力参差不齐，在很长一段时期，后勤部门及职工社会地位低，且都处于被动服务状态。直到1997年，自治区医院管理学会副会长买买提·沙比尔提出，成立新疆地区医院后勤管理专业委员会，才使医院后勤管理有了自己的行业协会。二是因为虽然医院后勤工作繁杂，但是后勤作为医院非临床保障部门，没有引起医院重视，影响了医院后勤专业技术、后勤管理甚至是后勤学科的发展，这也导致了分会工作在1998年至2004年处于停滞状态。

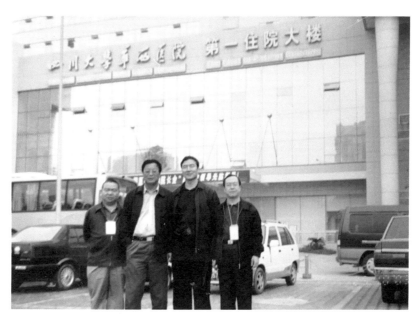

◎ 新疆后勤代表参观四川大学华西医院

（左1-邓训珍，左2-张益民，左3-李斌，左4-成永鑫）

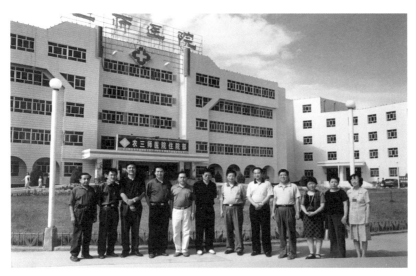

◎ 田国良一行来疆探望中日友好医院援助新疆兵团三师医院专家

（左3-李斌，左4-林飞，左5-李月东，左6-田国良，左8-刘晓勤）

新的篇章

　　随着医疗改革的深入和全民健康意识的不断提升，医院后勤保障服务能力越来越成为医院管理学科建设和发展的重要部分。2004年，新疆医院后勤在"质量管理年"活动中，开展了ISO9000质量认证，打开了医院后勤质量管理工作的新篇章。

　　2012年，由国家卫计委发起，新疆维吾尔自治区卫生和计划生育委员会组织新疆地区三、二级医院开展了等级医院评审工作。通过等级医院评审复审，新疆地区三级、二级医院之间得到了充分沟通交融和相互学习的机会，极大地提升了医院后勤管理工作水平。近五年，大量医院后勤领导和管理者带领医院后勤团队，努力促进医院后勤发展和进步，在经济效益、智能服务、信息化建设、创新管理、节能降耗等方面取得了显著成绩，为医院服务、百姓健康保驾护航、添砖加瓦，让更多的医务工作者理解后勤、关注后勤。

新的成绩

作为一个行业性组织，应该具有较高的学术水平和较大的行业影响力。自 2005 年以来，新疆分会吸引了众多来自全疆各地、热爱医院后勤管理、在医院后勤部门从事相关专业技术和管理工作的业界精英；各级各类医疗机构后勤相关专业的专家、学者等人员加入。涌现出了一批诸如邓训珍等为首的医院领导，也吸纳了陆晨博士这样的医学界学科带头人，助力后勤管理事业的学科发展，更有为医院后勤事业发展兢兢业业的很多干部，为医院后勤奋斗终生，硕果累累。他们无私奉献，才有了专委会现在的良好局面。他们志存高远，积极建言，发挥模范带头作用，携手共创新疆医院协会后勤管理专业委员会的新局面。

在专业学术建设方面，新疆分会将继续发掘拥有较深专业学术造诣的学科（学术）带头人和有一定学术影响力的科技骨干力量，推动全区建立医院后勤管理的相关学术组织，逐步形成全疆范围内医院后勤管理领域，具有高端学术水平和较高行业影响力的完整学组体系，以提高协会服务能力。

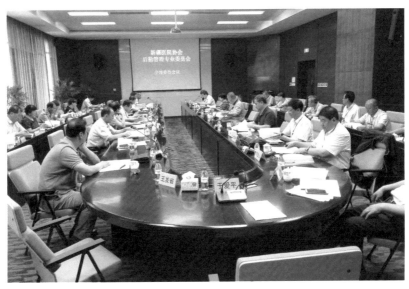

◎ 新疆医院协会第七届后勤管理专业委员会换届选举大会

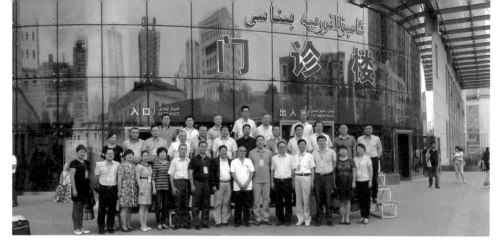

◎ 第七届专委会全体会议、研讨会参会代表合影

在卫计委及新疆医院协会的领导下，新疆后勤专委会将着力开展全区医院后勤管理的调查研究，了解医院后勤的现状和问题，组织医院后勤科学管理学术、技术研究，围绕重点课题组织学术研讨、调研、考察和学术交流活动，推广医院后勤科研及学术成果；加强全区内外相关专业领域的友好合作与交流；引进、吸收、推广医院后勤管理新理论、新技术、新方法。同时，为推进全区医院后勤管理工作，后勤管理专委会积极主动向有关主管部门反映医院后勤管理现状与建议，反映行业诉求，为探索适合新疆地区后勤管理工作模式提供依据，为搭建新疆地区特色的行业交流平台贡献力量；促进各级医院后勤管理工作的持续改进，提高医院后勤服务质量和服务水平，保障医疗安全。

积极学习、推广国内先进的示范项目，开展专题活动，大力提高后勤管理水平。从榜样的角度围绕医院后勤基础建设、物资管理、动力保障等业务进行全方位积极探索，加强业内交流和融合，发挥标杆医院的示范作用，促进新理念、新模式、新技术、新装备、新工艺的推广应用。有组织、有计划地开展医院后勤管理培训与研讨，提升服务、技术和管理水平，推动新疆医院后勤管理领域科学理念的创新与发展；促进医院后勤行业进步及医院后勤管理服务升级。

今年是"十三五"开局之年，也是医疗事业深化改革之年。医院后勤发展方向将紧紧围绕国家医疗卫生事业改革的步伐，积极面对当前的形势和任务，带领全体委员们，充分发挥各自的工作优势，迸发激情，真抓实干，锐意进取，努力实现各项工作目标，为推动医院后勤管理事业发展作出更大的贡献。

坚决反对暴恐
做好事件后的后勤保障工作

　　2009 年 7 月 5 日晚 20 时左右，新疆乌鲁木齐市发生打砸抢烧严重暴力犯罪事件，造成众多无辜群众和 1 名武警被杀害，大量群众和武警受伤，多部车辆被烧毁，多家商店被砸被烧。事实表明，这是一起由境外遥控指挥、煽动，境内具体组织实施，有预谋、有组织的暴力犯罪。自治区党委、政府第一时间调集各方力量，提供最好的医疗条件，一对一救治伤员，并全力做好善后工作。

　　自治区人民医院接到任务后，第一时间启动了应急预案。车辆管理科随即第一时间到达现场进行救治，后勤中心车辆管理科、膳食营养科、物资采购科及其他科室立即启动应急预案，全力保障伤员在第一时间得到有效救治。

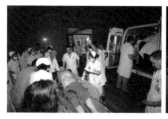
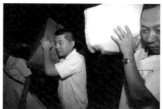
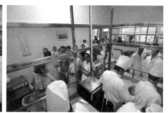

◎ 医务人员全力救治伤员　　　　◎ 工作人员搬运物资　　　　◎ 膳食营养科外聚集的伤员

由于医院处在事发地段，周围形势相对复杂，车辆管理科在事发后立即启动应急预案。院领导亲临现场统一指挥，车队在妥善处理被暴徒毁坏车辆和受伤职工的同时，组织在岗人员及时派出救护车外出拉运伤员，并组织其他院内驾驶员投入到急救中心的救治现场。然而，随着事件的升级，伤员越来越多。由于 7 月 5 日是星期天，事发突然，虽然有部分医务人员利用各种方式赶到医院，但仍有大部分医护人员在家休息，医院周围又全部处于交通管制之中；医院附近街道仍有暴徒出没，伤员仍在不断运来……面对这些危险和困难，车队所有在岗人员并没有畏惧和退缩，而是主动请战。在院领导的指示下，车队迅速调整人员、车辆，在保卫、后勤、物资等部门的配合下，根据现场抢救工作的需要，组成若干小组。

人、车不停运转，工作人员冒着生命危险，将伤员、抢救工作中急需的医、护、配血、专家等急救人员、物资及时抢运到抢救现场。伴随着一辆辆救护车呼啸而出，为生命筑起了一道无形的防线。入夜后，抢救工作仍在紧张进行，送来的伤员人数不断增加，伤员的伤势越来越重，大家的心情更加沉重。车队驾驶员们和抢救小组成员忘记饥饿、疲惫和辛苦，继续冒着危险向赛马场、团结路等一线急救现场进发，成为最早到达现场的救护车。

在抢救过程中，最多的一辆救护车拉回了 5 名伤员和 1 名被困群众。危难之处见真情，当被解救的内地游客拉着我们的手流着泪说谢谢的时候，我们没有感到欣慰，感到的只是心酸和沉重的责任感。深夜，在接到民族医院的伤员要求转运的求救后，车队立即按照院领导指示，派出多辆救护车从各个方向向民族医院方向进发。由于民族医院地处"7·5 事件"中心地带，通往民族医院的路大部分都被燃烧的车辆以及破坏的路障阻断，而且该地区停电，一片漆黑，危险重重。车队驾驶员并没有考虑自身安危，经过多次摸索探路，并且在途中带领一辆兄弟单位的市 120 救护车最终到达民族医院，顺利完成任务。这样紧张的抢救工作一直进行到黎明时分。随着黎明的到来，车队全员到岗，所有车辆全部处于待命状况。早 8 点，车队又派出全部 10 余辆交通车将院外的近千名职工全部安全接到医院，保障了整个医院医疗工作的顺利进行。

从 7 月 6 日凌晨至 7 月 9 日下午，车队全体人员全天 24 小时在岗，大家放弃了对家人的照顾，全身心投入到医院紧张的工作中。晚上出车之余大家都挤在小会议室休息，很多没有地方休息的驾驶员就睡在车上，只要有任务，不管白天黑夜，不顾危险困难立刻出发，顺利保障了全院职工和近五六千人的患者医疗、生活物资、出诊、急诊、会诊以及医院附近的武警官兵的巡诊任务。

据不完全统计，"7·5 事件"期间车队出车 1163 车次，接伤员 179 人次，解救被困群众 24 人次，转运病人 113 人次，执行特殊转运任务 40 余车次，医务用车接专家 486 人次，转运住院外宾病人 14 人次，巡诊接送患病、受伤特警、执勤武警近千人次，安全接送医院上下班职工 1 万多人次。

膳食营养科负责为伤员、工作人员及周边武警战士提供一日三餐。7月6日一早就为伤员及忙碌了一夜的工作人员及公安武警同志配送早餐。由于供应量较大、人员紧缺，膳食保障压力极大。在科室协调后，从后勤各部门抽调人手，填补人员空缺，保障一日三餐的及时供应。7月7日接到通知：全城戒严，全院职工留守医院。这打了膳食科一个措手不及，膳食营养科需要保障1万多人在院内正常就餐，时间短、任务重。膳食采购科上下齐动，并立即协调物资采购科要求蔬菜供应商以最快速度配送。通过大家不懈努力，终于在晚上21时前顺利完成餐饮保障任务。此后，餐饮保障工作进入常态。

针对伤员的饮食，科室组织班组长开会讨论，对伤员的饮食进行研究，并派专人到现场与主治大夫沟通，制定了一周内菜品不重样，特殊伤员特殊饮食，全部菜品要求清淡，以配合临床治疗的饮食要求。

7月6日至10月1日，膳食营养科共为伤员及陪护供餐4万人次，为医护人员、安保人员及武警战士供餐3.6万人次，平均一天配餐送餐高达1000多份，圆满完成了医院及中心安排的工作任务。

物资采购科在事发当天紧急启动应急预案，连夜调集9趟次救护车采购被服、尿垫等物资600余套；并多方协调8家蔬菜、副食品供应商连夜配备，保障了膳食原材料的及时供应。

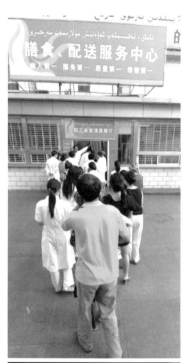
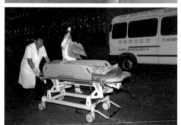
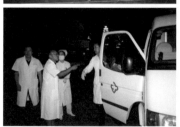

◎ 救治伤员与服务中心

2000--2017

·湖南省医院协会后勤管理专业委员会·

黄进华 周 勇

黄祖发

第一届主任委员　任期：**2000—2008**

中共党员，教授，主任医师、博士生导师，享受国务院政府特殊津贴。时任中南大学湘雅三医院院长，中南大学医院管理处处长，兼任湖南省医院协会副会长、湖南省医学会和医师协会副会长、湖南省肿瘤协会副会长、中南大学湘雅移植医学研究院名誉院长。

郑治

第二届主任委员　任期：**2008—2012**

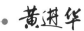

黄进华

第三届主任委员　任期：**2012** 至今

中共党员，中南大学湘雅三医院医疗美容中心主任医师、博士生导师，中南大学湘雅三医院副院长。现任中国皮肤科医师协会委员、中国中西医结合学会皮肤科专业委员会化妆品科学研究委员会委员、湖南省医学会理事、湖南省医师协会皮肤科医师分会会长。

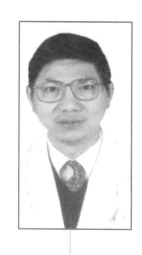

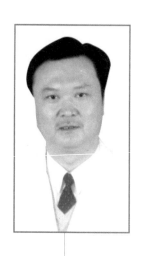

徐纽荣

第一届秘书长　任期：**2000—2008**

中共党员，时任中南大学湘雅三医院院长办公室副主任。

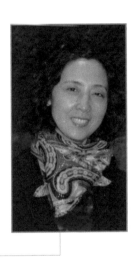

周勇

第二届、第三届秘书长　任期：**2008**至今

中共党员，经济学研究生学历，中南大学湘雅三医院后勤办主任，中国医院协会后勤管理专业委员会委员，中国研究型医院学会后勤分会理事，湖南省医院协会后勤管理专业委员会第二届、第三届秘书长。

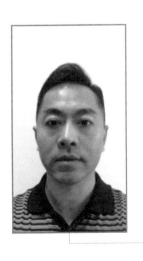

时光·掠影

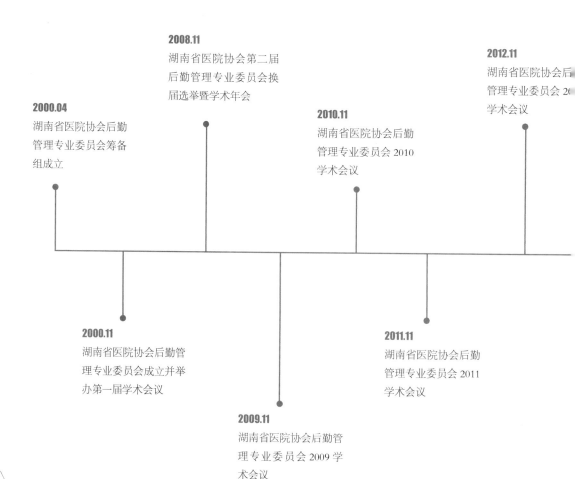

2008.11
湖南省医院协会第二届
后勤管理专业委员会换
届选举暨学术年会

2000.04
湖南省医院协会后勤
管理专业委员会筹备
组成立

2010.11
湖南省医院协会后勤
管理专业委员会 2010
学术会议

2012.11
湖南省医院协会后勤
管理专业委员会 2012
学术会议

2000.11
湖南省医院协会后勤管
理专业委员会成立并举
办第一届学术会议

2011.11
湖南省医院协会后勤
管理专业委员会 2011
学术会议

2009.11
湖南省医院协会后勤管
理专业委员会 2009 学
术会议

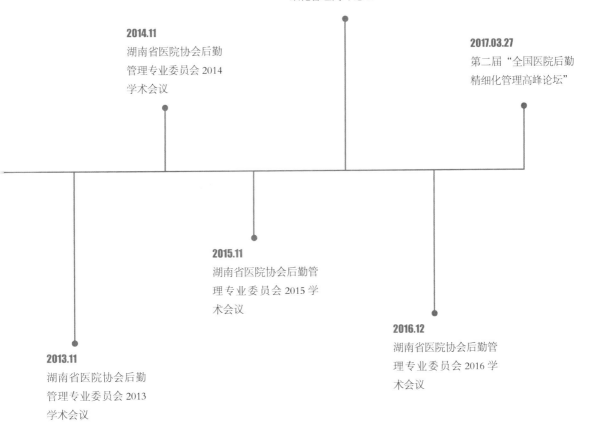

2016.04.27
第一届"全国医院后勤精
细化管理高峰论坛"

2014.11
湖南省医院协会后勤
管理专业委员会 2014
学术会议

2017.03.27
第二届"全国医院后勤
精细化管理高峰论坛"

2015.11
湖南省医院协会后勤管
理专业委员会 2015 学
术会议

2016.12
湖南省医院协会后勤管
理专业委员会 2016 学
术会议

2013.11
湖南省医院协会后勤
管理专业委员会 2013
学术会议

推进后勤社会化改革
建设绿色节能医院

2017年是中国医院协会后勤管理专业委员会成立20周年，同时也是湖南省医院协会后勤管理专业委员会成立17周年。回顾湖南省医院协会后勤管理专业委员会17年来的发展历程，也是湖南医院后勤管理不断提高后勤保障水平，逐步向社会化、规范化、标准化、精细化、信息化管理发展的历程。

组织建设稳步推进

2000年11月，在湖南省医院协会的大力支持下，湖南省医院协会后勤管理专业委员会正式成立。从此，湖南省医院后勤管理者有了交流沟通的平台。经过两次换届，现已是第三届。

2013年，中国医院协会后勤管理专业委员会换届选举，湖南省医院协会经过层层推选，有9人当选全国委员，其中2人当选常务委员。

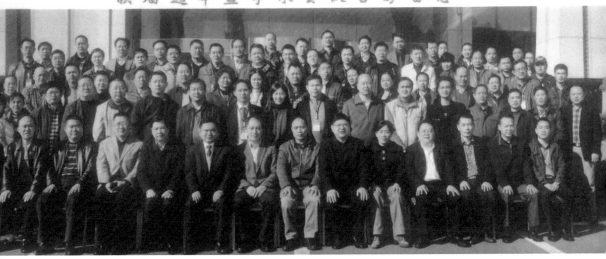

◎ 2000 年 11 月，湖南省医院协会后勤管理专业委员会正式成立

广泛开展学术活动

湖南省医院协会后勤管理专业委员会始终坚持以搭建学术交流平台为己任，开展学术交流活动，在组织参加全国医院后勤学术交流活动的同时，紧紧围绕医院改革发展方向，积极组织省内学术交流、研讨，全面引领全省医院后勤管理学术水平的提高。

稳步推进医院后勤社会化改革

湖南省后勤专委会成立时，正值全国范围内掀起医院后勤社会化改革浪潮之际，很多医院将保洁、保安等一些辅助工作外包给专业公司管理，这一新的管理模式为医院后勤实现专业化管理开辟了新的路径，也受到各级医院的广泛欢迎。湖南省后勤专委会采取组织省内各医院管理者赴上海、广东等社会化服务开展较好的医院参观、学习，以及在学术研讨会上邀请专家授课等方式，在湖南省内医院进行推广，由此，湖南省医院后勤社会化改革拉开序幕。经过几年发展，医院后勤外包逐步由保安、保洁拓展到餐饮外包、布草洗涤外包、绿化外包、医疗废物转运外包等方面，后勤社会化外包服务全面展开。同时，外包服务监管的工作制度、考核办法随之建立起来，使后勤社会化服务有了完整的监管体系。

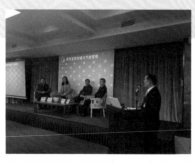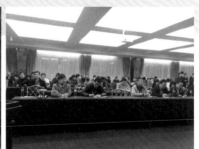

◎ 湖南省医院协会后勤管理专业委员会改革会议

加强医院后勤标准化、规范化、信息化建设

医院后勤标准化、规范化建设

随着医院管理年检查、医疗质量万里行检查、湖南省医院等级复评工作的启动，以及国家卫计委大型医院巡查工作的开展，医院后勤规范化、标准化管理被提上议事日程。湖南省后勤专委会参照中国医院协会后勤管理专业委员会编写的《医院评价标准：后勤保障》、湖南省卫生厅编发的《湖南省医院评价标准（后勤部分）》等后勤管理标准，编写培训资料，并邀请时任中国医院协会后勤管理专业委员会副主任委员及湖南省卫生厅医院评审组组长等省内外专家对评价标准进行专业解读。同时，组织省内医院管理者前往广东佛山市人民医院、四川大学华西医院、湖南省儿童医院、湖南省肿瘤医院等医院后勤标准化建设较好的医院进行参观学习，极大地推动了湖南省各级医院后勤标准化、规范化建设，使各医院逐步建立健全了后勤工作制度、岗位职责、工作流程、应急预案等后勤制度。

医院信息化平台建设

湖南省医院后勤信息化平台建设早期仅限于楼宇自控和后勤物资管理，没有系统的、集成的后勤信息化管理平台，使医院后勤信息化管理存在一定缺陷。为此，湖南省后勤专委会先后组织人员到江苏省人民医院、温州医科大学附属第一医院参观学习后勤信息化管理平台建设工作，并与医院后勤信息化管理平台专业公司进行对接，在全省范围内进行推广。部分大型医院已建成"医院能耗监管平台""医疗设备全生命周期监控平台"等信息化管理平台，医院后勤信息化建设正逐步推进。

绿色医院建设工作

随着国家对绿色医院建设工作的重视，各医院对节能降耗工作的认识逐步提高。湖南省医院协会后勤专委会对各医院已完成的、具有良好节能效果的项目进行了全省推广，对技能灯具、锅炉余热回收、燃气热水机组等产品技术予以大力支持。通过参观、培训和学习等方式积极指导各医院绿色医院建设工作，并参与了《湖南省医院能耗评价标准》的编订工作，对全省绿色医院建设及节能降耗工作起到了极大的推动作用。湖南省内多家医院被所在地市评为节能示范单位、湖南省节水型单位。

通过17年的发展，湖南省医院协会后勤管理专业委员会在学术交流、医院后勤标准化、信息化建设方面取得了一定成绩，年会参与人数从最初的70余人到目前的270余人，年会质量不断提升，各医院后勤管理人员参会热情逐年高涨。17年来，湖南省医院协会后勤专委会先后组织省内医院后勤管理者参观学习了省内外多所医院的后勤标准化、信息化、节能管理以及外包服务监管等后勤管理经验，同时开展了论文征集活动，并先后在中国医院协会后勤管理专业委员会论文征集活动中获优秀论文2篇；参与协办了两届全国医院后勤精细化管理高峰论坛并获优秀组织奖，为推动湖南医院后勤改革发展作出了一定的贡献。

北京医疗卫生行政后勤管理

协会（2002-2017）

2002 年 7 月，北京医疗卫生行政后勤管理协会成立。

2011 年 10 月 27-28 日，北京医疗卫生行政后勤管理协会年会在北京市卫生局党校举办。各市属理事单位的主管院长、总务处长、节能工作负责人及全文刊登的论文第一作者出席了此次年会。首都医科大学附属北京胸科医院有 7 篇论文在《医疗卫生行政后勤管理论文汇编》中全文刊登，总务处长刘兰英作为年会特约代表在大会上发言。

年会上，3 篇优秀论文在会上做交流分享。首都医科大学附属北京胸科医院总务处长刘兰英撰写的题为《建立医院安全生产长效机制的探讨》一文，在交流中受到与会嘉宾的好评。文章从安全生产管理的几个方面来说明医院如何做好安全生产工作，并建立起安全生产长效机制，最大限度发挥安全生产长效机制的功能，强调安全生产长效机制是预防各种安全事故发生的最有效的方法和措施之一。

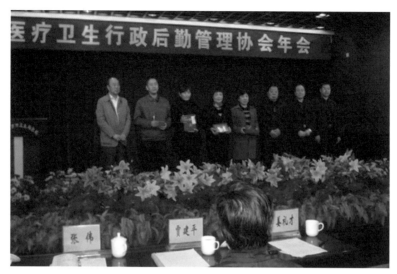

◎ 2011 年 10 月 27—28 日，北京医疗卫生行政后勤管理年会

　　年会强调，后勤管理要逐步走向科学化、专业化、精细化，要建立科学、合理的管理制度，要有强烈的责任感和使命感。会议还从提升服务水平、增进节能减排方面提出了进一步要求。市发改委相关领导针对节能工作从政策层面及节能减排工程的重大意义进行了宣讲。会议还响应北京市卫生局发起的节水进医院活动，在全市卫生系统更进一步推进"人文北京，科技北京，绿色北京"的服务理念，举办了小型节能展览。

（新闻来源"首都医科大学附属北京胸科医院"官网，有改动。）

2003——2017

·河南省医院协会后勤管理专业委员会·

陈瑞珍　杨丽萍

焦章群

第一届、第二届主任委员　任期：**2003—2012**

陈瑞珍

第三届主任委员　任期：**2012** 至今

部队荣立三等功 3 次、提前晋级 1 次、优秀警官 5 次、学习雷锋积极 5 次、优秀党员 9 次。转业后多次被评为校级"三育人"先进个人、校级优秀党员。2008 年因参加抗震救灾被评为河南省"优秀党员"、获河南省"五一劳动奖章"、河南省"三八红旗手"；所率领的抗震救灾医疗队获得郑州市"五一劳动奖章"、河南省"五一劳动奖状"。2009 年被评为全国医药卫生系统先进个人；2006-2013 年连续 8 年被卫生厅评为安全生产先进单位及先进个人。

杨丽萍

第二届、第三届秘书

任期：**2009** 至今

1986 年 7 月，在郑州大学第二附属医院参加工作，2013 年 6 月任郑州大学第二附属医院后勤党支部书记，2016 年 6 月任医院机关第三党支部书记，2012 年 9 月当选河南省医院协会后勤管理专业委员会秘书。曾多次获得郑州大学"优秀共产党员""三育人"先进个人称号；2016 年、2017 年被评为河南省安全生产先进个人。

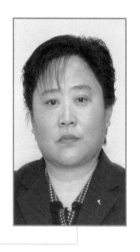 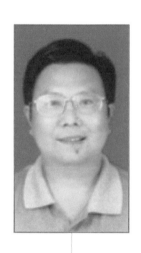 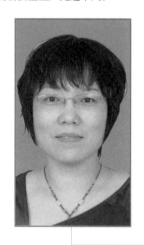

申敬东

第一届秘书　任期：**2003—2009**

汉族，1966 年 7 月 25 日出生。
1986 年 9 月至 1989 年 6 月，在安阳卫生学校就读西医士专业；
1989 年 9 月至 2002 年 6 月，任职于河南省肿瘤医院院办公室；
2002 年 7 月至 2011 年 8 月，任河南省肿瘤医院总务科副科长、主治医师；
2003 年 8 月至 2009 年，担任河南省医院协会后勤管理专业委员会常务委员、秘书；
2011 年 9 月至今，任河南省肿瘤医院采购供应招标办公室主任 。

时光·掠影

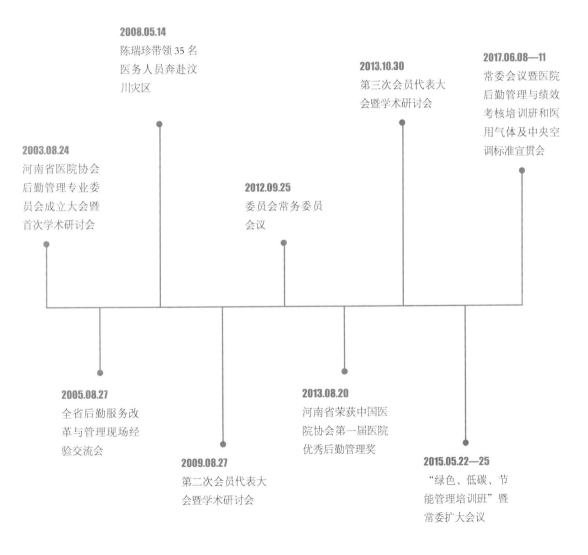

2003.08.24
河南省医院协会
后勤管理专业委
员会成立大会暨
首次学术研讨会

2008.05.14
陈瑞珍带领35名
医务人员奔赴汶
川灾区

2012.09.25
委员会常务委员
会议

2013.10.30
第三次会员代表大
会暨学术研讨会

2017.06.08—11
常委会议暨医院
后勤管理与绩效
考核培训班和医
用气体及中央空
调标准宣贯会

2005.08.27
全省后勤服务改
革与管理现场经
验交流会

2009.08.27
第二次会员代表大
会暨学术研讨会

2013.08.20
河南省荣获中国医
院协会第一届医院
优秀后勤管理奖

2015.05.22—25
"绿色、低碳、节
能管理培训班"暨
常委扩大会议

医院后勤管理是一门科学

医院后勤管理是一门科学。

医院后勤日益向科学化方向发展，需要我们从理论与实践上，不断研究探索，不断改进提高，以适应新时期医院发展建设的客观需要，全面提升医院建设和管理的现代化水平。

在新形势下，不断探索新的管理模式、新的理念、新的机制；不断完善管理思想，加强科学化、规范化、制度化建设，引进和借鉴其他省份先进的管理经验，逐步形成符合河南医院后勤特色的管理模式。

河南省医院协会后勤管理委员会由第一届专业委员会的主任委员 1 人，副主任委员 12 人，常委 29 人，委员 51 人，截至 2017 年 6 月的第三届专业委员会，已经发展为主任委员 1 人，副主任委员 22 人，常委 84 人，委员 346 人，会员单位 159 个。

每年的常委会、年会均邀请国内外知名专家作有关后勤管理先进经验的专题报告，使大家开阔了视野，交流了经验，学有典型，促进医院后勤工作不断创新。

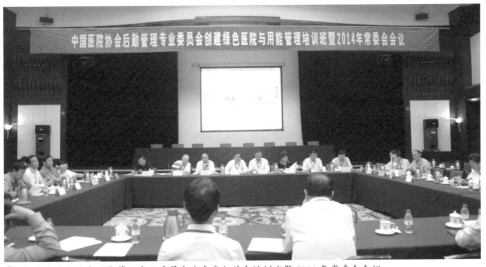

◎ 河南省医院协会后勤管理专业委员会代表参加总会培训班暨 2014 年常委会会议

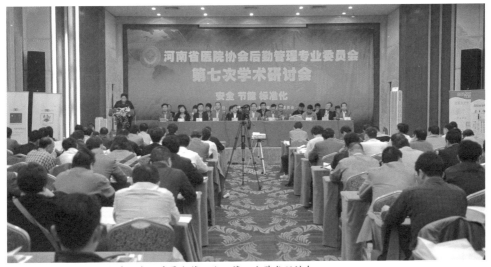

◎ 河南省医院协会后勤管理专业委员会第七次、第八次学术研讨会

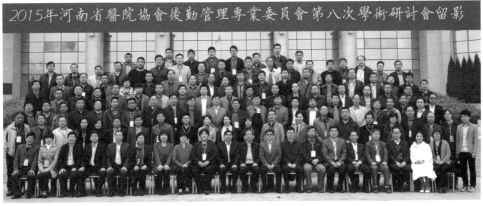

◎ 河南省医院协会后勤管理专业委员会第八次学术研讨会参会代表合影

搭建经验交流平台

    随着医院现代化建设的发展，先进的科学技术在后勤管理工作中的应用越来越多，后勤管理工作科技含量也越来越高。为了普及应用新技术，河南省医院协会后勤管理专业委员会每次会议都会邀请管理先进的医院和企业介绍诸如空调通风技术、给排水系统等方面的成功经验，达到普及和提高的目的。

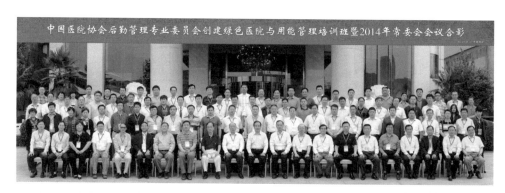

中国医院协会后勤管理专业委员会创建绿色医院与用能管理培训班暨2014年常委会会议合影

河南省医院协会后勤管理专业委员会2015年绿色、低碳、节能管理培训班暨常委扩大会议合影

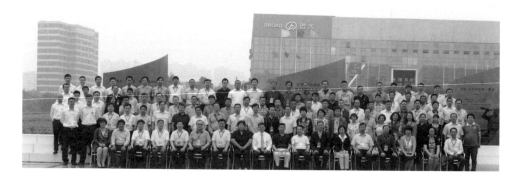

深入基层学习交流

组织相关专业人员，深入基层医院进行学习交流，扩大后勤专业委员会的影响。2015年对商丘、周口、新乡、濮阳等地的24家医院，进行了实地考察、交流和指导；2016年8月，在现任主任委员陈瑞珍院长带队下到各地市进行交流调研。先后走访了新乡、周口、商丘、驻马店、濮阳、安阳、南阳、信阳等地。

推出河南省人民医院、郑州大学第一附属医院、河南省精神病医院、河南大学第一附属医院、濮阳油田总医院、郑州市儿童医院、长垣宏力医院在全国大会上交流发言。

通过各种学术交流、培训、参观、考察等方式，研讨、交流医院后勤管理工作经验，促进医院后勤建设和后勤管理人才的成长，开拓交流渠道，提升行业形象，不断提高医院后勤管理水平。

推进网络交流平台建设

河南省医院协会后勤管理专业委员会建立了自己的网站，在全省搭建微信平台，并利用网站、微信平台顺利开展后勤管理专业委员会的各项工作。通过包括常委、委员在内200多人的微信平台，推行好的管理经验和管理亮点，实现资源共享。

2005—2017

·吉林省医院协会后勤管理专业委员会·

金哲虎

时光·掠影

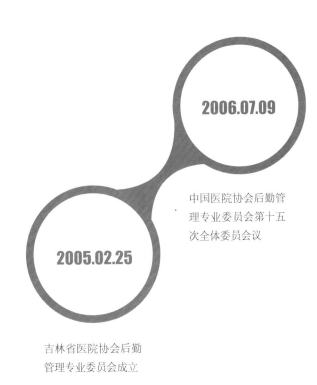

2006.07.09

中国医院协会后勤管
理专业委员会第十五
次全体委员会议

2005.02.25

吉林省医院协会后勤
管理专业委员会成立

医院后勤专业化管理与运行

医院后勤管理是医院管理的重要组成部分。医院后勤作为医院的保障和支持系统，在协助完成医疗、教学和科研任务中，占有非常重要的地位。医院后勤管理水平的高低，直接影响医院的医疗质量和经济效益。因此，如何提高医院后勤管理水平，是摆在所有医院管理者面前的一项重要课题。

2005年2月25日，吉林省医院协会后勤管理专业委员会成立。12年来，医院后勤管理工作同中国医疗卫生事业改革同步发展、完善。在新形势下，吉林后勤专委会不断探索新的管理模式、新的理念、新的机制，走从实践—理论—再到实践符合中国国情的改革之路。全省各级各类医院以科学发展观为指导原则，不断完善管理思想，加强科学化、规范化、制度化建设，引进和借鉴先进国家或地区的管理经验，逐步形成医院后勤的管理模式。

2006年7月9日，由中国医院协会主办、延边大学附属医院承办的中国医院协会后勤管理专业委员会第十五次全体委员会议在延边大学附属医院召开，中国人民解放军总医院田国良院长，中日友好医院刘晓勤院长，中国医院协会王耀忠部长等领导出席。大会由时任延边大学附属医院副院长金哲虎主持。全国60多家医院后勤管理专家到延边大学附属医院参观交流。在金哲虎院长的陪同下，参观了医院院庭、安保建设情况等。

吉林后勤专业委员会几次年会也把医院改扩建列为主题，邀请许多在新院建设、旧医院改造有经验的医院管理者做大会发言，会后组织代表参观医院改造工程。与会代表还交流了新医院设计应该如何体现时代感；如何与国际水平接轨；医院建筑如何体现服务功能需求；医院建筑中如何使用新技术、新建筑材料；手术室改造；如何根据流程再造功能区域，基建工程申报、招投标，工程管理等问题。医院后勤管理是一个系统而庞大的管理体系，涉及医院的方方面面，在医院管理中占有举足轻重的地位。

总之，现代医院后勤管理运行专业化是提升医院整体管理水平和质量保证的重要一环。从医院全局看，通过医院内部体制机制改革，实现医院后勤专业化管理与运行，促使医院后勤服务质量、运行效率大幅度提升，进而形成医院的管理特色，促进医院整体绩效的持续增长。

随着医院现代化建设的发展，先进的科学技术在后勤管理工作中的应用越来越多，后勤管理工作的科技含量也越来越高，极大地提高了后勤保障效能。为了普及应用新技术，年会邀请有成功经验的医院介绍空调通风技术，给排水、供暖供热、电梯、监控系统，供配电自动化监控系统，消防联网监控系统，气动物流输送系统，楼宇智能化管理系统，后勤物资管理信息化系统，污物处理等方面的成功实践，使很多医院在后勤管理现代化方面有了借鉴与经验，达到了普及和提高的目的。

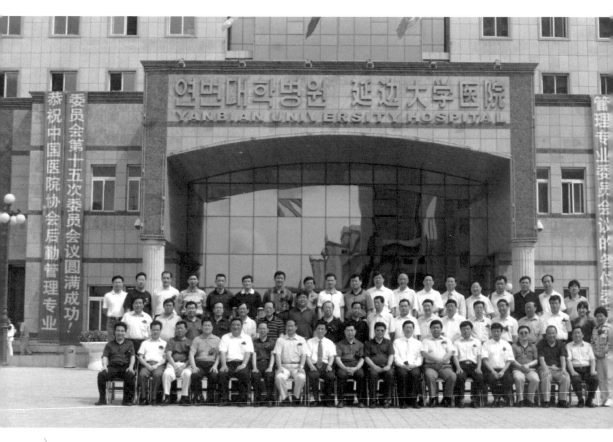

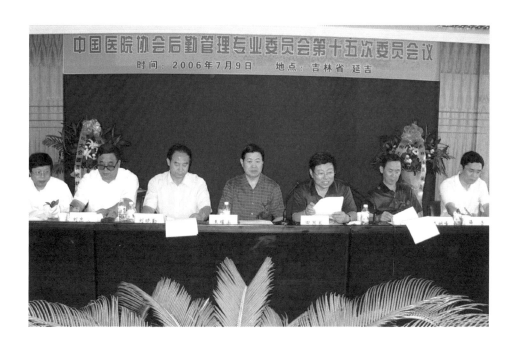

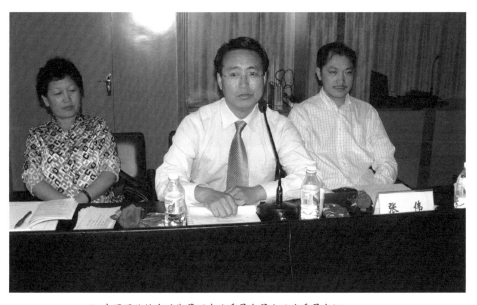

◎ 中国医院协会后勤管理专业委员会第十五次委员会议

2005—2017

·青海省医院协会后勤管理专业委员会·

慎保平　隋天恩

杜玉雄

第一届主任委员　任期：**2005—2011**

1980 年毕业于青海医学院，曾在海南州共和县石乃亥卫生院、大通县人民医院、西宁市第一人民医院从事外科医生工作。1995 年至今任青海大学附属医院副院长，从事医疗卫生管理工作。2005 年 7 月组建后勤管理专业委员会青海分会，任第一届主任委员。

慎保平

第二届、第三届主任委员
任期：**2011** 至今

青海大学附属医院副院长，高级工程师，中共党员。1983 年至1996 年在部队服役。在青海大学附属医院历任基建办副主任、主任，后勤服务中心主任，重点项目办公室主任，综合治理办公室主任，院长助理，副院长等职务。2017 年被聘为"全国卫生产业企业管理协会医院后勤发展研究院专家委员会专家"。

隋天恩

第一届、第二届、第三届秘书长
任期：**2005** 至今

青海大学附属医院后勤服务中心主任、工程师，中共党员。历任青海大学附属医院后勤管理科副科长、基建办公室副主任、绿化办公室主任、营养膳食中心主任、固定资产办公室主任等职务。2015 年入选中国医院协会后勤管理专业委员会委员。

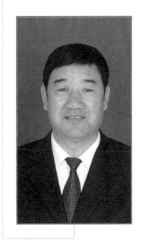

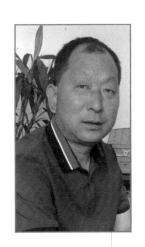

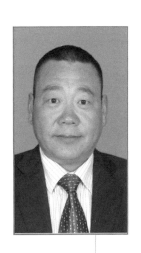

时光·掠影

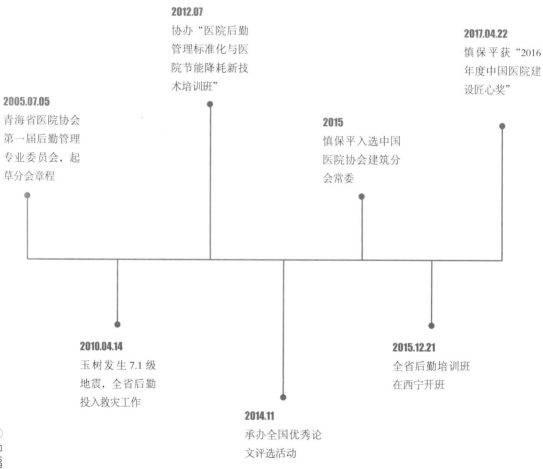

2012.07
协办"医院后勤
管理标准化与医
院节能降耗新技
术培训班"

2017.04.22
慎保平获"2016
年度中国医院建
设匠心奖"

2005.07.05
青海省医院协会
第一届后勤管理
专业委员会，起
草分会章程

2015
慎保平入选中国
医院协会建筑分
会常委

2010.04.14
玉树发生 7.1 级
地震，全省后勤
投入救灾工作

2015.12.21
全省后勤培训班
在西宁开班

2014.11
承办全国优秀论
文评选活动

中篇 不忘初心

以信息互通 促后勤全面发展

　　青海省医院协会后勤管理专业委员会成立于 2005 年 7 月 5 日，并组建了第一届后勤管理专业委员会。12 年来，经历三次换届，现已是第三届。

　　青海省各级医院共计 110 家，其中，省级医院 10 家、行业医院 3 家、市（州）级医院 25 家、区级医院 7 家、部队（武警）医院 4 家、县医院 58 家、私立医院 3 家。后勤管理专业委员会主委、副主委由省级医院及市级医院分管后勤的副院长担任，委员由省、市级医院、州医院及县医院的分管后勤院长、副院长、书记以及后勤管理部门的主任担任。第一届各主委、副主委和委员只有省会范围内的医院分管领导担任，发展到现在第三届委员会，成员遍布青海省内各级医院。

　　青海省医院协会后勤管理专业委员会自成立以来，在中国医院协会后勤管理专业委员会的帮助与指导下，在青海医院协会的统一领导下，开展有关后勤专业方面的学习与交流。协会充分发挥分会信息互通的优越性，给各级医院发放会议通知累计达 800 多份次，与会人员达 200 余人次，使医院后勤管理人员的管理理念、观念和经验都得到大幅度的提升。

2010 年 4 月 14 日 7 时 49 分，青海省玉树藏族自治州玉树县发生 7.1 级强烈地震，地震震中位于县城附近。

地震发生后，青海省省委、省政府根据国务院统一安排，第一时间对震区人民展开救灾活动。医院作为救助伤员的主要载体，组织医疗应急队伍第一时间赶赴现场。医院后勤专业委员会第一届主任委员杜玉雄同志身先士卒，率领第一支医疗队进驻灾区，为抢救伤员争取了宝贵时间，为挽救人民群众生命起到了重要作用。同时，提供了大量的生活用品、药品、医疗设备等物资，保障了各级医院救灾的顺利进行。灾后，经国务院、中央军委、青海省政府等各级部门的评比，杜玉雄同志获得"全国劳动模范""全军劳动模范""青海省劳动模范"等荣誉称号。

抗震救灾期间，全省后勤物资供应 365 余万元、餐饮供应 230 余万元，出动后勤职工人数达 500 余人次，发放各地捐赠物资不计其数，充分发挥了医院后勤有力的保障作用。

山东省医院协会后勤管理专业委员会工作总结

2015 年 12 月 25 日至 26 日，山东省医院协会后勤管理专业委员会第三届换届选举暨 2015 年学术会议在泰安召开。本届会议由山东省医院协会主办，山东省医院协会后勤管理专业委员会与泰安市中心医院共同承办。

中国医院协会后勤管理专业委员会秘书长王志伟，副主任委员虞玉津，副秘书长谢磊，泰安市人大常委会副主任尹衍祥，泰安市卫计委主任、党委书记刘焕星，山东省医院协会副会长、秘书长单宝德，泰安市中心医院院长刘君，全省各级医院分管院长、后勤及相关部门负责人等 200 余人参加了本次会议。

会议通过了山东省医院协会后勤专委会第二届专委会工作报告，以及 2013 年至 2014 年财务工作报告；出席会议的 167 名委员经过投票，选举刘君为山东省医院协会后勤专委会第三届主任委员，泰安市中心医院院长助理张福勇当选山东省医院协会后勤专委会第三届副主任委员兼秘书长，孙旭忠当选山东省医院协会后勤专委会第三届副秘书长。

刘君在发言中表示，在今后的工作中，山东省医院协会后勤管理专委会一是将一如既往地坚持协会宗旨，为委员单位提供更加优质、高效和富有创造性、建设性的服务，把专委会工作推向更高水平；二是真抓实干，努力把山东省医院后勤管理服务水平提高到一个新阶段，提高后勤管理工作的科学化、精细化与信息化；三是尽职尽责、尽心尽力，真正把后勤专委会建设成为委员单位可以信赖和依靠的"后勤之家"，增强后勤专委会的号召力、凝聚力与影响力，把专委会的服务功能、作用和信誉提高到更高水平，不辜负中国医院协会后勤管理专业委员会及山东省医院协会的信任与重托。

　　经过换届选举，本届后勤管理专业委员会委员增加到167人，设立了包括主委、副主委在内的67人的常委会以及5个专业学组，成为山东省医院协会最大的专业委员会之一。

（转引自《齐鲁网》，有改动。）

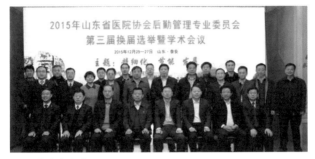

◎ 与会代表合影

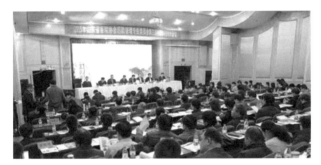

◎ 会场照片

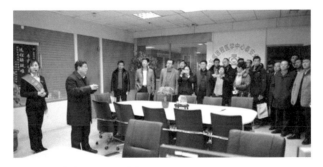

◎ 与会代表参观远程会诊中心

湖北省医院协会后勤管理专业委员会（2008—2017）

    2008年3月25日下午3时，在湖北省人民医院学术活动中心六楼会议室，由湖北省医院协会组织召开了后勤管理专业委员会第一次筹备会议。湖北省医院协会孙连明常务副会长、林勇副秘书长、卢人玉主任，武汉大学人民医院朱嘉龙副院长、华中科技大学同济医学院附属协和医院安锐副院长、武汉大学中南医院胡传忠副院长、湖北省肿瘤医院张克亮副院长、武汉市儿童医院李洪萍副院长、华中科技大学同济医学院附属同济医院后勤总支书记李辉、武汉市第三医院总务处长李洪参加了会议。会议由林勇副秘书长主持。此次会议重点讨论了湖北省医院协会后勤管理专业委员会筹备报告、年度工作计划、委员名额分配方案以及成立大会相关事宜。

　　首先，由发起人代表、筹备委员会主任委员、武汉大学人民医院朱嘉龙副院长介绍了后勤管理专业委员会的发起及筹备相关工作。孙连明常务副会长通报了本专业委员会已经湖北省卫生厅、民政厅审查，同意批准成立"湖北省医院协会后勤管理专业委员会"；指出该组织的主要任务是在医院协会领导下，组织全省医院后勤管理部门，进行管理工作的研讨和具体指导。同时，孙连明常务副会长精辟地分析了当前处于社会转型期，及国有医院后勤管理工作的现状，提出了医院后勤管理在新时期被赋予了新的内涵，管理工作更加复杂，责任更加重大。医院后勤管理随着社会的发展，要不断探讨新的运行模式，要不断扩展功能，更重要的是功能的提升和人员素质的提高，成立后勤管理专业委员会更显必要。与会人员就孙连明常务副会长的讲话以及会议主要议题展开了热烈讨论，一致认为：后勤管理专业委员会的成立，为湖北省乃至全国医院后勤管理工作提供了交流平台，为今后探索建立一整套科学化、规范化、制度化的后勤管理新模式提供了坚强后盾，必将有力推动新一轮的后勤管理体制和机制改革，促进医院后勤管理工作持续发展，为建立环境友好型、资源节约型社会添砖加瓦。

会议形成的决议

（1）委员暂定 45 名。

（2）委员资格认定初步确定为：委员所在医院必须是湖北省医院协会会员单位，本人必须是医院分管后勤工作的院领导，或者是直接负责后勤工作的部门正职（特殊情况除外）。

（3）湖北省后勤管理专业委员会包括医院建筑专业和后勤总务专业，并拟成立医院建筑、医院动力、后勤总务管理 3 个专业学组，各学组由各医院推荐在以上三个领域具有一定专业实力、作出突出贡献，在湖北省乃至全国具有一定专业影响力的专业学者组成，名额不限。

（4）成立大会由湖北省医院协会主办，武汉大学人民医院承办，会期 1 天。会议形式初步确定为学术报告。成立大会具体时间待各项工作准备充分之后再行商定。

2010——2017

·黑龙江省医院协会后勤管理专业委员会·

王德智

时光·掠影

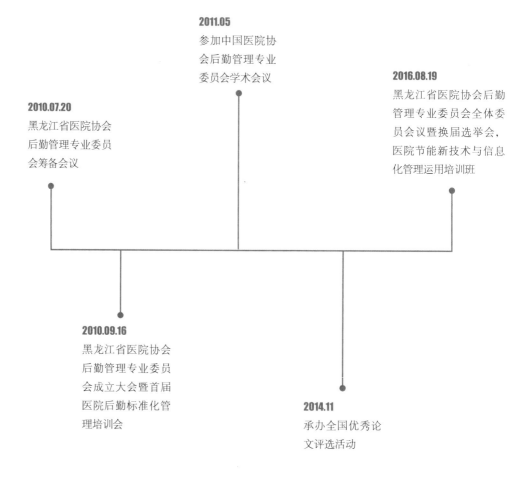

2011.05
参加中国医院协
会后勤管理专业
委员会学术会议

2016.08.19
黑龙江省医院协会后勤
管理专业委员会全体委
员会议暨换届选举会，
医院节能新技术与信息
化管理运用培训班

2010.07.20
黑龙江省医院协会
后勤管理专业委员
会筹备会议

2010.09.16
黑龙江省医院协会
后勤管理专业委员
会成立大会暨首届
医院后勤标准化管
理培训会

2014.11
承办全国优秀论
文评选活动

以学术交流促管理创新

黑龙江省医院协会医院后勤管理专业委员会成立于 2010 年 9
月。成立之初，得到了黑龙江省卫计委、黑龙江省医院协会的大力
支持与帮助，更得到了中国医院协会后勤管理专业委员会的支持。
时任专委会主任委员的刘晓勤院长亲临哈尔滨出席会议，并在会上
作了精彩的演讲，从此打开了黑龙江省各医院与全国医院后勤工作
者管理经验和学术发展交流的新局面。

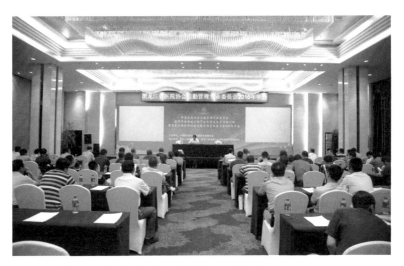

◎ 黑龙江省医院协会后勤管理专业委员会 2016 年年会

2014 年 11 月，黑龙江省医院协会后勤管理专业委员会承办了
2016 年 8 月在哈尔滨市举办的"医院节能新技术与信息化管理运用
培训班"暨黑龙江省医院协会后勤管理专业委员会全体成员会议。
同时召开了黑龙江省医院协会后勤管理专业委员会第二届换届选举
会，参会代表共 108 人，会议民主选举推选出主任委员 1 位（黑龙
江省农垦总局总医院王德智副院长当选）、副主任委员 17 位，常
委 26 位，委员 55 位。参会代表审议了《黑龙江省医院协会后勤管
理专业委员会组织管理办法》。学术会议由中国医院协会后勤管理

专业委员会秘书长王志伟主持，黑龙江省医院协会王学生副会长致辞，会议特别邀请到中国医院协会后勤管理专业委员会主任委员、时任四川大学华西医院常务副院长张伟在大会上致辞。学术会议上有上海交通大学附属第九医院副书记罗蒙、上海交通大学附属第六人民医院副院长陈梅、江苏省人民医院总务处处长黄如春、安徽医科大学第二附属医院院长鲁超、黑龙江省农垦总局总医院副院长王德智、哈尔滨市第一医院副院长刘明、哈尔滨医科大学附属肿瘤医院副院长杜凤等国内大型医院、知名医院后勤管理专家进行了授课，交流了宝贵的工作经验和体会。整个学术会议参会人员达260余人，会议现场学术氛围浓厚。会议期间，征集与会代表意见，大家普遍认为会议内容丰富，具有一定的前瞻性，学习到了国内大型医院和管理先进医院的后勤管理经验，实操性强，能够有效提高黑龙江省各医院后勤管理的水平。

通过一系列学术活动的开展，推动了省内各医院后勤管理的科学化、现代化进程，省内各医院在后勤管理方面都有了不同程度的改革创新，如哈尔滨医科大学附属第二医院后勤标准化管理，哈尔滨医科大学第三附属医院的单体建筑物业一体化管理，黑龙江省农垦总局总医院的节能降耗管理，佳木斯市中心医院的绿色能源管理等，使黑龙江省各级各类医疗机构进一步增强了在医院节能减排、低碳、环保、绿色医院建设和强化医院后勤服务的标准化管理方面的意识，提高了管理水平，引进了同行医院先进的管理经验和创新管理理念，在迎接国家新医改的形势下，医院后勤管理有力地支持了各级医院的发展。

2011—2017

·云南省医院协会后勤管理专业委员会·

倪　昆　褚呈亮

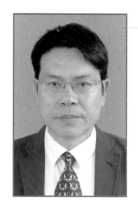

倪昆

主任委员　任期：**2015** 至今

现任云南省第一人民医院副院长，云南省中西医结合学会副会长、云南省健康教育协会副会长。历任云南省卫生中医处、云南省中医药管理局副局长、北京中日友好医院院长助理（挂职），云南省宾川县副县长（挂职）。

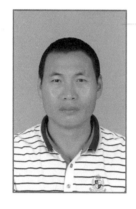

褚呈亮

秘书　任期：**2015** 至今

1973 年 8 月生，硕士研究生，2015 年 8 月起任云南省医院协会后勤管理专业委员会秘书。现任云南省第一人民医院后勤保障科副科长。

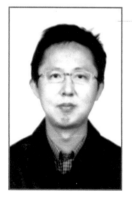

刘红洲

秘书　任期：**2011** 至今

1971 年 8 月出生。2011 年 9 月起任云南省医院协会后勤管理专业委员会秘书。现在云南省第一人民医院后勤保障科工作

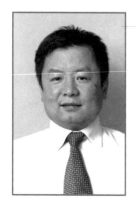

刘斌

秘书　任期：**2011** 至今

1966 年 8 月出生，研究生。2011 年 9 月起任云南省医院协会后勤管理专业委员会秘书。现任昆明医科大学第一附属医院后勤服务发展中心总经理。

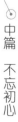

时光·掠影

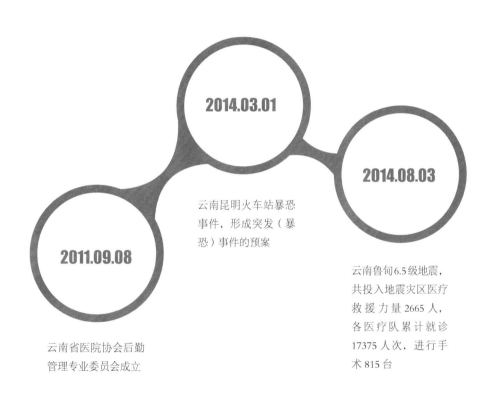

2014.03.01

云南昆明火车站暴恐
事件，形成突发（暴
恐）事件的预案

2014.08.03

云南鲁甸6.5级地震，
共投入地震灾区医疗
救 援 力 量 2665 人，
各医疗队累计就诊
17375 人次，进行手
术 815 台

2011.09.08

云南省医院协会后勤
管理专业委员会成立

后勤工作提升医院服务能力与质量

云南省医院协会后勤管理专业委员会于 2011 年 9 月 8 日在昆明成立，由 1 位主任委员、12 位副主任委员、2 位秘书和 52 位委员组成。现有会员单位 57 个，个人会员 61 位。成立之初设财经管理组、基本建设规划组和培训组、科研组、规范化和行业准入组。

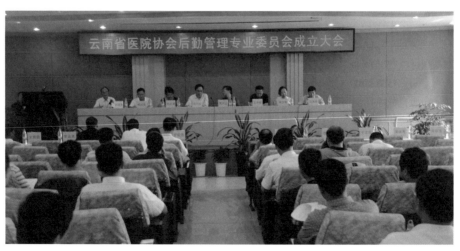

◎ 2011 年 9 月 8 日，云南省医院协会后勤管理专业委员会在昆明成立

云南省医院协会后勤管理专业委员坚持在云南省卫计委、省医院协会的领导下，按照国家和省医药卫生体制改革的精神和要求，结合云南省的实际情况，针对医院后勤改革、后勤社会化、医院基本建设、后勤服务规范、后勤服务绩效机制等方面开展策略研究，为政府及卫生行政部门制定卫生政策提供依据。针对本地区医院后勤改革、后勤社会化、医院基本建设、后勤服务规范、后勤服务绩效机制等方面开展课题研究，为医院后勤改革、医院后勤服务能力和质量的提升提供经验。对本地区医院后勤管理和业务人员开展培训、继续教育和技术指导、开展对外交流等，提高云南省医疗卫生机构后勤服务的水平和质量，构建新型医院后勤保障体系。

云南省医院协会后勤管理专业委员会成立以来，积极开展规范化、标准化和精细化管理

◎ 2011 年 9 月 8 日，成立第一届专业委员会，制定了云南省医院协会后勤管理专业委员会管理办法。

◎ 2011 年 10 月，协办中国医院协会后勤管理专业委员会第十五届学术研讨会昆明会议。

◎ 2012 年 12 月，召开昆明会议，研讨了医院建设及建筑发展，组织编写《医院建设申报流程及资料准备手册》。

◎ 2012 年，组织赴台湾考察。

◎ 2013 年，召开腾冲会议，研讨了医院后勤规范化和标准化。

◎ 2012 以来，参与大型医院巡查和综合医院评审工作。参与了 17 所三级医院、111 所二级甲等综合医院评审复审工作，促进医院后勤管理的持续改进和完善。

◎ 2016 年在成都召开的医院后勤管理与绿色医院建设国际研讨会上，云南省医院协会后勤管理专业委员会主任委员倪昆主持"JCI 评审与医院后勤"专题分会场；云南省医院管理协会后勤管理专业委员会副主任委员在分会场作了"医院精细化管理与实践"专题报告。

云南省医院协会后勤管理专业委员成立以来，云南省医院基本建设得到了快速发展，多家医院新的大型院区建成并投入使用

◎ 云南省第一人民医院新昆华医院于 2017 年 3 月 25 日开业，占地面积 493.67 亩，设置病床 3300 张。

◎ 昆明医科大学第一附属医院呈贡医院于 2015 年 4 月 20 日开业，占地面积 544 亩，设置病床 2000 张。云南省中医医院滇池院区于 2013 年启用，规划设置病床 1200 张。昆明市第一人民医院北市区医院（甘美医院）于 2014 年 10 月 14 日启用，占地面积 112 亩，设置病床 1100 张。

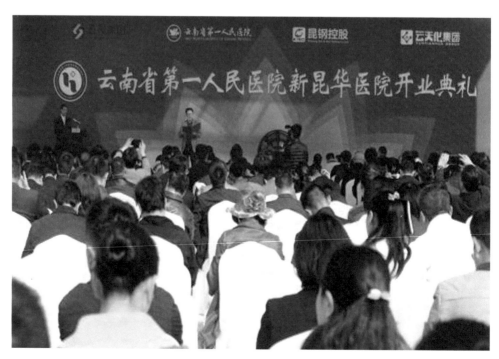

◎ 2017 年 3 月 25 日，云南省第一人民医院新昆华医院开业

云南省医院协会后勤管理专业委员成立以来，云南省医疗单位最大的地下立体智能机械车库启用

2016 年 8 月，云南省第一人民医院 2 号门诊楼 570 个车位的地下立体智能机械车库启用，是云南省医疗单位中最大的地下立体智能机械车库，极大地缓解了医院老院区看病停车难的问题，启用至今运行良好。

云南省医院协会后勤管理专业委员成立以来，参与扶贫工作

云南省第一人民医院与文山州西畴县积极探索"产业扶贫 + 消费脱贫"合作发展新模式，让 226 户建档贫困户都能持续享受这项产业扶贫的成果，确保贫困户有连续稳定的收益，使精准扶贫成果得到进一步巩固。

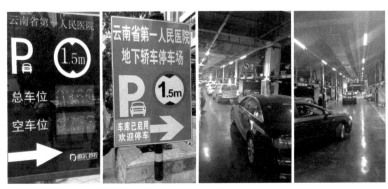

◎ 2016 年 8 月，云南省第一人民医院 2 号门诊楼地下立体智能机械车库启用

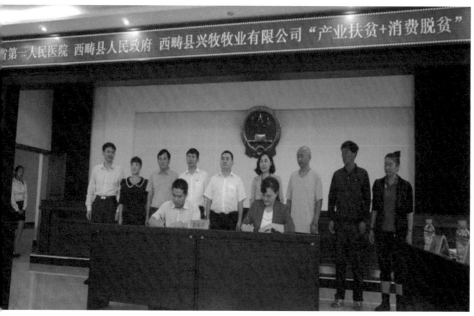

◎ 2016年9月7日，云南省第一人民医院与文山州西畴县产业扶贫合作协议签订仪式

参与医疗援外任务

第17批中国援助乌干达医疗队，云南省第一人民医院后勤人员张凤鸣参与后勤保障任务。

随着医疗卫生改革的推进，大健康服务的建立和发展，医联体的展开，互联网＋后勤、智慧后勤将大量出现，将迎来医疗后勤服务的区域中心化，医疗后勤将在医疗后勤文化，后勤管理体系、运行机制，后勤服务规范化、标准化、精细化等方面将迎来大的变革。

2012—2017

·山西省医院协会后勤管理
专业委员会·

桂增玉　张光勇

桂增玉

第一届主任委员 任期：**2012** 至今

1960 年 1 月出生，河北省冀县人，中共党员、高级会计师。

1978 年 9 月参加工作，先后担任山西省人民医院总务科副科长、科长、院长助理、副院长职务；

2011 年 12 月，任山西医科大学第二医院副院长。中国医院协会后勤管理专业委员会委员，山西省医院协会后勤管理专业委员会现任主任委员。

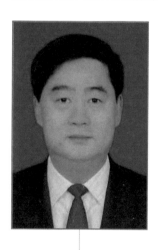

张先勇

第一届秘书长 任期：**2012** 至今

1981 年至 1994 年，在部队历任排长、副连长、教导队队长。

1994 年至今，历任山西省医科大学第二医院纪检干事、总务科副科长、物业管理副经理、经理。

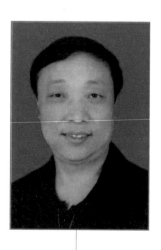

山西省医院协会后勤管理专业委员会于 2012 年 4 月成立，5 年多的辛勤耕耘、努力工作，取得了一定的成绩。

（1）后勤管理专业委员会本着方便群众、服务患者、促进医疗卫生事业发展的理念，在提升医院后勤保障能力的基础上，更好地满足患者的需求，拉动省、市、县各级医院的合作热情，提升山西省医疗卫生系统的整体形象。

（2）完善后勤招标采购制度，使采购供应步入市场运营轨道，提高后勤服务保障的质量和效率。

（3）通过沟通、交流，改善了山西医疗卫生系统部分省、市、县级医院的污水处理和医疗垃圾处置功能，达到了国家排放标准。

（4）多次组织山西省部分医院调研讨论，达成了购买性价比高的电网、管网维修配件，降低维修费用和更换频次，使电网、管网维修成本直线下降。

（5）多次组织省、市、县级医院之间的交流，互相吸取先进管理经验，吸纳了唐久、美特好等企业的管理经验，重新制定了租赁管理制度，规范了租赁管理，避免了租赁管理的混乱。

（6）2015 年 5 月 8 日，山西省医院协会后勤管理专业委员会年会暨临汾分会成立大会在临汾市人民医院召开。为了进一步提高我省各级各类医院的后勤管理水平，推行医院后勤管理的先进理念和实施路径，特邀北京大学人民医院副院长毛汛教授、天津市宁河县人民医院院长于东祥教授、长沙远大集团副总裁彭继先生、山东省建筑设计研究院王岗院长分别讲授了"医院能源管理""高效能源管理与节能减排建议""县级医院后勤管理模式及方法创新""旧

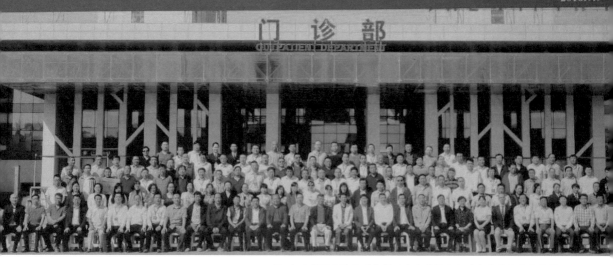

◎ 山西省医院协会后勤管理专业委员会大同分会成立大会合影

医院现代化升级改造创新规划设计"，提升了各级各类医院后勤
管理经验和管理水平。同时，成立了后勤管理专业委员会临汾分会，
搭建了临汾地区医院后勤管理工作者沟通交流的平台，为临汾地区
卫生事业的发展注入了新鲜血液。

近年来，为改善山西人民群众的就医环境，全省各级各类医院，
新建、扩建了大批医院，在建设过程中，医院后勤管理者付出了很
多心血，做出了很好的成绩，得到了社会各界的好评和赞誉。临汾
市人民医院就是很好的典范，先后获得了"中国建设工程鲁班奖""全
国建筑业绿色示范工程""山西省科技示范工程""山西省建筑安
全标准化工地"等奖项。特别是在 2016 年 8 月 21 日，经山西省医
院协会推荐，住建部中国建筑装饰协会评审，临汾市人民医院荣获
全国"十佳绿色医院建筑"奖，在颁奖典礼上播放了临汾市人民医
院建筑全貌和功能布置视频，展示了山西省绿色医院的建设成就，
扩大了山西医院在全国的影响。

在今后的工作中，山西省医院协会后勤管理专业委员会将会广
开渠道、奋发进取，在各级政府、各级行政管理部门和医院协会的
大力支持下，在全省各级各类医院的共同努力下，定能取得更加丰
硕的成果。

近日，山西省医院协会后勤管理专业委员会第三届年会暨临汾分会成立大会在临汾市人民医院召开，特邀北京、长沙、山东等地知名专家讲授先进管理经验。山西省卫计委副主任李书凯出席会议。

医院后勤管理是关系医院健康运行的一项重要举措，是推动各项医疗业务的基础和保障，涵盖了物资、总务、设备、财务、基建、信息化等层面。省医院协会作为医院管理的专业组织，在倡导医院文化建设、加强医院管理、探索医院改革等方面做了大量的有益探索，其下属的后勤专业委员会致力于探索、规范、改善医院后勤管理，有力提升了全省各级医院的后勤服务水平。

临汾市政府办公厅负责人表示，第三届后勤专业委员会年会在临汾市召开，为全市医疗系统学习先进的后勤管理经验，提升医院后勤管理水平提供了良好的机遇。希望后勤管理专业委员会临汾分会围绕医院发展、创新服务模式，积极开展各类活动，全面提高医院后勤管理水平。全市广大医院后勤管理工作者要以此次大会的召开为契机，加强沟通，互通有无，锐意改革，勇于探索，打造现代化医院后勤管理运营模式，努力适应医疗事业发展，从而提升我市总体医疗服务水平。

会后，与会人员还实地参观了临汾市人民医院新院区。

（转引自《临汾日报》2015-05-11，有改动。）

·浙江省医院协会后勤管理专业委员会·

陈昌贵　玄方甲

陈昌贵

第一届、第二届主任委员　任期：**2012** 至今

现任杭州市妇产科医院（杭州市妇幼保健院）副院长，中国医院协会后勤管理专业委员会常务委员。《中国医院建筑与设计》编委，主编《杭州市妇产科医院 JCI 之旅》，参编《JCI 评审攻略——100 招提升医院质量与安全》《活学活用 PDCA》等医院精细化管理图书。

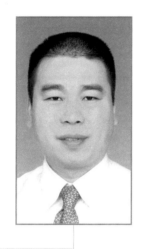 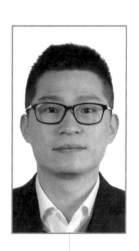

吉方甲

第一届、第二届秘书长　任期：**2012** 至今

现任浙江大学医学院附属第二医院后勤管理科副主任，浙江省医院协会后勤管理专业委员会秘书，工程师，两次担任 JCI 评审的 FMS 章节组秘书和现场陪评，对 JCI 标准指导下的医院设施安全管理、设施安全风险管控、后勤供应链管理等都有比较系统的理论学习和管理实践经验。

时光·掠影

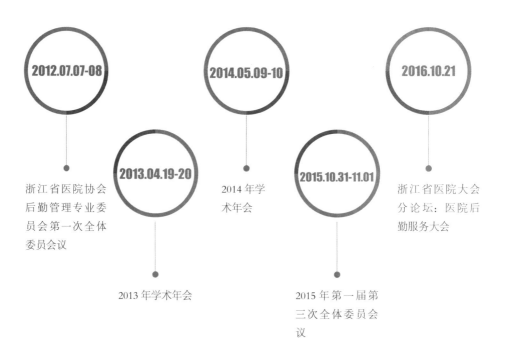

2012.07.07-08
浙江省医院协会后勤管理专业委员会第一次全体委员会议

2013.04.19-20
2013 年学术年会

2014.05.09-10
2014 年学术年会

2015.10.31-11.01
2015 年第一届第三次全体委员会议

2016.10.21
浙江省医院大会分论坛：医院后勤服务大会

以学术交流　促后勤创新

　　浙江省医院协会后勤管理专业委员会于 2012 年 7 月 7 日正式成立。2012 年 5 月，由浙江大学医学院附属第二医院后勤管理中心向浙江省医院协会提出申请，在浙江省医院协会的大力支持下，经过浙江大学医学院附属第一医院、浙江省人民医院等医院后勤管理工作者的联合倡议与协作，浙江省医院后勤管理部门终于有了"后勤管理专业委员会"这样一个可以进行学术交流和在岗人员专业培训的良好平台，更在组织方面为全面推进浙江省医院后勤管理规范化建设创造了有利条件。通过推荐选举，由时任浙江大学医学院附属第二医院后勤管理中心主任的陈昌贵同志担任主任委员，浙江省各地市具有代表性和引领作用的 8 家三级甲等综合医院后勤管理科长或主任担任副主任委员，第一届委员单位共计 39 家医院。

　　浙江省医院协会后勤管理专业委员会的年度工作计划和业务范围：

　　每年度组织开展一次学术年会和一次专题研讨会活动，组织重点学术课程的探讨、调研、考察活动；

　　加强医院后勤与社会各界的联系与协作；

　　开展医院后勤管理专业的业务咨询和服务。

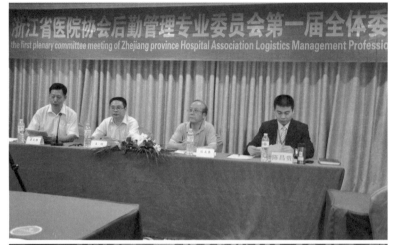

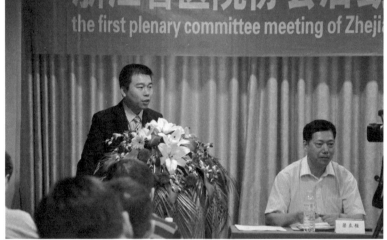

◎ 浙江省医院协会后勤管理专业委员会第一届全体委员会议

2012 年 7 月至今，浙江省医院协会后勤管理专业委员会共举办学术年会四次、专题研讨会五次，承办浙江省医院大会后勤管理分论坛一次，承办中国医院协会后勤管理专业委员会医院后勤精细化管理与 JCI 评价暨常委会一次。参加学术会议和培训累计达到 4000 人次。

浙江省医院协会后勤管理专业委员会历来重视将目前后勤管理的新思维、新模式、新技术、新趋势通过学术会议等形式与省内外的后勤管理同人相互交流分享，带动整个浙江省乃至全国医院后勤管理的创联动和创新。

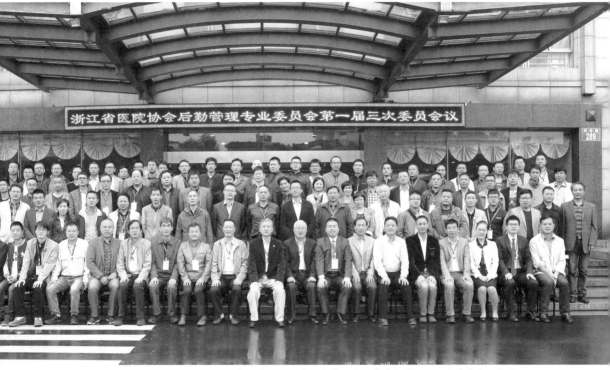

◎ 浙江省医院协会后勤管理专业委员会第一届三次委员会议合影

　　2016 年，G20 峰会向全世界展示了杭州印象，浙江风采。浙江省医院协会后勤专委会圆满完成了 G20 杭州峰会的保障任务，也充分检验和展示了浙江的医疗服务保障与医院管理水平。随着《"健康中国 2030"规划纲要》的发布，医疗卫生体系正处在转型升级的关键阶段，医院原有的管理体系面临着被变革与颠覆。浙江省医院协会后勤管理专业委员会将继续本着"立足学术，注重管理，勇于创新，共同进步"的理念，在中国医院协会后勤管理专业委员会的引领与指导下，搭建更好的交流平台，传播更好的管理思路和管理模式，将更科学的管理体系和管理标准贯彻下去，共同提升全国医院后勤管理的工作品质。

·四川省医院协会
医院后勤支持保障管理专业委员会·

张 伟 谢 磊 张宏伟

张伟

第一届主任委员　任期：**2012** 至今

主任医师 / 教授、医院管理和精神病学博士生导师。四川大学华西临床医学院 / 华西医院党委书记。先后承担了国家"863""973""十五""十一五"科技支撑计划等十余项课题，发表文章 100 余篇，参与编著图书 10 部。现担任中国医院协会后勤管理专业委员会主任委员等社会职务。《现代医院后勤支持保障体系建设与应用研究》获得 2013 年度中国医院协会"科技创新奖"一等奖，中国医院协会第一届后勤管理先进个人奖；主编、参编医院管理类图书 4 部，牵头负责组织编写 4 项强制性卫生行业标准，培养医院管理 MBA 研究生 40 余名。

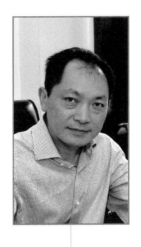

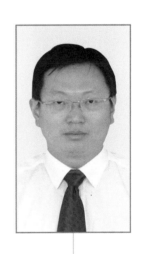

谢磊

第一届秘书长　任期：**2012** 至今

急诊科医学硕士 / 医院管理 MBA，四川大学华西医院华西天府医院筹备办主任、中国医院协会后勤管理专业委员会常务副秘书长、四川省医院协会医院后勤支持保障管理专业委员会秘书长、四川大学医院管理 MBA 讲师。发表后勤管理文章 20 余篇，参编后勤管理类图书 5 部。负责编写卫计委 5 项强制性卫生行业标准。《现代医院后勤支持保障体系建设与应用研究》获 2013 年度中国医院协会"科技创新奖"一等奖。

时光·掠影

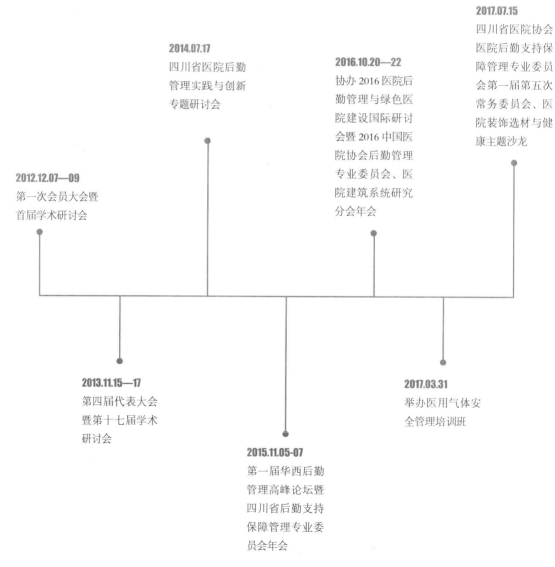

2014.07.17
四川省医院后勤
管理实践与创新
专题研讨会

2016.10.20—22
协办 2016 医院后
勤管理与绿色医
院建设国际研讨
会暨 2016 中国医
院协会后勤管理
专业委员会、医
院建筑系统研究
分会年会

2017.07.15
四川省医院协会
医院后勤支持保
障管理专业委员
会第一届第五次
常务委员会、医
院装饰选材与健
康主题沙龙

2012.12.07—09
第一次会员大会暨
首届学术研讨会

2013.11.15—17
第四届代表大会
暨第十七届学术
研讨会

2015.11.05-07
第一届华西后勤
管理高峰论坛暨
四川省后勤支持
保障管理专业委
员会年会

2017.03.31
举办医用气体安
全管理培训班

四川省医院协会医院后勤支持
保障管理专业委员会大事记

2012 年 12 月 7 日至 9 日，经四川省卫生厅、民政厅审核批准成立的四川省医院协会医院后勤支持保障管理专业委员会在成都召开了第一届会员大会。来自四川省各级医院、妇幼保健院等 129 家单位的共 168 名代表参加了会议。四川省政协副主席陈杰、省卫生厅副厅长杜波、时任中国医院协会后勤管理专业委员会主任委员刘晓勤出席会议并作了重要讲话。

与会代表按照《四川省医院协会章程》《组织管理办法》和《选举办法》等规定，选举产生了 129 位理事，由理事选举出 37 位常务理事、9 位副主任委员，并召开了第一次常务理事会。会议主题为"科学、专业、创新"。此次大会采用无记名投票方式选举出第一届专委会领导集体，由时任四川大学华西医院常务副院长的张伟担任主任委员。同期开展了丰富多彩的学术活动，邀请了多位医院管理专家作后勤管理专题讲座。

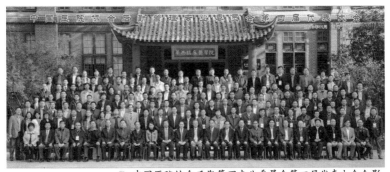

◎ 中国医院协会后勤管理专业委员会第四届代表大会合影

2013 年 11 月 15—17 日，中国医院协会后勤管理专业委员会召开第四届代表大会暨第十七届学术研讨会。

召开中国医院协会后勤管理专业委员会第四届代表大会进行换届选举工作；同期举办主题报告、专题研讨，交流全国医院后勤管理中的理论成果和实践经验；表彰本年度后勤管理优秀论文作者并颁奖；研究并决定下一届后勤管理学术研讨会的研究方向和主题，组织代表实地考察华西医院。

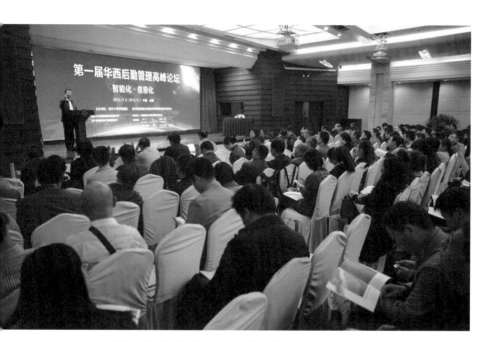

◎ "第一届华西后勤管理高峰论坛"会场照片

　　本次论坛主题为"智能化、信息化"，以特邀报告、专题交流、现场参观等多种形式开展学术活动，论坛涉及后勤智能化建设、智能化对后勤管理的提升、后勤信息化服务等方面。同期召开四川省医院协会医院后勤支持保障管理专业委员会第一届第三次常务理事会。

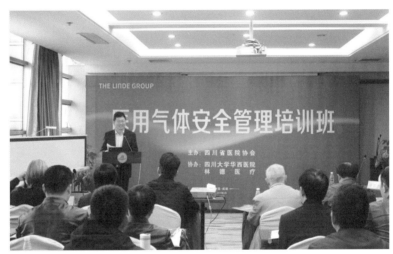

◎ 医用气体安全管理培训班

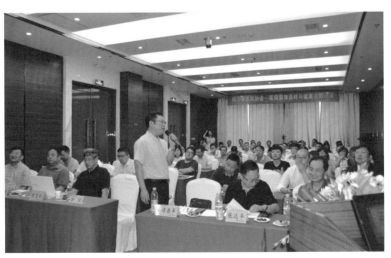

◎ 医院装饰选材与健康主题沙龙

2013—2017

·辽宁省医院协会后勤管理专业委员会·

李係仁　郑佳轩

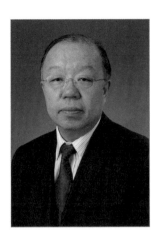

李保仁

第一届主任委员　任期：**2013** 至今

研究员，硕士生导师。中国医科大学附属第一医院副院长，中国医院协会后勤管理专业委员会副主任委员。辽宁省医院协会后勤管理专业委员会主任委员，辽宁省医院协会医院建筑系统研究分会第二届委员会副主任委员，国家二级心理咨询师。

从事后勤工作12年，共撰写论文近20篇，发表在《中华医学教育杂志》《中国医院管理》等核心杂志上。2012年出版专著：《一同走过从前》。2013年7月15日，获得"全国第一届医院后勤优秀管理奖"。

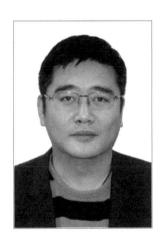

韩屹

第一届秘书长　任期：**2013** 至今

1970年出生，中共党员，硕士，高级经济师，曾任中国医科大学附属第一医院后勤保障部主任，沈阳达康管理服务有限公司经理，国家级紧急救援队副队长，辽宁省医院协会后勤管理专业委员会秘书长，现任中国医科大学后勤处副处长（主持工作）。

以专业培训　促学术交流

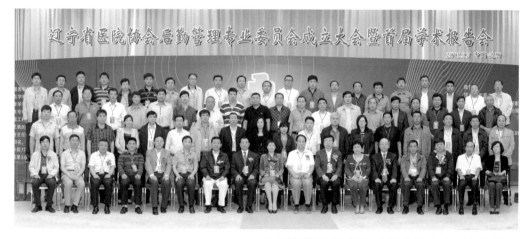

辽宁省医院协会后勤管理专业委员会成立大会暨首届学术报告会
2013.9.7 中国·沈阳

◎ 辽宁省医院协会后勤管理专业委员会于 2013 年 9 月 7 日在沈阳成立

在中国医院协会后勤管理专业委员会的帮助下，在辽宁省医学会的支持下，中国医院协会后勤管理专业委员会辽宁分会于 2013 年 9 月 7 日在沈阳成立。

来自全省 9 市 59 家医院的后勤工作者、后勤主管院领导等近百人参加了成立大会。大会选举产生了中国医院协会后勤管理专业委员会辽宁分会第一届委员会，经第一届委员会推举，中国医科大学附属第一医院副院长李傒仁研究员为主任委员。中国医院协会后勤管理专业委员会秘书长王志伟参加大会，辽宁省卫生计生委副主任陈金玉出席成立大会并讲话。

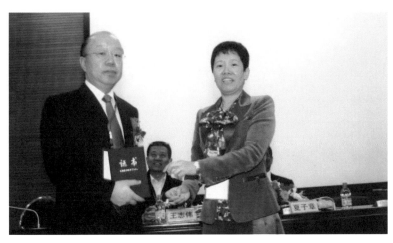

◎ 辽宁省卫计委陈金玉副主任为李係仁主委颁发证书

　　成立中国医院协会后勤管理专业委员会辽宁分会，得到了全省各医疗单位的重视，共有3位院长、2位医院党委书记、53位副院长参加了成立大会。大会选举产生1位主任委员、8位副主任委员组成的中国医院协会后勤管理专业委员会辽宁分会第一届委员会。

第一届主任委员、副主任委员信息表

姓 名	工作单位	职 务
李係仁	中国医科大学附属第一医院	主任委员
郭锡斌	中国医科大学附属盛京医院	副主任委员
胡铁石	辽宁省人民医院	副主任委员
李泾波	沈阳军区总医院	副主任委员
赵 钢	大连医科大学附属第一医院	副主任委员
金祥秋	辽宁医学院附属第一医院	副主任委员
黄北平	大连医科大学附属第二医院	副主任委员
鲜 峰	大连市中心医院	副主任委员
王 茜	沈阳市儿童医院	副主任委员

积极参加各种培训

中国医院协会后勤管理专业委员会辽宁分会成立 4 年来，带领全省各委员单位，贯彻辽宁省医学会的指示精神，积极响应和参加中国医院协会后勤管理专业委员会组织的各项活动，共做了如下工作：据不完全统计，4 年来，中国医院协会后勤管理专业委员会辽宁分会（简称我会）共组织全省各医院主管领导、后勤技术人员参加中国医院协会后勤管理专业委员会组织的各种培训 10 余次，培训人员近 300 人。

积极参加专委会会议

4 年来，我会组织辽宁省各大医院积极参加中国医院协会后勤管理专业委员会主持的大会。交流论文 100 余篇，其中 19 篇论文被评为优秀论文，10 篇论文在大会上交流。中国医科大学附属第一医院、大连医科大学附属中心医院先后获得"优秀组织奖"。

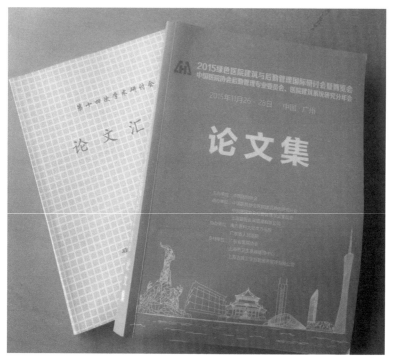

◎ 中国医院协会后勤管理专业委员会论文集

组织发展情况

从 2013 年至 2016 年，我会共有 21 位后勤主管领导被总会批准为中国医院协会后勤管理专业委员会委员。

中国医科大学附属第一医院	李係仁
中国医科大学附属盛京医院	郭锡斌
大连医科大学附属第一医院	赵　钢
大连医科大学附属第二医院	黄北平
沈阳军区总医院	李泾波
辽宁医学院附属第一医院	金祥秋
辽宁省人民医院	柳青峰
大连市中心医院	鲜　峰
沈阳市儿童医院	王　茜
中国医科大学附属第一医院	滕伟禹
中国医科大学附属盛京医院	刘学勇
辽宁省肿瘤医院	朴浩哲
大连医科大学附属第一医院	马灵斐
大连医科大学附属第二医院	樊　辉
辽宁省肿瘤医院	刘也夫
沈阳市第五人民医院	李　晶
中国医科大学附属盛京医院	巴志强
中国医科大学附属第一医院	高晓康
中国医科大学附属第一医院	冷汝浦
辽宁省肿瘤医院	陈方彤
沈阳市骨科医院	高明杰

举办辽宁省医院协会后勤管理专业委员会会议

2014 年 4 月 29 日，在辽宁省沈阳市召开辽宁省医院协会后勤管理专业委员会一届一次会议。

2015 年 4 月 11 日，在辽宁沈阳召开辽宁省医院协会后勤管理专业委员会一届二次副主任委员（扩大）会议。

2015 年 9 月 11-13 日在辽宁省大连市召开辽宁省医院协会后勤管理专业委员会 2015 年学术研讨会。此次会议邀请了中国医院协会后勤管理专业委员会主任委员、时任四川大学华西医院常务副院长张伟作专题学术报告。

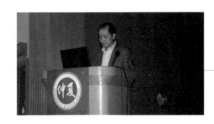

◎ 张伟在 2015 年学术研讨会上作专题报告

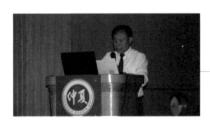

◎ 郭锡斌主持 2015 年学术研讨会

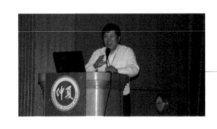

◎ 赵钢在 2015 年学术研讨会上作工作总结

学术交流

◎ 2014 年 6 月 23 日南京：参加第十五届全国医院"建设—医院后勤现代化管理与运行维护"专题论坛作专题报告。

◎ 2014 年台湾：随中国医院后勤管理专业委员会代表团访问台湾花莲市医院并作专题报告。

◎ 2014 年 9 月北京：在健康报主导的"首届国际医疗服务管理高峰论坛"上作专题报告，并接受健康报记者采访。

◎ 2017 年 4 月 23 日杭州：参加中国医院建设与发展大会（HCDE）医院智慧运维管理高峰论坛，主持"医院后勤智慧运维与节能管理"专场报告。

·广西医院协会后勤管理专业委员会·

尹　东　黄悦昌

尹东

第一届主任委员　任期：**2015** 至今

中共党员，医学博士，主任医师，现任广西壮族自治区人民医院副院长。荣获广西科学技术进步奖三等奖 2 项、广西科学技术进步奖二等奖、广西医药卫生科技进步奖三等奖；广西医药卫生适宜技术推广奖一等奖等各种奖项。先后荣获"广西青年岗位能手""第八届广西青年科技奖""中国医师奖"、广西"新世纪十百千人才工程"第二层次人选、"广西抗震救灾先进个人"等荣誉称号。2015 年牵头发起成立广西医院协会后勤管理专业委员会，并当选为主任委员。为广西医院后勤改革和后勤专委会的发展壮大作出了贡献。

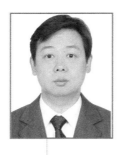

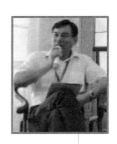

黄悦昌

第一届秘书长　任期：**2015** 至今

中共党员，卫生事业管理研究生毕业，先后在广西壮族自治区人民医院审计科、监察室、总务科从事医院行政后勤管理工作，现任广西壮族自治区人民医院总务科科长，广西医院协会后勤管理专业委员会副主任委员、秘书长。具有较高的后勤管理理论水平和丰富的实践经验。

时光·掠影

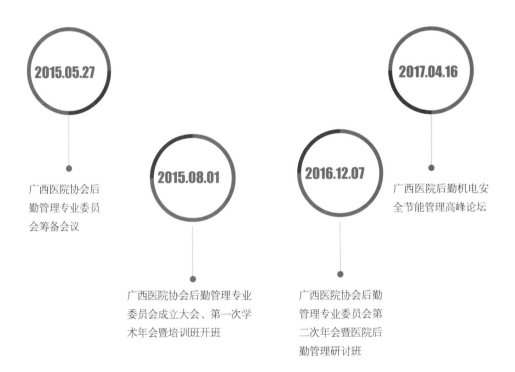

2015.05.27
广西医院协会后勤管理专业委员会筹备会议

2015.08.01
广西医院协会后勤管理专业委员会成立大会、第一次学术年会暨培训班开班

2016.12.07
广西医院协会后勤管理专业委员会第二次年会暨医院后勤管理研讨班

2017.04.16
广西医院后勤机电安全节能管理高峰论坛

建后勤之家 搭交流平台

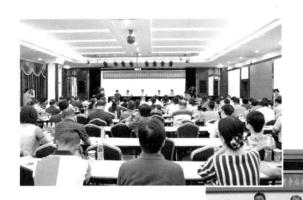

◎ 广西医院协会后勤管理专业委员会
　成立大会暨医院后勤管理干部培训班

　　随着我国新一轮医改的不断深化，如何提高行政后勤专业化管理水平，医院行政后勤管理人员如何适应新形势的要求，提高管理综合素质，提升医院管理效能，更好地服务于临床医疗，保障医院持续健康发展，是摆在医院行政后勤管理人员面前的重大课题。为了更好地开展医院后勤科学化、精细化、信息化管理经验分享，以及进行多方位、多角度、多层次的后勤管理标准化研究，促进广西医院行政后勤服务的健康、稳定、可持续发展，搭建一个医院后勤管理者互相交流、学习的平台势在必行。

　　2015 年 8 月 1 日，在广西医院协会的领导下，由广西壮族自治区人民医院牵头，广西医科大学第一附属医院、广西中医药大学第一附属医院、桂林医学院附属医院、广西南溪山医院、柳州市工人医院、右江民族医学院附属医院、玉林市人民医院等 8 家单位共同发起，在全自治区 77 家医院的支持下，广西医院协会后勤管理专业委员会正式成立。会上选举产生了首届委员会委员 86 位，常委

28 位，副主任委员 8 位和主任委员 1 位。广西壮族自治区人民医院尹东副院长当选为主任委员，广西医科大学第一附属医院应燕萍副院长等 8 位同志当选为副主任委员。专委会下常设有秘书处，负责各项工作计划的执行和日常事务的处理、报告，并同时对主任委员和常委会议负责。

两年多来，广西医院协会后勤管理专业委员会在医院协会的直接领导和广西卫生计生委的关心支持下，从无到有、从小到大，如今已经发展成为支撑医院建设发展的一门重要学科，并且越来越受到各大医疗卫生单位的重视和支持。医院后勤管理专业委员会秉承"管理、培训、交流、研究"的宗旨，发挥行业指导、自律、协调和监督作用。以医院后勤专委会这个平台，积极推动医院后勤管理的学术研究和成果发布，组织开展医院后勤管理知识培训、自治区内外学术交流、医院后勤管理体系调研与测评等工作，团结全自治区医院后勤管理工作者，努力为各会员单位提供高效、优质的服务。

后勤专委会坚持每年召开一次年会并举办学术研讨会 1~2 次，各类专题讲座 20 余场。通过学习交流和信息共享，有力地促进了广西医院后勤管理能力和水平的提升，增强了广西医院协会后勤管理专业委员会的影响力和凝聚力。

广西医院协会后勤管理专业委员会的发展，得到了中国医院协会后勤管理专业委员会的关爱和指导以及各兄弟省、市后勤管理专业委员会的关注和支持。江苏省人民医院占伊扬副院长，安徽医科大学第二附属医院鲁超院长，上海交通大学医学院附属第九人民医院罗蒙书记，北京回龙观医院辛衍涛院长，郑州儿童医院徐宏伟副院长，浙江省东阳市人民医院吕忠常务副院长，中国医院协会后勤专委会常务副秘书长、四川大学华西医院基建运行部谢磊副部长等各位领导、专家先后参加本专委会的重要活动或亲自授课，有力地推动了广西医院后勤管理服务水平的提升。

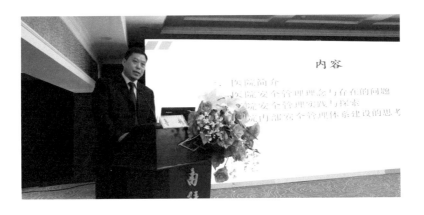

◎ 鲁超院长参加本专委会 2016 年年会并给研讨班授课

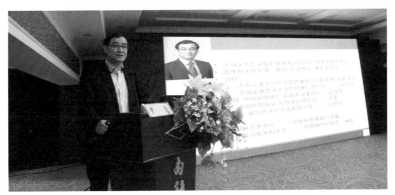

◎ 罗蒙书记参加本专委会 2016 年年会并给研讨班授课

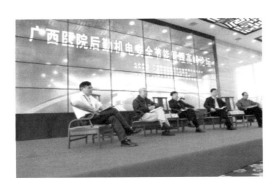

◎ 辛衍涛院长、徐宏伟副院长、尹东副院长、林栩副院长在广西

医院后勤机电安全节能管理高峰论坛上为学员答疑

2016—2017

·重庆市医院协会后勤管理专业委员会·

谭大兵　裴　勇

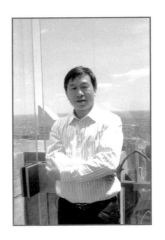

谭大兵

第一届主任委员　任期：**2016** 至今

重庆工商管理硕士学院 MBA，高级经济师，现任重庆医科大学儿童医院副院长，分管基本建设、安全保卫、后勤保障工作。兼任中国医院协会医院建筑分会、中国医院协会后勤管理专业委员会常委，重庆市卫生经济学会副会长，重庆市医院协会后勤管理专业委员会主任委员，重庆市卫计委卫生工程建设专家咨询委员会委员。2013 年被中国医院协会评选为首批中国医院后勤管理先进个人。

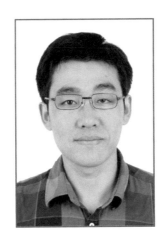

裴勇

第一届秘书　任期：**2016** 至今

中共党员，硕士研究生，2006 年参加工作，2016 年 3 月起任重庆市医院协会后勤管理专业委员会秘书，现任重庆医科大学附属儿童医院后勤管理处物业科副科长。

时光·掠影

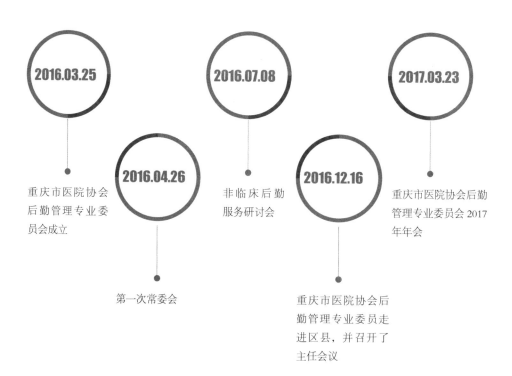

2016.03.25
重庆市医院协会后勤管理专业委员会成立

2016.04.26
第一次常委会

2016.07.08
非临床后勤服务研讨会

2016.12.16
重庆市医院协会后勤管理专业委员走进区县，并召开了主任会议

2017.03.23
重庆市医院协会后勤管理专业委员会2017年年会

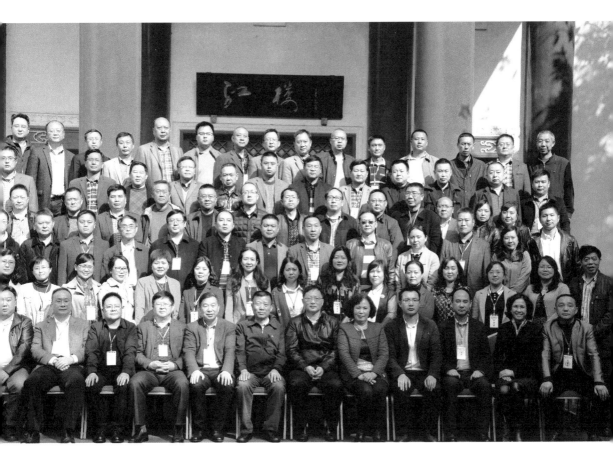

◎ 2016年3月25日，在重庆市红楼宾馆召开了重庆市医院协会后勤管理专业委员会成立大会，来自重庆市50多家医院的100多位后勤管理工作者参加会议

搭建后勤交流沟通新平台

为了提升重庆市各医院的后勤管理水平，加强后勤管理工作者的沟通交流，在重庆市卫生计生委的倡导下，重庆市医院协会于2016年3月份筹建了后勤管理专业委员会。虽然成立时间短，但在过去的一年多时间里，在中国医院协会后勤管理专业委员会的指导下，重庆市医院协会后勤专委会开展了一系列工作，取得了较好的成绩。

分会成立

2016年3月25日，在重庆市红楼宾馆召开了重庆医院协会后勤管理专业委员会成立大会，来自重庆市50多家医院的100多位后勤管理工作者参加会议。通过选举产生了84位委员，在委员中选举产生了31位常委，在常委中选举产生了14位副主任委员和1名位主任委员。重庆市卫生计生委、中国医院协会后勤专委会、重庆市医院协会有关领导出席成立大会并致辞。重庆市医院协会后勤管理专业委员会的成立，为后勤管理工作者搭建了沟通交流的新平台。

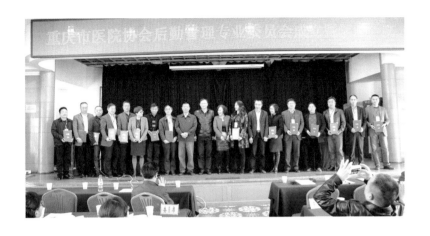

活动开展

召开第一次常委会

后勤专委会成立一个月之后的 2016 年 4 月 26 日，新当选的主任委员、重庆医科大学附属儿童医院谭大兵副院长组织召开了第一次常委会议，在会上学习了医院协会章程、专业委员会管理办法，并对各位副主任委员的工作进行分工，还讨论并制订了 2016 年的工作计划。同时邀请了来自北京、上海、江苏三地的医院代表分享了后勤信息化建设的先进经验。

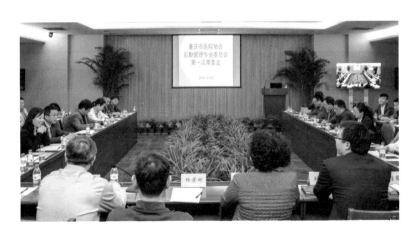

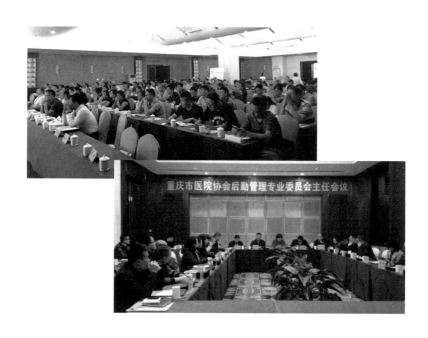

举办非临床后勤服务专题研讨会

为适应新形势下医院发展需要，提高患者对就医环境和服务的满意度，提升医院整体服务水平，2016 年 7 月 8 日，由重庆市医院协会后勤管理专业委员会主办，重庆医科大学附属儿童医院承办的"重庆市医院非临床后勤服务研讨会"在重庆召开，全市 48 家医院的 150 余位后勤管理人员参加了学术研讨会。

研讨会邀请了来自上海、江苏、四川等地的医院后勤管理专家分享了后勤管理理论和实践。与会代表就后勤标准化、后勤外包管理、后勤绩效管理、节能管理等进行了沟通交流。本次会议内容丰富，数据翔实，会场提问互动形式新颖，受到与会代表的一致好评。

召开专委会主任会议

为了医院后勤管理工作更好地服务临床，服务医改，2016 年 12 月 16 日，重庆市医院后勤管理专业委员会第一次走进区县，在重庆市开州区召开了主任会议，主任委员和全体副主任委员参加。在会上传达了全国年会的会议精神并筹备争取 2017 年全国后勤管理年会在渝召开事宜，本次会议还对 2016 年征集到的论文进行评选。同时，参会人员深入开州区人民医院进行参观调研，针对该院后勤管理现状给出客观的、具有针对性的指导意见。

征集学术论文并组织参加全国年会

重庆市医院协会后勤管理专业委员会发文向各医院征集后勤管理论文，共征集到 29 篇论文，统一提交全国医院后勤管理专业委员会，有 5 篇论文在 2016 年 10 月召开的全国医院后勤年会上被选为优秀论文。

调研重庆市医院后勤的基本情况

采用问卷调查方式，了解了重庆市医院后勤机构设置、后勤管理人员、后勤外包服务、后勤信息化建设等情况，并征集到了许多基层医院后勤人的建议和意见。

工作展望

重庆市医院协会后勤管理专业委员会的成立，为重庆市医院后勤搭建了一个沟通、交流的平台，增强了重庆市医院后勤管理工作者之间的交流。作为才成立一年多的省级医院后勤专委会，重庆市医院后勤专委会需要在中国医院协会后勤专委会的指导下，积极开展工作，学习其他省市后勤专委会的成功经验，充分发挥后勤专委会的作用，不断提升重庆市医院后勤的工作水平。

重庆医科大学附属儿童医院
液氧站应急抢险案例

2017 年 2 月 10 日 16 时，重庆医科大学附属儿童医院（以下简称"我院"）液氧站因设备故障造成全院氧气大面积停气，为此，全院上下打响了一场"与时间赛跑、为生命筑堤"的抢险战斗。在李秋院长领导下，谭大兵副院长现场指挥及全院各级部门共同努力下，本次抢险任务顺利完成且有惊无险，保证了全院医疗秩序的正常进行，同时也为后勤管理处在医用气体管理中方面积累了宝贵的实战经验。

应急抢险情况

2017 年 2 月 10 日 16 时左右，我院手术室首先发现氧气压力告警（手术室压力告警为优先级 0.38MPa，其余为 0.3MPa）。后勤处设备监控组接到手术室氧气压力低的报警，技术员立即进行排查，发现液氧储罐压力为 0.4MPa，液位为 0.11m³，这两项指标均异常（每天 16:00 左右液氧储罐正常压力为 0.6 ~ 0.8MPa，液位应为 0.8 ~ 1.2m³ 之间），全院医用氧气供应濒临中断，技术员将发现的紧急情况立即向班组长作了汇报。

16时10分，设备监控班组长迅速到达现场，并将故障情况向后勤处负责人和后勤服务热线作了汇报，同时通知重庆朝阳气体有限公司紧急配送液氧及瓶装氧气，并根据应急预案流程启动1号楼、5号楼、6号楼汇流排（现有配置汇流排供应时间为：1号楼1小时、5号楼40分钟、6号楼1小时、手术室1小时）。由于我院汇流排分散在3栋楼4个地方，后勤处立即安排空调维保公司技术员8人配合医气维保技术人员切断液氧站供气出口阀，启用1、5、6号楼各汇流排，确保气体及时供应。16时20分

重庆朝阳气体有限公司技术人员、储罐车及瓶装气体运输车从该公司出发紧急赶往医院。重庆朝阳气体有限公司距我院35公里，途中穿过市区，预计需1小时30分钟到达。

16点15分，后勤处处长到达现场了解情况后，向后勤副院长作了汇报，后勤副院长立即赶到现场并亲自指挥，同时，院长也到达液氧站指导工作并作重要指示，确保危重病人的氧气供应。后勤副院长根据现场情况，以及液氧槽车的到达时间，决定紧急启动全院医用气体应急预案。

1. 后勤处办公室人员、班组长、各维保公司人员都积极投入到紧张的应急抢险工作中。

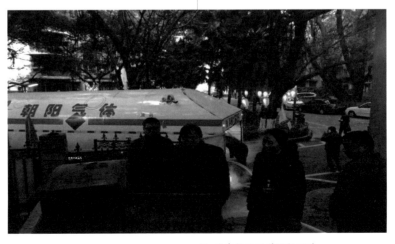

◎ 应急抢险工作现场照片

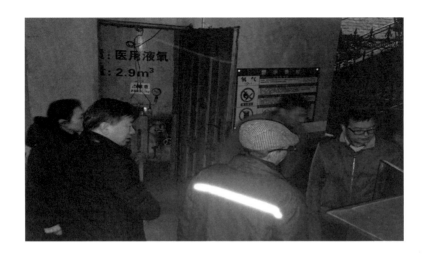

2. 护理部指挥各临床科室护士长启动本科室医用气体应急预案，有危重患儿必须使用氧气的必须及时通报。

3. 保卫科立即启用院内道路疏通应急预案，保障液氧槽车院内的绿色通道。

4. 后勤处通过电话对手术室、新生儿、ICU、层流病房等重点科室进行用气情况确认，手术室、ICU、层流病房等通过启用应急处理预案流程能保证科室应急运行，但新生儿一病区因有重症患儿使用呼吸机而必须保证氧气供应。

16时20分，确认用氧重点科室为新生儿一病房。后勤处立即安排爱玛客运送部向新生儿一病房调配瓶装氧气，做好准备工作，待5号楼汇流排氧气使用结束后供呼吸机患儿使用。同时，爱玛客运送部工作人员随时待命，为有紧急使用氧气的科室提供瓶装气体。

17点40分，后勤处接到重庆朝阳气体有限公司电话通知液氧罐车已到达医院附近，但因交通管制无法进入医院，保卫科立即协调交警开通液氧罐车来院绿色通道。

17时52分，重庆朝阳气体有限公司液氧罐车到达我院液氧站，立即采用液氧罐装车直接供气方式，保证临床科室应急供气，同时技术人员紧急检修液氧站储罐、阀门等设备设施。

19时23分，液氧站故障排除，气体供应全面恢复正常。

21时30分，完成了全院液

氧使用科室的氧气供应回访。

此次应急行动是我院液氧站自 2003 年投入使用以来遇到资源需求最多、涉及部门最广、风险程度最大的一次抢险任务。各部门人员快速反应，团结协作，表现出了良好的应急管理及处置能力。本次抢险为应急管理留下了宝贵的案例。后勤处将以此为契机，梳理完善应急预案，站在敬畏生命的高度，持续提升后勤应急保障能力。

应急预案

根据此次液氧站故障应急抢险中遇到的问题，后勤管理处立即对应急预案进行了修订和完善。

液氧站应急处置预案

（一）目的

为了应对医院可能出现的液氧骤停，避免和减少液氧事故的发生，并在事故发生后有效地控制和处理，尽量减少人员伤亡和财产损失，保证全院范围内的正常液氧供应。

（二）原则

出现液氧事故时，本着"预防为主，自主自救，统一指挥，快速反应、分别处理"的原则，实施快速有效的抢险抢修和处置，尽快恢复正常液氧供应状态，确保医院正常生产、生活秩序。

（三）适用范围

本预案适用于医院内液氧站或液氧主管道出现故障导致液氧泄漏的应急抢险。

（四）应急组织机构

医院成立液氧停供事故应急领导小组，下设应急抢修队。

1. 医院大面积停气事故应急领导小组

组长：院长

副组长：后勤副院长、医疗副院长

组员：医务处、护理部、后勤处、医气维保公司技术员、液氧供应单位技术员

职责：

（1）做好日常安全供气工作，落实安全生产责任制，防范大面积停气事故的发生；

（2）发生大面积停气事故时，及时做好停气应急工作，尽快恢复供气；

（3）根据大面积停气事故的严重程度，决定启动和终止应急预案；

（4）及时向上级报告事故情况，并向社会公布；

（5）必要时请求外力援助；

（6）领导小组组长是履行本预案规定职责的第一责任人。成员单位应在领导小组统一指挥下，各司其职，各负其责，通力合作，做好大面积停气事故时的应急工作。

2. 应急抢修队

队长：后勤处长×××××（夜间电话：手机）

副队长：物业科长×××××（夜间电话：手机）

设备监控组长：×××××（夜间电话：手机）

队员：医气维保公司技术员、液氧供应单位技术员

职责：发生事故时，组织人员实施救援行动；向指挥小组汇报事故情况，事后总结应急救援工作的经验教训。

（五）应急程序

1. 其他科室应急程序

（1）接到停气通知后，启动本科室应急预案。

（2）发生突然停气时，不管白天还是夜间立即拨打后勤服务热线×××××，后勤立即查询原因；并向院办汇报，周末、中午、晚上向总值班汇报，汇报停气情况。

2. 后勤部门应急程序

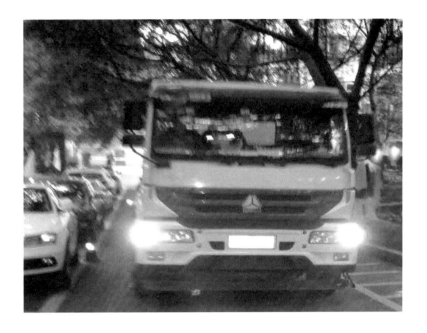

（1）液氧站出现气压低不能正常供气故障报警，设备监控组值班人员应立即到达现场进行相应处理，如不能解决故障，应立即通知班组长及其他供应单位进行维修。

（2）值班人员立即切断氧气控制台上的高压截止阀，启动汇流排供气，控制供气压力在 0.4MPa。同时要求配送中心准备瓶装氧气备用，并向设备监控组负责人汇报情况。

（3）设备监控组负责人应立即向后勤管理处处长汇报情况，并督促液氧供应公司处理液氧站的故障。

（4）由后勤管理处以 OA 紧急或电话形式通知临床使用部门，一般情况应暂停使用氧气，确保重要科室的使用，如：手术室、ICU、层流病房、新生儿及各科室的监护室等，同时向院办备案。

（5）如果液氧供应公司短时间无法修复液氧站故障，不能实现中心供氧，应启动重点部门专用汇流排，切断其与中心供氧的切断阀，如：手术室、ICU、层流病房等，同时对急用科室供应瓶装氧气。

（6）液氧站恢复正常后，由医用气体值班人员确认供气压力

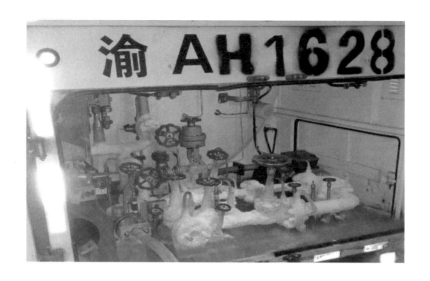

在正常值，满足供气条件后，向临床科室缓慢升压供氧。同时通知各临床科室检查用氧设备的开关状态。

（7）恢复备有专用汇流排科室的供气。

（8）故障恢复后，将故障原因、处理情况向后勤管理处处长汇报，并做好相关工作记录后存档，由后勤处处长上报医院主管领导。

（9）恢复供气后，应对汇流排备用氧气瓶进行更换，保证每瓶气体为满瓶（压力 15MPa）。

（六）应急保障

（1）应急小组成员应随时保证通讯畅通。

（2）日常做好供气管路、阀门的检查，发现问题及时处理。

（3）对维修人员进行培训，使之都能知晓应急供气及操作流程。

（4）医气维修人员实行 24 小时值班制度，并保证与各科室的联系，做到 24 小时随叫随到。

（七）持续改进

（1）做好记录。

（2）分析、讨论事故原因。

成果

此次氧气供应应急事件凸显出我院应急处置能力仍需改进的方面，也为我院提出了改进要求和目标。

（1）医院针对用气重点部位的认定仍需要快速有效的渠道和方式，确保在紧急情况下能有的放矢，保障重点。为保证用气安全，后勤处通过内部 OA 网络及紧急电话形式通知重点科室，如：手术室、新生儿、ICU、层流病房等。同时由护理部在护士长微信群紧急通知，未能及时回应的以紧急电话形式通知临床科室，做好应急准备。

（2）应根据液氧槽车从发车至到达时间为基准，储配相应的应急瓶装气体，确保汇流排的使用。根据重庆朝阳气体有限公司发车至我院的运送时间为 1 小时 30 分钟，因此，应在我院瓶装气瓶储备现有的基础上增加一倍的瓶装气体储备量。

（3）针对手术室、新生儿、ICU、层流病房等危重病人重点科室及临床科室监护室增加专用汇流排，可保证定点供应。延长重点科室的氧气供应时间（改造实施过程中）。

（4）针对液氧站的超低温、高压等特殊环境，以及较高的稳定运行要求，督促医气维保公司及重庆朝阳气体有限公司加强液氧站的运行管理，巡视检查，及时维护保养。

（5）强化信息技术的应用，对液氧站的远程监测、故障报警、气体供应异常等信息能及时掌握，做到防患于未然。将液氧站监测报警功能纳入我院正在实施的《医院后勤信息化综合管理平台》系统中。

中国医院协会后勤管理专业委员会开展走进西藏公益培训活动

　　2017 年 8 月 14 日至 19 日，由中国医院协会后勤管理专业委员会与西藏自治区卫生计生委共同组织的医院后勤公益培训活动在西藏自治区林芝市、拉萨市开展。

　　此次公益活动，由中国医院协会后勤管理专业委员会主任委员、四川大学华西医院党委书记张伟教授任组长，组员有：首都医科大学附属北京朝阳医院李德令副院长、江苏省中医院虞玉津副院长、四川大学华西医院华西天府医院筹备办谢磊主任、江苏省人民医院黄如春处长、上海交通大学医学院附属仁济医院金广予处长和山东聊城市人民医院池金凤处长等医院后勤管理专家。

　　此次公益行活动分为三个阶段。第一阶段由专家组成员实地考察林芝市人民医院，该院李仁军副院长和总务科卓嘎科长带领专家们依次参观了住院部病房、外科大楼、行政后勤等地并组织座谈会，针对医院的基本情况及后勤工作向专家们进行介绍探讨。

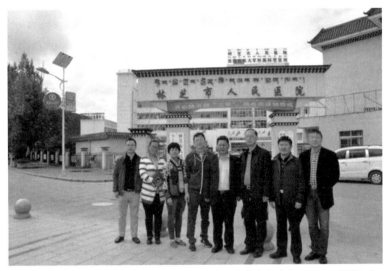

◎ 专家组成员在林芝市人民医院合影留念

8月17日，活动第二阶段：在拉萨市西藏宾馆举办医院后勤管理培训班。西藏自治区卫计委规划财务处吴翔天处长参加开幕式，来自西藏自治区的50余位医院后勤管理者参会。张伟书记在会上作医院后勤管理的主题演讲，从医院后勤管理的核心内涵、具体实践操作、发展新趋势等方面与参会学员进行了交流，激发了学员们对后勤管理工作的深入认识和思考，取得了良好的反响。小组其他专家分别从医院后勤精细化与信息化管理、节能管理、社会化服务、安全管理等方面进行了讲解，内容丰富翔实，学员们受益匪浅。

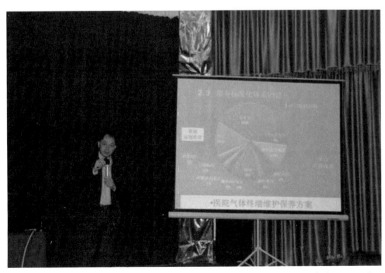

◎ 后勤专委会现任主任委员张伟作主题演讲

8月18日下午，活动进行到第三阶段：专家组成员前往西藏自治区第三人民医院实地考察，该院党委书记周羿生带领专家组依次参观了医院病房、消防控制指挥中心、食堂、配电房、洗浆间、液氧站等地。参观过程中，专家组成员与周书记进行了深入交流，针对该院后勤管理中出现的不足逐一指出并提出改进建议。

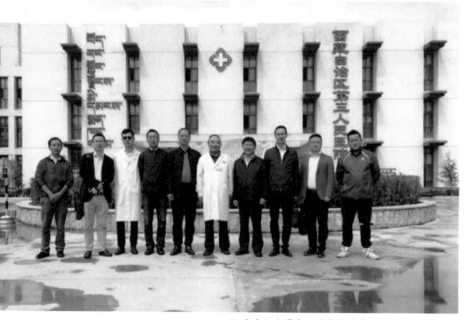

◎ 专家组成员在西藏自治区第三人民医院合影留念

医院后勤管理作为医院运营管理中的重要一环起着举足轻重的作用。在此次西藏自治区医院后勤公益培训活动中，专家们不辞辛劳，克服了高原反应带来的不适，通过对西藏自治区医院的实地调研、座谈和培训，对自治区医院后勤工作的现状和需求有了初步认识，并有针对性地开展了学术交流，胜利完成了本次培训活动。本次活动也是西藏地区首次举办医院后勤管理类的培训活动，在西藏自治区医院后勤管理史上具有重要意义。后勤专委会将在以后的工作中继续对西藏自治区医院后勤工作开展帮扶工作，为自治区医院后勤管理工作的提升和发展贡献力量。

筑梦前行 下篇

第五章 变革·行后思

张　伟　柴建军　谢　磊

第一节 医院后勤管理发展历程

"后勤"一词最早源于希腊文"logistikos",意为"计算的科学"。19世纪30年代,拿破仑的政史官A.H.若米尼在总结征俄失败的经验教训时最先使用"后勤"的概念,并以此作为军事术语。20世纪六七十年代,军事后勤管理的方法逐步被工业部门和商业部门借鉴,从而有了"工业后勤"和"商业后勤"。

在我国,"后勤"这一概念也是逐渐从军事术语拓展到各行各业。1978年,邓小平在全国科学大会开幕式上提到"我愿意当大家的后勤部长,愿意同各级党委的领导同志一起,做好这方面的工作。"随后,"后勤"这一概念被广泛应用,"医院后勤"也随之出现。"医院后勤"有广义和狭义之分。广义上,泛指医院临床一线工作以外的一切行政事务和物质保障事务,包括医院党政、财务、人事、宣传和后勤等各个方面;狭义上,主要是指医院的后勤服务和后勤保障。

后勤管理是医院管理系统中的重要组成部分,它由众多纷繁复杂的工作项目构成,既关系到医院医疗、科研工作的稳定运行与健康发展,又关系到患者就医的舒适体验。在医院,后勤工作是医患之间的重要枢纽，在医院现代化建设不断推进的今天，先进科学的后勤管理体系在整个医院管理体系中便显得更为重要，后勤服务的现代化程度能在很大程度上反映一个医院的整体现代化程度。公立医院作为以医教研为主的传统事业单位，以往固有的后勤工作模式已不能适应形势的发展，后勤改革成为必然趋势和客观要求。

随着现代医院管理模式的发展，医院后勤保障系统也逐步从"传统封闭自我配套"的自我保障模式，向"社会企业参与或承担"的开放模式转变，由粗放管理逐步向专业化、标准化、精细化、信息化、智能化、社会化的现代医院后勤支持保障管理体系转变。

第一阶段：供给型与计划型管理

改革开放前，我国医院均实行福利性后勤保障形式，采取由单位基本包办生活后勤的低标准供给制，为员工与患者提供低廉的服务。在 20 世纪 50 年代的供给制条件下，社会存在很大的供需矛盾，社会服务行业极其薄弱，无论是硬件设施还是服务管理，都满足不了医院日益发展的后勤需要。于是，医院后勤保障以自办为主，自成体系，形成了"小而全"的后勤配套服务体系，服务门类包括能源、交通、设备、房产、维修、绿化、伙食、通讯、家具、招待、托幼等，其服务规模因医院大小有所不同，但大都独立于社会上同类服务行业，是按照行政事业单位的方式进行管理的。在当时特定的历史条件下，医院的这种自办后勤模式存在其合理性与优势。

改革开放初期，后勤保障的管理职能与事务职能并未分离，管理人员均为经验丰富的基层技术工人。之后，为提高后勤工作的服务水平和管理能力，各医院逐步形成了较为系统的后勤事业行政型管理体制和后勤工作组织机构，并培养了一批后勤管理干部队伍，但从管理方式来看，总体上还是以粗放式的经验管理为主。

第二阶段：医院市场经济化阶段

改革开放后，我国社会、政治、经济格局发生重大转变，社会主义市场经济体制逐步形成。随着旧经济体制逐步改革，医院服务保障要求和员工患者的需求不断提高，封闭式行政管理模式的自办后勤体系的弊端也日渐暴露，人浮于事，管理粗放，技术能力低下等问题尤其突出，低效率的后勤管理必须改变。

随着国家职业教育体系的逐步正规化，一批有专业技术教育背景的人员进入医院后勤管理系统，医院也逐步意识到后勤管理的重要性。医院管理、后勤保障管理也逐步从粗放管理向统计管理、目标管理发展，管理人员从经验型向专业型转变，各个岗位均开始要求专业培训、专业资质、专业技术，各项工作都向着制度化、规范化的方向推进。

在全面市场经济的大背景下，为改变传统封闭式后勤的低效率状况，部分医院后勤保障服务单元尝试实行"经济承包责任制"。典型案例是膳食服务的改革。把"统得过死、包得过多"的单纯行政管理及吃供给制"大锅饭"的管理体制，初步转变为行政管理与经营服务相结合的管理体制，实行管理费定额承包，改革分配制度，实行奖金分级；而部分单元则实行"模拟企业化核算"，其典型案例是单位的三产公司、自办产业承包部分经营性、服务性职能，建立和完善各种经营服务实体，同时也引进了部分市场竞争机制，优化了管理结构和程序，强化了检查、监控、调节、导向职能。由于医院自身管理水平较低，虽然市场经济的引入提高了后勤人员的积极性和服务水平，但是也造成了利益至上、经济监管混乱的局面。后勤部门通过各种渠道开展创收，临床科室为了创收也开展了各类自我服务的创收活动，医生处方甚至可以开具"电饭煲"等日常用品，可见管理之混乱。总体来说，这个阶段的医院后勤管理仍然处于较低水平。

第三阶段：标准化、专业化、社会化管理阶段

1997 年党的"十五大"后，我国社会主义市场经济体制逐步完善，医疗保险制度、住房制度、社会保障等方面的改革逐步完成，单位不再包办一切。社会服务行业的迅速发展和完善，为医院引进社会优质服务来替代已落后的"小而全"的后勤成为可能。1994 年，我国开始尝试探索医疗体制改革的方向；1998 年，国务院颁布《关于建立城镇职工基本医疗保险制度的决定》，医疗体制改革正式进入组织实施阶段。

2000 年以后，随着我国社会经济水平的逐步提高，人民对医院服务的要求也越来越高，同时，许多医院开始了现代化门诊、病房的建设。中央空调、集中的医用气体供应等各类先进设备的运用，医院各类后勤管理与保障服务工作都有其独特的技术要求。随着医院现代化程度的不断提高，仪器设备、建筑设施、环境净化等的技术要求远远超过以前，也就要求具有专业化的管理人员加强专业技术队伍的建设。后勤人员的能力培训成为后勤管理的基础。

在此背景之下，医院后勤管理开始了标准化和专业化的探索。这一阶段，国内后勤管理主要是去国外学习医院后勤管理的先进经验，结合国情，同时借鉴先进宾馆和甲级写字楼的物业管理服务经验，着重探索现代企业制度和服务流程标准化的建立。同时，后勤工作开始实现专业化细分，如保洁、运送、工程、物流供应、绿化、餐饮、护工、电梯维护、导医等。

《中华人民共和国标准化法》是我国标准化工作的基本法，采用了国家标准、行业标准、地方标准和企业标准四级划分方法。标准化管理是对生产全过程中的技术要求、工作程序、岗位职责、操作方法、工作方法、管理规章等方面作出科学的统一规定，作为企业全体人员从事生产经营活动共同遵守的准则，实现对生产全过程的管理。简单地说，企业全面标准化管理就是在生产全过程和全体

职工中，制定和贯彻各种技术标准、管理标准和工作标准，以达到生产出优质产品及实现最佳经济效果的目的。企业标准化工作的范围已经从产品技术领域发展到整个生产管理领域，又从生产管理领域延伸到整个经营管理领域。实现企业全面标准化管理要求企业整个生产经营管理的每个过程、环节、工序、操作，每个部门、每个成员均用标准来指导工作。医院后勤保障部门的工作类似企业，但在当时许多标准并不完善，部分医院和物管企业开始逐步摸索后勤标准化管理。

在医院后勤管理水平不断提高的同时，医院后勤社会化也开始出现。国务院办公厅 2000 年转发了《关于城镇医疗卫生体制改革的指导意见》，正式提出"实行医院后勤服务社会化"；2001 年 7 月，国务院在青岛召开的"全国城镇职工基本医疗保险制度和医药卫生体制改革工作会议"上，再次提出"加快医疗机构后勤社会化改革"。

医院后勤服务社会化具有其必然性。首先是外部需求推动。随着社会的发展，人民群众对医疗卫生事业的发展不断提出了新的要求。国内各大医院为了满足人民群众日益增长的医疗需求，在医务人员、医疗设备、医疗技术等方面增加了投入。随着此类医疗核心业务水平的不断提升，对医院后勤保障的要求也不断提高。传统的医院后勤管理工作属于劳动密集型行业，需要大量人力完成，但医院工作人员编制受限，在此情况下，寻求社会化服务成为必然。其次，后勤服务社会化也是医院内部管理的需要。医院后勤管理水平与医疗质量和安全紧密相关，部分还具有较高的技术含量。在没有人员编制的情况下，从外部引入高水平、专业后勤管理人员的需求越来越迫切。

在我国香港和台湾地区，经济发展水平较高，医院后勤社会化取得了一定的成效。在香港，由政府专门的部门或相应机构承担医院房屋设施、给排水系统、空调和通风设备、电器设备设施、电梯、消防系统、煤气供应系统、医疗气体供应系统、园林绿化、垃圾处理等事务的管理，自动化程度高，专业性强，坚持所有人员持证上岗制度，减轻了医院管理的负担，保证了医院医疗工作的顺利进行。在台湾，医院将其非核心业务的大部分项目都外包给了社会服务公司，不仅包括洗涤、餐饮等后勤项目，甚至还包括了检验等医技项目。

在大陆地区，处于探索中的后勤社会化服务存在多种模式。主要有以下几种：一是"后勤服务实体或企业集团化模式"。该模式强调医院与医院、医院与社会的联合，组建服务集团，服务本地区或跨地区医院后勤。二是"专业竞标分类承包模式"。该模式的特点是将医院后勤服务分包，一家医院可以与数个专业化公司签定服务合同，逐步推进各项服务社会化。三是"整体委外模式"。该模式将医院所有后勤服务项目委托给一家服务公司管理。其特点是便于统一管理，整体协作。

上海是全国最早开展后勤服务社会化探索与实践工作的地区之一，早在 2000 年 8 月，上海市卫生局就下发了《关于本市卫生医疗机构后勤服务社会化改革的意见》。此后，上海市各三级医院积极响应，纷纷探索适合自身发展的后勤服务转轨模式。通过 10 多年的改革，2013 年，上海申康医院发展中心对全市 25 家市级医院后勤管理情况的调查结果显示，各家医院保洁、运送、保安、餐饮、绿化、被服洗涤、电梯操作等工作的社会化服务程度都已较高，但动力设备、水、电、通讯等维护保障方面的社会化程度较低，仅有 2012 年底新建成的瑞金北院、华山北院、仁济南院和六院东院实行外包，其他医院还是以自行维护或者部分单项外包加自行维护的管理模式为主。医院药品及耗材管理几乎全部由医院直接负责，没有外包。但从 2012 年底建成的几家新医院的情况分析，随着各家医院原有后勤服务人员的逐渐退休或现代化医院的新建，后勤服务全外包模式已开始成为医院后勤服务发展的新趋势。上海市医院后勤保障服务性岗位逐步社会化，如保洁、保安、运送、膳食、停车场、被服洗涤等劳动密集型服务或经营性较强的服务，均已完成社会化。经过近 20 年的发展，医院后勤的专业化物业服务公司也有了长足的发展；但面对医院后勤保障的核心运行服务或涉及安全的岗位，尚未实现专业的社会化改革，如配电、污水处理、医用气体、医疗设备管理等。

2015 年，某单位对全国范围内的医院后勤服务社会化进行了调研。数据显示：其中有 14% 的医院完全将后勤服务外包，其余医院有 75% 将后勤中的部分内容交由服务供应商管理，总体来看，社会化程度逾 90%。从社会化外包的具体项目排名上看，位居前十名的外包项目为：保洁、保安、护工、洗涤消毒、餐饮、电梯驾驶、运送、绿化、医疗废弃物回收和商店。

由于行业竞争加剧，调查数据分析显示：近一半以上的院方更加偏爱用两家或两家以上后勤服务企业，避免一家独大。其中，2015 年引进"多家企业"机制的医院占 33.66%，比 2014 年上升了 8 个百分点；而采用一家服务企业的只有 36.42%（2015 年），比 2014 年减少 7 个百分点。可以预见，随着服务企业的迅速崛起和数量的剧增，未来行业的竞争将会进入白热化。

医院后勤社会化已经成为目前医院后勤管理的必然趋势。首先，医院后勤社会化有效降低了后勤运行成本。传统的医院后勤管理全由医院管理机构负责，在这种管理模式下，机构臃肿、人员冗杂、工作效率低下，这不仅使得后勤管理运营成本增加，也存在严重浪费资源的现象。其次，后勤社会化提高了管理效率。实现医院后勤服务社会化后，通过利用专业机构的优势，一方面，可以简化组织结构，大幅缩减编制；另一方面，工作人员也更加专业，可改善医院后勤服务效率，提高后勤服务质量，节约后勤运行成本。最后，后勤服务社会化能够有效降低医院后勤管理风险。医院后勤管理过程中也会面临各种各样的风险，常见的风险包括：用工过程中的劳务纠纷风险，因电压不稳、氧气供应异常等引起生命支持类设施设备故障的医疗事故纠纷风险，医疗废弃物、废水排放等管理不善导致的环保处罚风险等。通过服务社会化，以上风险将会由服务提供商与医院共同面对，部分风险和纠纷将由服务提供商承担并着手解决，从而降低了医院后勤管理的风险。

医院后勤服务社会化虽然有诸多优势，但是同样也面临着一系列问题。首先，合格管理人员引入难。后勤服务提供商在选择管理人员时，出于团队稳定性的考虑，需要更多的本地管理人员。尤其是经济欠发达地区，医院后勤管理人才积累与沿海发达地区存在一定的差距，出现了人才短缺的现象，导致了后勤服务提供商的管理人员流动过快，在一定程度上制约了服务的持续提升。其次，医院监管责任重，难度大。在选择了后勤服务提供商后，并不意味着医院对于后勤管理可以完全放心，反而在对服务提供商的监管上必须投入更多的精力。在应对社会化的形势下，医院后勤管理部门必须转变角色，完善管理制度、调整组织结构、明确监管职责，从过去的"服务型"职能向"监管型"职能转变。如何有效地对服务提供商进行质量督查与管理、保证和提高服务水平，是医院后勤管理部门需要高度重视的问题。最后，医院对后勤服务的直接掌控能力变弱。医院后勤服务社会化后，由原本的"自管"模式变成了"托管"模式，后勤服务将完全依赖于服务提供商，医院对后勤服务的直接管控能力从一定程度上会削弱。医院推行后勤服务社会化的目的是提高后勤服务水平，但服务提供商无论如何都回避不了作为商家的初衷就是获取利润，如果在某一举措上造成利润的降低，服务提供商就可能会消极怠工。如何加强直接掌控，一方面应该在监管上下功夫，另一方面应该在服务合同中加以约定。

总之，医院后勤服务社会化是未来的发展趋势之一，如何借助服务提供商为医院后勤提供强有力的保障，可以从以下四个方面进行思考。第一，应充分分析自身条件，选择合适的社会化模式；第二，在选择服务提供商之前，针对自身需求，进行充分的考察和调研；第三，在标书拟定和合同签订时，需要对重要环节或事项做明确约定，避免合作过程中责任不明的情况发生；第四，加强监管，医院后勤管理部门需加强对服务提供商的考核，遵循 PDCA 的工作机制，督促服务提供商为医院提供优质的服务。

第四阶段：全质量管理与后勤信息化、智能化

（一）全面质量管理与医院评审

2010 年以后，随着医院后勤管理水平的逐步提高，部分医院开始尝试与国际接轨的后勤全面质量管理工作，主要是以各类医院评审为主要特征的后勤管理水平提升，包括美国的 JCI 评审、德国的 KTQ 评审，以及我国卫生行政主管部门开展的等级医院评审及复审工作。

JCI（Joint Commission International）认证是美国医疗联合会发布的医院评审标准，是新时期医院发展的新要求。第五版 JCI 评审标准分"参与评审的要求""以患者为中心的标准""医疗机构管理标准""学术型医疗中心医院的标准"四个部分，共有 400 条标准、2000 个测量要素。与后勤管理方面相关的章节主要有：质量改进和

病人安全（QPS）、感染预防和控制（PCI）、治理领导及管理（GLD）、设施管理与安全（FMS）、人员资质与安全（SQE）、信息管理（MOI）六个章节。JCI认证中涉及医院后勤的内容有安全与防护、有害物质、应急管理等。

（1）安全与防护。医院的建筑物、地面和设备不会给患者、员工和探视者造成伤害或带来风险；防止丢失、破坏、篡改或未经授权进入或使用的保护手段。

（2）有害物质。放射性及其他物质的处理、存放和使用应得到控制，有害废弃物要安全处置。

（3）应急管理。制订应对流行病、灾害和突发事件的计划并能有效实施。

（4）消防安全。保护财产和人员远离烟火。

（5）医疗技术。技术的选择、维护和使用应能降低风险。

（6）公用系统。维护水电及其他公用系统，将发生运行故障的风险降到最低。

JCI认证使科室制订持续改进和提升的计划、措施，坚持JCI标准不降低、要素不减少、流程不走样，保证工作质量、医疗安全持续改进和提高，促进后勤硬件建设，各项管理规范化、制度化，这才是JCI认证带给我们的后续效应。

2004，年德国健康保险联盟、德国医学协会、德国医院协会、德国护理协会和德国医师协会联合成立了第三方医院评审机构——德国医疗透明管理制度与标准委员会（Cooperation for Transparency and Quality in Health Care），简称KTQ。KTQ成立后，以PDCA循环模式来规范医疗机构各个部门的组织和管理，建立以患者为中心的医疗机构质量管理体系。

（二）医院后勤信息化与智能化管理

20世纪90年代后期，精益管理理念自工业管理引入医院管理，过程控制、量化决策、PDCA管理环路、持续改进等管理方法成为医院管理的主流，医院后勤保障系统也因此着手进行以服务流程标准化、数据可采集统计、过程可监管为目标的信息化系统开发设计。随着信息技术的高速发展，我国医疗卫生行业信息化建设经历了最初的单机系统、内部局域网系统到网络信息系统、远程医疗等多个阶段，目前已进入到整体规划、全面建设和广泛应用的新阶段。各种医疗信息与管理系统的大规模应用，极大地提高了医务人员的诊疗效率，促进了医院管理的科学化、规范化。我国医院后勤的信息化建设起步较晚，且医院重视程度不够、投入不足等原因导致发展滞后，大多还处于初步建设和发展完善的阶段。

2008年以后，随着医院后勤管理水平的不断提升，一些医院开始尝试医院后勤信息化管理。初期的后勤信息化主要集中在设备设施监测结算，主要是利用电力、暖通等行业的远程监控技术，实现对医院设备的远程监控，如电力系统后台集成系统，楼宇智能控制系统等。这一阶段的显著特点是系统独立分散，智能化水平较低，而医院后勤管理人员未接受过相关培训，往往在建成后得不到很好的使用。

2012年前后，国内部分具有前瞻性的后勤管理者开始尝试后勤设备监控的全面信息化，其中比较具有代表性的是上海交通大学附属仁济医院、华西医院温江院区、江苏省人民医院等，这些医院开始将后勤重要设备设施（如电力系统、楼宇智控、锅炉、供水、医用气体、消防等）进行集中监控，提高后勤保障系统的能力。

2013年，国家卫计委规划信息司启动委属委管医院能耗监控平台建设项目，中国医院协会后勤管理专业委员会负责编制了《医院能耗系统监管平台运行管理导则》，这是全国医院后勤信息化建设的起点。2014 年底，中国医院协会后勤管理专业委员会与台湾地区部分医院共同召开了"首届海峡两岸后勤信息化论坛"，这成为了医院后勤信息化管理全面开展的标志之一。三年来，为适应新时期医院后勤服务内容和管理模式的转变，实现快捷、全面、高效的管理，全国医院开展了各类后勤信息化平台建设的探索，一些以医院后勤信息化为专门业务的公司，开始利用移动互联网技术的高速发展和智能终端普及应用的基础条件，开发了基于 PC 端和移动端的后勤综合运维管理平台，加强后勤管理和服务过程中的信息获取、校验和控制，促进后勤管理流程规范化，提高后勤的管理水平和服务质量。

推广医院后勤智能化管理平台的建设和应用，不仅为医院建筑设备运行、后勤业务管理提供了技术支撑，也为医院后勤管理转方式、转机制提供了改革思路。应用后勤智能化管理平台，选择市场上优秀的设备运维服务企业，运用"互联网 +"的方式，将加快推进医院走建筑设备运行维护标准化、专业化、集约化管理之路。医院后勤智能化平台的应用，不仅提高了设备管理质量和管理效率，也使集中投入、统一管理的集团化管理模式成为可能。智能化管理平台与物联网、云计算、大数据分析技术相结合已经成为趋势，将医院后勤管理智能化平台与医院业务管理平台进行资源共享和数据库共享将会形成优化组合，产生聚合力，从而使医院管理发生巨大改变。

医院后勤智能化管理平台的应用给医院后勤管理带来的主要转变，首先体现在为管理构筑了有效的数据支持系统。医院通过搭建符合后勤管理特点的智能化平台，完成了对后勤管理的实时化、可观化，使管理有据可循，从而实现绩效考核，促进工作持续改进，提高后勤管理安全性，助力医院总体目标实现。其次，医院能够依托智能化平台制定可量化的考核指标和标准。智能化平台得到的各类管理数据与医院自身后勤管理的实际相结合，使医院能够量化考核指标和标准，搭建切实可行的绩效考核模型，从而实现对不同岗位员工，相同岗位不同属性的员工进行一体化考核，医院也打破原有固化的"岗位职位＋年终小结"的考核管理制度，实现动态监控机制。再者，智能化平台的引入使医院后勤管理形成持续反馈促进机制。医院后勤管理庞大、烦琐、复杂的工作通过信息化手段实现了所有工作的闭环追踪。通过信息化手段将设备信息、维修信息、耗材信息、服务信息、满意度信息串联成为一条闭合的管理链条，实现了有序、高效、高质量的管理。与此同时，对后勤运维中产生的大量数据进行精准有效的提炼和分析，可为医院管理层提供科学、准确的管理指标，实现循证管理。

总之，随着产业的升级和转型，未来医院的后勤必然从劳动密集型向科技型、内涵型转变，需要更多的信息化手段、智能化机器替代劳动力成本，同时也将促进第三方服务企业信息化管理水平的提升，使后勤服务企业与院方建立更加稳定的、高效的合作，共同打造现代化中国医院后勤管理的全新模式。

第二节 新形势下医院后勤的 战略目标和任务

在 2016 年全国卫生与健康大会上，中共中央总书记、国家主席、中央军委主席习近平指出：要把人民健康放在优先发展的战略地位，以普及健康生活、优化健康服务、完善健康保障、建设健康环境、发展健康产业为重点，加快推进健康中国建设，努力全方位、全周期保障人民健康，为实现"两个一百年"奋斗目标、实现中华民族伟大复兴的中国梦打下坚实、健康基础。2016 年 10 月 25 日，中共中央、国务院印发《"健康中国 2030"规划纲要》，为今后 15 年推进健康中国建设提出了行动纲领。针对医疗机构，纲要提出，"通过健全全民医疗保障体系，深化公立医院、药品、医疗器械流通体制改革，降低虚高价格，切实减轻群众看病负担，改善就医感受"。

医院后勤管理面临的新形势

医院是医疗保障服务的最终承担者，城市公立医院综合改革是深化医药卫生体制改革的一项重要任务。2010 年国家联系试点城市公立医院改革启动以来，各试点城市积极探索，改革取得明显进展，积累了宝贵经验，奠定了拓展深化改革试点的基础。但是公立医院改革是一项长期、艰巨、复杂的系统工程，当前还存在一些比较突出的矛盾和问题：公立医院逐利机制有待破除，外部治理和内部管理水平有待提升，符合行业特点的人事薪酬制度有待健全，结构布局有待优化，合理的就医秩序尚未形成，人民群众就医负担依然较重等，迫切需要通过体制机制改革逐步加以解决。2017 年 2 月，中共中央政治局委员、国务院副总理刘延东在北京协和医院调研座谈时强调：要深入贯彻全国卫生与健康大会精神，以人民健康为中心，坚持公益性方向，深化公立医院体制机制改革，加快建立现代医院管理制度，提高服务能力和运行效率，筑强健康中国服务保障网。这为城市公立医院的改革和发展提出了具体的目标和任务，其中要求加快建立现代医院管理制度则对医院管理提出了新的要求。医院要在有限的资源配置下，满足日益增长的医疗服务需求，医院管理水平、质量的提高以及成本的合理控制日臻重要。

医院是具有最复杂功能的机构，最终提供的服务性产品是医疗技术的专业性服务，但在其后台，是一个具有全天候、高度专业性和复杂性的运营管理系统在运行支撑。作为医院的一个重要基础保障系统，后勤服务效率和质量直接关系着医院整体服务和成本水平，是医院综合竞争力的重要组成部分。由于长期以来，多数医院领导者更关注医疗技术专业水平的提高而忽略了医院后勤的管理和发展，以至于以往医院领导班子对后勤的定位不清、战略目标不明确，后勤管理者与员工对自己工作岗位的价值不认同，后勤普遍存在组织管理架构臃肿，部门职责不清，协调不力，管理方法落后，人员文化水平低，技术老化，服务品质和效率低下，运行成本高等问题，不仅无法为医院的运行和发展提供足够的支撑保障，反而成为了重要的制约因素。因此，医院后勤现代化建设是医院现代化建设的重要组成部分，是医疗、教学、科研等各项工作的基本保障。

医院后勤现代化建设的目标是通过提高标准化管理水平、培养专业化管理人才、加强信息化建设、引入社会化竞争机制、开展后勤管理研究等措施，促进后勤自身管理水平和服务水平的不断提升和可持续发展。医院加强后勤现代化建设，有利于医院为广大患者提供优质的医疗服务，提高人民的整体健康水平；有利于保障医疗服务过程中的质量和安全，特别是院内感控、医疗设备、医用耗材的安全等方面；有利于控制医疗成本，降低医疗费用支出，促进医疗卫生体制改革的顺利开展。

医院后勤管理战略目标

"战略"一词源于军事概念，基本含义是战略指导者基于对军事斗争所依赖的主客观条件及其发展变化的规律性认识，全面规划、部署、指导军事力量的建设和运用，以有效地达成既定的政治目的和军事目的。现代战争把后勤排于战略、后勤、战术等三大战争科学分支的第二位，可以认为现代战争的关键就是后勤保障。

医院后勤的战略目标就是用来解决后勤现状问题、提高医院运行效率、顺应医疗健康发展趋势的一系列综合的、协调的约定和行动。现代医院后勤管理的战略目标是要建立分工合理、协调的组织机制，运用科学化管理手段，建立专业化、标准化、信息化、智能化、社会化的现代医院后勤支持保障体系，并关注后勤服务的投入与产出，探索后勤服务创新管理模式。分工合理、协调的组织机制解决后勤管理架构问题；科学化管理手段是利用现代管理学工具，解决后勤管理的方法问题；专业化解决的是后勤缺乏专业技术人员的问题；标准化解决的是后勤工作无可衡量、可量化标准的问题；信息化、智能化是利用现代科技手段提高后勤支持保障能力；社会化是应对将医院后勤服务项目与社会第三方服务机构进行行业接轨，通过购买服务提高医院后勤保障服务水平；关注后勤服务的投入与产出是解决经济效益问题；服务创新是要求后勤应顺应医改和时代发展的格局，不断调整工作。

医院后勤管理任务

2016年，全国卫生与健康大会和《"健康中国2030"规划纲要》，对医院管理和运行提出了更高的要求，医院后勤必须顺应医疗健康发展趋势，通过运用现代管理理念和方法，结合医院后勤管理工作中的有效方法和市场经济的发展规律，有组织地协调各方面的人力、物力、财力，来满足临床一线在医疗、教学、科研、发展等在正常工作上的需求，这是后勤最基本的任务。医院后勤在平时支持保障工作始终离不开三个主要方面的任务：第一是常规的运行支持保障工作；第二是科学地执行新任务，包括新设备物资的采购和安装、建筑的新建与改扩建、创新性任务的研究执行；第三是安全保障、应急性事件的应对与处置。

（一）常规运行支持保障

常规运行支持保障的目标：保证医、教、研、管和后勤部门自身的高效运转；保障医院业务发展供应需要；保障医院设备设施、硬件软件、环境的安全，处于正常的工作和待命状态；保障环境处于科学、合理的状态，使工作人员和病人及家属体验到舒适；在运行支持保障过程中达到有效、安全的同时还要经济节约，并引导一线人员注意经济节约。

要实现这个目标，就必须把支持保障的所有工作以动作管理为基础进行分析，使其标准化、科学化、规范化；将服务转化成可量化、可分割、可衡量、可评估、可完善的科学化管理体系（如图1）。

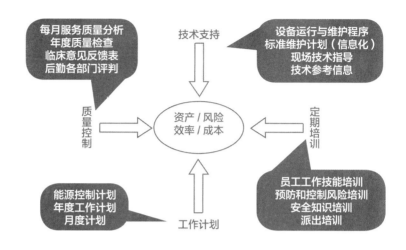

◎ 图 1 后勤服务管理体系

（二）科学地执行新任务

科学地执行新任务，包括新设备物资的采购和维护、建筑的新建与改扩建、创新性任务的研究执行等。

设备物资的采购需要进行科学的规划和论证。比如设备的购买，不是无条件地满足一线的需求，而是要考虑设备服务对象的需求、使用效率、价格、运行成本、维修成本、物价标准与社保支付，以及学科发展等因素。否则，很多设备购买回来后只满足了个别专家的需求，而在临床、科研或教学的实际使用中效率低，造成浪费。

建筑物的新建与改扩建更是要进行总体规划。设计时就要考虑到未来的发展、科室的分布、学科的发展对空间的需求、就医流程、运行保障、维修维护保养、成本与节约等。所以，建筑设计院在设计医院建筑时，既要体现其共性，也要根据各医院的实际情况，医院的总体发展战略、学科发展方向、就医流程、后勤支持保障管理的要求来体现个性化的设计需求。

随着医院管理水平的提高和医院业务的发展，对后勤的服务需求也在发生变化，后勤部门要调整自己的管理结构和服务模式，建立新的服务体系，不断进行创新和变革。

（三）应急事件的应对与处置

在医院的安全管理中，常想到的是防火、治安等环境管理的安全，现在有的医院也开始重视医疗质量安全和职业健康安全。其实，医院的安全是一个完整的管理体系，将医疗质量管理体系、环境安全管理体系和职业安全健康管理体系结合起来，充分调动医院内部各部门和系统，与医院外部各相关部门和系统进行有效配合，实现医院安全的综合控制。

从宏观方面来看，医院安全包括硬件和软件两部分。硬件包括建筑与建筑结构、建筑物的非结构部分、建筑物的设施及系统、动力运行支持保障系统、医用设备、医用材料、环境布局等；软件包括医院的战略管理能力、文化管理能力、知识管理能力、基础管理能力、质量管理能力、应急管理能力和应急救援能力等。

要实现医院的安全，必须对硬件和软件进行综合、全面、系统、全员的管理。设备设施、材料、环境的建设相对于软件来说更易保障其安全状态；而软件部分即管理的理念、管理的文化、团队的文化、员工的观念的建立，管理制度与流程、医疗服务制度与流程、支持保障制度与流程的建立与执行就要困难得多。也就是说，要保障医院的安全就必须建立新的"大安全理念"（如图2）。

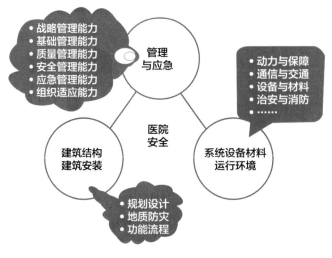

◎ 图 2 医院安全管理体系

医院安全体系建立后，要求培训全员树立居安思危的理念。全员在各自的岗位上自觉梳理各种可能发生的危害、危险，灾难事件发生后的应对方式，建立应急管理体系并演练（如图3）。

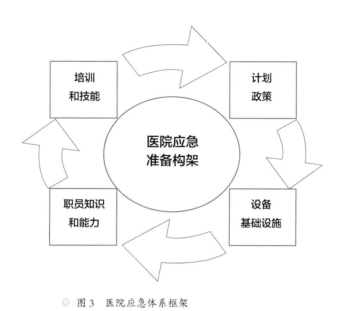

◎　图3　医院应急体系框架

医院的安全应急体系的能力反映在平时细致的基础管理，各种预案的编制与演练，可能发生事件或灾难的预见，别人发生事件后自己的反思与检查上。

第三节 医院后勤管理工作核心理念

服务管理理念

（一）服务管理理念的建立

从中国产业划分来看医院管理理念的变革。中国产业划分为：农业、工业流通业和服务业。

教育、科学研究、卫生均属第三产业，即服务业，我们应改变过去事业单位的观念，用服务、经营、营销、全成本等观念来看待医院。

在很多医院都有以下现象，虽然医院后勤及后勤人员不受重视和理解，但从管理层到医教研部门的人都要"让他们三分"。因为他们掌握着"资源"，而其他人又需要这些"资源"。不愿意"惹"后勤人员的另一个原因是认为这些人素质低，无理想，无发展目标，不讲理等。

其实，这种认识大错特错。后勤人员是与其他部门、岗位人员相同的人；唯一的差别就是分工不同。后勤是医院很重要的部门，每一个岗位都很重要。他们需要，也应该得到尊重和认同。

后勤员工管理着医院的每一栋大楼、每一台设备、每一个设施、每一盏灯、每一张纸、医院的一草一木等。让自己管理的东西保持最好的状态和良好的运转，这是后勤员工的责任和义务。当设备物资供应得到满足，运行保障体系运转良好，环境优美而舒适，其他部门人员不用费心便能得到工作所需，这就是后勤人员最大的快乐。

对别人来说是服务，对后勤员工来说，是主动工作。所谓主动性就在于总结平时的工作，将一线的需求进行归纳、分析，预见性地进行支持保障。

（二）从服务角度出发的组织架构变革

在医院后勤管理中，组织架构一定要与后勤管理的战略目标一致。当管理中遇见各种困难或团队不能合作、协调时，就应对管理的架构进行分析和思考。

传统的后勤管理架构（图4）是以管理的职能进行设计的，这种设计方便管理。新时期的医院管理是以服务为导向，后勤履行的是服务管理职能（图5），方便一线。把服务于一线的职能部门、科室、工种重新进行组合，集中管理，面向一线服务，一线员工只需要一通电话便能解决自己的后勤支持保障问题。这是从管理到服务管理最大的改变。后勤与其他联系紧密、相互依靠的部门、科室进行整合，可以方便工作协调和管理，如把基本建设科与后勤分管动力运行系统的班组进行组合；把动力运行的水、电、锅炉、制氧等工程师前移到基本建设科，参与设计和施工，既解决了基本建设科人力不足的问题，又解决了设计中设计人员不了解使用、运行中问题的局限，同时也解决了修建完成后基本建设科与使用、管理科室的移交难题。

从成本控制的角度出发，医院后勤服务管理应引入经营理念。也就是说，后勤服务管理中也应进行全成本核算。一方面，后勤自身的服务活动应进行全成本经营性的核算或虚拟核算；另一方面，在服务过程中不是一味地满足一线的需求，而应对需求进行分析、论证、核算，要引导一线的需求，向着医院的总体规划或医院的战略或总体管理理念转变。

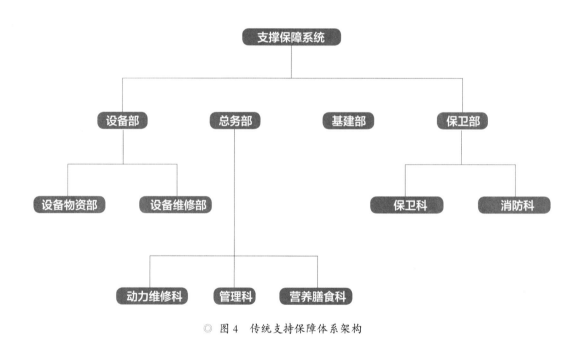

◎ 图 4　传统支持保障体系架构

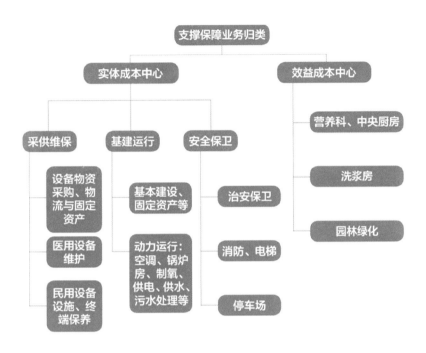

◎ 图5 华西医院2007年改革后，以服务为向导的后勤组织框架图

团队文化理念

医院后勤支持保障系统及支持保障人员得不到医院管理层和其他部门的重视与认同，这已成为"常识"。这种习惯性的认识影响着管理者的决策和支持保障人员的认识和行为。"兵马未动，粮草先行"是兵家常识。后勤的服务管理直接影响着医院的发展。

从非营利性医院的财务指标看，也体现了后勤管理的重要性。特别是在医疗体制改革，服务收费进行严格管理：药品零加成、单病种费用推广、大型设备检查收费控制、医保和保险对费用的控制等，使医院的收入利润空间变窄，支出和成本的控制就显得尤为重要（如图6）。

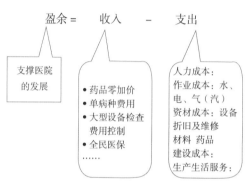

◎ 图6 非营利性医院财务指标

要建立一支优秀的医院后勤支持保障团队，首先应从这个团队的精、气、神抓起。认同他们，激励他们，让他们释放出潜能。能量的大小不是以文化程度的高低为评价标准，而是以沟通性、团队性、创新性、科学性、意志力、内省力、执行力、自信心、责任心、价值感等为标准（如图7）。

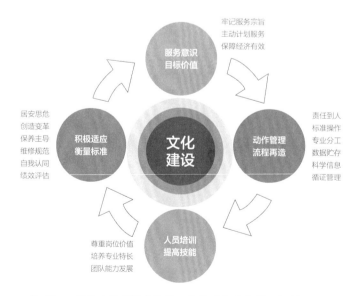

◎ 图7 医院支持保障系统核心价值观与平衡管理机制

（一）对后勤员工及后勤岗位的认同

后勤重要性的第一体现便是后勤员工的重要。他们的平均文化程度虽低，但他们的素质很高，能力很强。他们在各自的岗位上都是佼佼者。不论是保洁、厨师、还是管道工，医院均离不开他们。如何将这些员工转换成医院的财富，就体现了管理的文化和管理的水平。只有好的管理才能使员工成为最有价值的资产，相反，不合理的管理会使员工成为负担！

在医院后勤管理中，要让后勤员工知道他们的重要性和岗位的不可或缺性。管理者应做到：欣赏每个员工的自身价值；相信员工在各自岗位上能尽自己最大的努力工作；赞扬员工的成绩；接受各个岗位的价值；最后发现并组建或培养一支可以实现愿景的成功团队。

（二）员工的自我认同

在医院后勤管理中，首先，分部门、分工种组织骨干人员讨论存在的问题和要把工作做好需要做哪些方面的改进——头脑风暴（brainstorming）。倡导每一个员工有想法就讲出来——SPEAKOUT。每一个建议都记下来，论证其可行性。

把自己了解的、掌握的知识在团队中进行分享，传递到团队中去，这是一件无比快乐的事。员工们认为：不能只关注我的双手，而不关注我的大脑，这是一件让人伤感、失望的事情。

一个优秀的管理者总能激发出员工的潜能，鼓励员工带着问题的解决方法上报，从而形成一种文化：问题不能上交，这是不负责、推卸责任的表现；应带着问题的解决方案上报。形成一种员工敢于面对问题的文化氛围。敢于面对问题，就敢于想办法解决问题。管理者要有这样的理念：不能因员工犯错误而受处罚，而是因为违反制度受处罚，违反统一规则受处罚。因为有些错误是因员工不知道如何去做，又不知道尝试新问题解决的路径和规范而犯的。

所以，每一个部门或工作的变革若没有具体岗位的人员经验总结，外行难以理解其中的奥秘，依靠一线员工进行的变革才是真正的变革。

（三）团队学习能力与自我反思能力

团队学习能力障碍反映在多个方面，除了自己主动学习外，特别突出的是在内部互相学习的障碍，不能取长补短，保守，不交流；其次，在外出学习参观过程中，总是戴着有色眼镜看别人，用己之长比别人之短，或是走马观花不求甚解；再者，自己做出一点成绩就沾沾自喜，目空一切，看不见自己的缺点和不足。群体内成员要信任别人，也要信任和了解自己。群体成员之间要开诚布公，要提高成员相互的自尊心并建立能主动沟通的基础。

团队学习能力障碍最主要的原因是管理团队的理念。"路线方针决定以后，干部就是决定因素"。一个管理者能否把自己部门管理好，最简单的检验办法就是能够把它讲清楚。在医院后勤内部开展交流会，从分管副院长、部（处）长、科长、工程师和技术骨干到任何有想法的员工，轮流演讲自己对工作的思考、想法、心得体会，是提升后勤管理水平、促进变革最基本的方法。

派出开会或参观学习的人员回来以后必须在内部作交流，讲出别人的优点，对自己的工作进行反思。古人云：三人行，必有我师焉；行万里路，破万卷书。要秉承虚心的心态，每一个人，每一个单位，既然存在，就有优点和存在的价值，哪怕只有一点可取的地方，我们也要学习。

要学习，就要有开放的心态，要认识到自己内心有容纳知识的地方或自己有需要学习的地方。所以，在团队中要培养部门、个人反思的习惯。

循证管理理念

（一）循证管理的起源和基本思想

1991 年，加拿大戈登·盖亚特（Gorden Guyatt）教授率先在美国医学会杂志（The Journal of the American Medical Association, JAMA）上提出"循证医学"一词。随着临床医学和社会的飞速发展，对循证医学的认识在不断深入，并逐渐发展到教育学、信息学、工程学、经济学、管理学等学科领域。循证医学和循证管理两个领域在文化、研究基础和决策过程等方面存在着较大差别，但循证管理比循证医学更困难。因为管理的主体是企业和组织，他们之间的差别包括行业上的差别、规模上的差别和文化上的差别等，很难有相对的一致性。普适性的自然科学通过大量个体做对比试验的做法，显然很难适用于循证管理。

"循证"是搜寻、遵循最佳证据的意思，循证管理的中心思想就是要把管理决策和管理活动建立在实证的基础之上，通过收集、分析、总结和应用科学证据，结合企业或组织的实际情况，对组织结构、资源分配、运作流程、质量体系和成本运营等做出决策。循证管理将建立在最佳科学证据之上的科学管理原理转化为组织行为，管理者的组织决策则基于充分的社会科学和组织行为研究成果之上，而不是个人偏好和经验。简单来说，循证管理就是遵守科学依据，利用更合理、更深入的逻辑和事实案例，得出正确的决策。

（二）循证管理的基本特征和关键点

循证管理有三个基本特征：第一，基于事实的决策。循证管理在决策时应首先搜寻相关证据，而不是照搬别人的做法，同时，管理者可以有主观的、个人的观点，但事实则必须是客观的。第二，重视执行。循证管理需要获取事实数据和案例，并将其作为行动指南。第三，关注学习。循证管理需要不断学习、试验、收集证据。学习包括管理者的学习和所有组织成员的学习，除了从成功案例中学习，也应从失败的错误中学习和总结。

　　循证管理的关键点。"如果决策是根据事实证据来制定的，那么，任何人所提供的事实依据应该具有同等的效力；假如决策是根据某人的经验或意见来制定的，那么，本人的意见就要增加更多的权重。"詹姆斯·巴克斯德尔（James Barksdale）这句话说明了循证管理实践的关键点之一是使用证据改变权力的动能和结构。如果大家照着循证管理方式来做事，管理人员的权利和普通员工应该一致，管理人员就可能失去他们的地位，这是组织中有时最难以突破的。循证管理的另一个关键点是克服"只想听好消息"的心理倾向，然后扭转这种心态。如果要实施循证管理，就一定要习惯听真话，因为如果在问题出现的早期就了解了事实真相，那么就有足够的时间去改善。要做到这一点就必须让团队中的每个人都建立一种敢于面对自我、敢于挑战自我的思维模式。对问题或常规提出不同的建议或新的即使是不成熟的想法或处理方法。第三个关键点是正确评价和使用各种管理理念与知识。市场上充斥着太多管理理念和知识，几乎没有任何人可以吸收和消化。执行循证管理的最大阻碍是人，是心理健康的、对自己的天赋和成功前景存在自大看法的人。过度乐观会降低人们的风险意识，甚至看不到风险。有时跳出圈子置身局外的判断，可能会更加客观。要学会总结和完善以往最佳实践，才能在平台上不断创新。第四个关键点是使用健全的逻辑和分析。很多经理人都想学习别人的经验，但是，只学习成功案例而忽略了对失败案例的分析。在正确评价判断各种管理知识和理论的前提下，必须密切注意问题的逻辑和推论。要避免这种错误的产生，就必须投入更多的精力，关注那些失败的企业及其经营不善的原因。

（三）医院管理实践中的循证管理

当面对目前"流行"或"理所应当"的管理方式和理论时，如果没有依据或证据做出管理决策，很容易就会成为"跟风"或"顺其自然"的管理决策者。特别在大量的管理书籍、杂志、专家都在鼓励和赞扬一些做法时，作为实践者很容易变成它们的追随者。这时，如何从这些繁杂的信息中去伪求真，正确地做出决策，对于组织的生存发展至关重要，而循证管理正是达成这一目标的有效手段。循证管理在医院管理中的几个要点包括：（1）克服经典理论、习惯做法在思想上的障碍；（2）完善纷繁复杂的基础数据工作；（3）收集可靠有效的证据；（4）客观地进行证据分析；（5）接收证据分析的结果，做出正确的决策。循证管理需要培训管理人员、技术骨干，逐步扩展到全员，掌握基础数据管理理论和方法，学习数据分析与实际应用的结合和变化，探寻、实践变化的方法、流程，评估实施的结果，不断改进、完善。

第四节 医院后勤管理成果

医院后勤管理标准化

（一）标准与标准化

标准是为了在一定范围内获得最佳秩序，对现实问题或潜在问题制定共同使用和重复使用的条款的活动。从广义上来说，所有法律、法规、规范、指南、规章、制度等都具有标准的性质，都是我们各项工作的要求。从狭义上来说，标准就是指国家标准、地方标准、行业标准，是具有明确书写要求的规范性文件。

标准化是指在经济、技术、科学和管理等社会实践中，对重复性的事物和概念，通过制定、发布和实施标准达到统一，以获得最佳秩序和社会效益。标准化是围绕标准完成的一系列活动。

医院后勤标准化管理，是指根据相关卫生法律、法规、标准、规范的相关要求，围绕医院医疗、教学、科研等工作，制定并实施医院后勤管理范围内可重复使用的制度、流程、规范等，并持续落实和不断改进的过程，可以说，医院的标准化过程就是制定企业标准的过程。后勤标准化的应用范围主要涉及薪酬绩效制度、质量控制方法、工具物料管理、物业服务管理、各项操作规程等内容，使医院后勤保障具有可细化的标准，可量化的考核、可延续的发展和可复制的模式。

现行的与医院后勤管理相关的卫生行业标准仅有 7 项，最早制定的是《医疗机构消防安全管理》（WS 308-2009），2010 年后，由华西医院牵头编写了 5 项后勤管理卫生标准，分别是《医院电力系统运行管理》（WS 434-2013）、《医院医用气体系统运行管理》（WS 435-2013）、《医院二次供水运行管理》（WS 436-2013）、《医院供热系统运行管理》（WS 437-2013）、《医院中央空调系统运行管理》（WS 488-2016），对医院相关的动力能源保障的管理需求提出了标准。随后还制定了《医疗机构患者活动场所及坐卧设施安全要求》（WS 444-2014），对医疗环境中患者的安全作出了要求。

现行的医院后勤标准存在的问题包括：医院建设标准多，甚至包含护栏高度、材料选用要求等都有详细的标准支撑，而医院建设完成后运行管理标准较少，对医院管理缺乏延续性。其次，有些标准缺乏基础性的科学研究支持，只是专家经验集成标准。再次，医院后勤管理人员标准意识不强，对现有标准的知晓率低，宣贯工作亟待加强。

在使用医院后勤标准时应注意两点：一是经相关部门审核发布的标准都具有法律效应，这就决定了我们的工作必须无条件遵从标准；二是标准只是对我们工作的最低要求，在满足标准的基础之上应该结合医院自身特点向着更高的要求迈进。

（二）医院后勤标准化步骤

（1）标准获取。通过多种渠道获取国家、地方、行业现行的各类标准，这是标准化管理的基础。应注意的是，医院后勤部门繁多，工作种类复杂，所以在查询标准时不应仅局限于医疗卫生行业，其他相关行业主管部门也会涉及，如消防、治安、环保、特种设备管理等。

（2）制定标准化工作流程，建立后勤质量体系。这一过程是将各类国标、地标、行业标准细化为医院内部可执行、可操作的企业标准。医院后勤相关的工作标准包括但不限于：建筑施工、供电工作管理、供排水管理、空调系统工作管理、医用气体、房屋维修管理、节能管理、环境卫生、卫生被服洗涤与发放管理、餐饮服务、停车场、污水处理工作、医疗废物处理管理等20余类工作。这些工作也是后勤管理最基础、最重要的环节，只有在工作流程细化完成后，才能从真正意义上实现后勤质量体系建设。

（3）培训与考核。工作流程细化后可将这些流程张贴悬挂在相关人员和班组办公场所，并装订成册发放到相关后勤保障人员手中，每个程序都翔实规定后勤保障人员的操作程序和行为规范，真正做到有章可循、有规可依，也便于管理人员掌握监管中的要点和难点。各岗位的岗位职责与工作流程固化以后，可以避免传统"传、帮、带"的缺点和弊病，实现后勤工作的可持续发展。

所有员工应该经过入职培训、专项技能培训、安全培训等，主要是针对工作技能、管理方法进行理论和实践操作培训，确保后勤保障人员在服务意识、工作质量、操作规范、工作流程、消毒隔离、安全防范等方面达到考核要求。培训体系完善后，管理人员可以根据细化的工作流程对现场进行考核，实现后勤工作的质量控制。

（三）医院后勤标准化过程中常用的管理工具

1. 动作分析（Motion Analysis）

最早由"科学管理之父"弗雷德里克·温斯洛·泰勒（Frederick Winslow Taylor）提出，著名的泰勒制（TAYLORISM）即包含动作分析最早的思想和理念。泰勒的追随者吉尔布雷思夫妇（Frank and Linlian Gilbreth）的动作分析方法是将操作分解为多个动作，然后分析动作的合理性和必要性，按照经济合理的原则，建立标准动作方法。动作分析将现行工作方法的每个动作和每个操作程序进行分解，以科学技术、规章制度和实践经验为依据，以安全、质量、效益为目标，形成一系列工作管理规范程序，并加以固化。

医院后勤管理的重点之一是设备管理，其本身具有部分工业化的特点，所以在很多岗位上推行动作分析，确保工作的标准化与规范化具有非常重要的意义，医院后勤部门又是一个劳动密集型单位，非常适合推行动作分析。

通过动作分析，我们可以在作业系统调查分析的基础上，将现行工作方法的每个动作和每个操作进行分解，形成一系列优化作业程序，逐步达到准确、省力、安全、高效的工作效果。

2. 走动式管理（management by wandering around，简称 MBWA）

走动式管理的概念起源于美国管理学者彼得思（T.J. Peters）与瓦特门（R. H. Jr.Waterman）在 1982 年出版的名著《追求卓越》（In Search of Excellence）一书。传统的走动式管理是指部门领导者的工作范围应不局限于办公室，应该四处走动，了解员工和客户的实际困难与需求，深入一线工作岗位，及时处理相关问题。其基本思想是：在标准化工作流程基础上，在工作范围内进行的规范的标准巡查，一旦发现问题可及时进行处理。

走动式管理最关键的要素是敏锐的观察力。在走动的过程中，通过观察工作的情境与人员，以及对设备进行看、触、听、测等流程，从而获得设备运行的最新讯息，这样才有机会防患于未然，不必等到事发之后再进行处理。

走动式管理在多部门的协作工作中也能够发挥极大的作用。例如：巡视是安全保卫工作最传统的工作方式，但在新的走动式管理模式下，安全巡查不仅要发现可疑人员，及时处理治安案件，消除治安消防隐患，而且在发现房屋设施损坏、能源浪费等问题时，也可以通过及时有效的反馈快速处理问题。

在医院后勤推行走动式管理，体现的是主动服务和保障正常运转的服务思想与理念。这一理念的实现，需要在医院内建立主动服务的文化。走动式管理实践中的关键，还在于打破传统思想上各部门间严格的工作界限，实现协作完成工作的目标。

（四）标准化管理给医院带来的好处

（1）实现可持续发展。采用动作分析理念，后勤各项工作成为标准化、流程化的程序，让员工知道自己该做什么，只有让员工知道自己该做什么，才能够及时了解、发现并及时处理问题，确保设备保持较好的状态。

（2）提高效率。通过工作的分析与研究，能够制定出科学合理的工作内容、岗位数量、人员设定等要素，从而提高工作效率。

（3）提高后勤安全保障能力。制定标准工作流程能够有效避免安全隐患，标准是安全管理系统化措施。用标准组织、协调和控制相关过程的活动，以达到充分保障患者安全、机构安全、生命安全的目的。例如：在员工进行登高操作时，我们要求员工必须将梯子使用后放到安全位置，这一动作虽然就整个工作而言没有直接贡献，但是由于医院内面对的是病人，在病人出入时可能导致碰撞等安全隐患，所以这类保障安全的管理动作也必须加入到标准工作流程中。

医院后勤管理精细化

（一）精细化管理的内涵和外延

精细化管理作为现代工业化时代一个全新的管理概念，源于 20 世纪 50 年代日本大规模工业化生产时期，由日本著名工程师丰田英二在对美国底特律福特公司的汽车生产和管理方法进行研究之后，提炼出的一种新的管理方法。该方法主要是通过精准、细致的工作流程和管理手段使产品在生产、储存、流通、贸易的过程中最大限度地保障质量，降低成本，以利于资本效益的最大发挥。丰田英二在公司生产过程的管理方式上主要强调两个方面：一是"精"，公司生产的产品不仅要质量高，还要零缺陷，同时每一道前工序都要为后一道工序提供高质量、零缺陷的产品或零部件，这是精益生产的必然要求。二是"细"，即零库存，这是丰田追求及时生产的必然结果。丰田认为过多的库存会造成浪费，并引起各种问题。而后，精细化管理进一步发展成为全方位的社会管理模式并渗透到不同的社会管理层面。

精细化管理是一种管理理念和管理技术，是通过规则的系统化和细化，运用程序化、标准化和数据化的手段，使组织管理各单元精确、高效、协同和持续运行。其本质意义在于它对企业的战略和目标进行分解细化并有效落实，让企业的战略规划贯彻落实到每项工作流程之中并发挥作用，进而提升企业整体的生产能力和工作效益。伴随着社会分工越来越细和专业化程度越来越高，实施精细化管理已经成为企业做强、做大的根本途径。"针尖上打擂台，拼的就是精细"。精细化已成为各个行业竞争中最重要的表现形式，精细化管理也已经成为决定竞争成败的关键。

精细化管理主要体现在：生产流程精细化，对每个系统的各个工序和各个环节都要规范清晰，有机衔接，定位准确；质量控制精细化，要求生产者按照高标准要求，精益求精地制造产品，做到产品质量无可挑剔；管理手段精细化，管理目标细化，对任务层层分解，指标具体落实到个人，考核细化，定量准确及时，奖惩合理。

（二）医院后勤精细化管理必要性

社会分工精细化和服务质量精细化是现代管理的必然趋势，精细化管理是建立在制度建设和民主管理的基础上，将常规管理引向深入的关键一步，将管理责任具体化、明确化，并将高标准的工作规范细化到每一个工作步骤。长期以来，医院的后勤管理工作沿袭着固有的粗放式管理模式，在后勤管理的总层面上缺乏科学、精细的管理理念和方法，表现为后勤保障系统基础数据不完善；没有建立精细化的工作流程和质量标准；后勤管理目标未细化分解；后勤工作缺乏精细化的质量控制体系；后勤保障的投入没有经过精心的成本核算；工作人员没有经过系统和专业的培训等。为了弥补医院过去粗放式管理模式的缺陷和不足，更好地适应现代医院发展新要求，有必要大力推行医院后勤保障精细化管理理念和实践方法。

医院后勤保障服务是医疗工作运转的平台，是医疗服务行业中的"再服务行业"，在医院服务产业链中占据重要地位。医院后勤保障模式创新是必然趋势，精细化管理将成为医院后勤服务保障领域的重要课题。

（三）精细化管理的三个原则

医院后勤精细化管理应该抓住三个主要原则，即关注精细、立足专业、科学量化（见图8）。

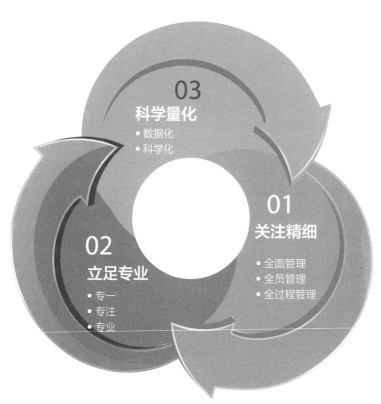

◎ 图 8 医院后勤精细化管理三原则

　　第一个原则是关注精细。这个原则强调三个方面：一是全面管理，管理要体现在各个方面。医院的人才管理，也存在精细化管理的要求，要做到人尽其才、才尽其用，使人力资源最大化、最优化。二是全员管理，精细应体现在每个职工的日常工作中，并依靠全体职工的参与来组织、实施，其中涉及岗位职能的定量、复合、工作流程的标准化以及工作效果的最佳化。三是全过程管理，"精细"两个字体现在管理的各个环节之中，每个环节都不能松懈、疏忽，应该做到环环紧扣、道道把关，也就是我们常说的细节管理，现代医院之间的竞争其实就是细节管理功力高低的竞争。

　　第二个原则是立足专业。医院后勤的消防保卫、设施设备保养维修、营养膳食、能源的水、电、气、汽、氧、正负压供应和污水处理等诸方面工作都需要专业技术内涵，需要职能化管理，并符合行业技术管理法规。比如在医院的节能管理过程中，通过专业技术人员引入先进的节能技术，也是节能的重要手段。由于技术节能措施通常属于新兴技术，其有效性和安全性并没有得到充分的市场论证，也缺乏国家标准或行业标准，这就需要后勤管理人员具备较高的专业技术能力，为医院选择投入少、效果好的技术节能项目。无论是后勤自主管理还是社会化管理，都必须加强对后勤工作人员的培训教育，提高后勤人员的专业性和技术性，专业化才是提高后勤工作能力的立足点。

　　第三个原则是科学量化。要想实现医院的精细化管理。一方面，摸清医院的基础数据，所管理的设备清单和相关参数，后勤管理人员的人数，各自的岗位职责，医院的能源消耗底数等，只有摸清了基础数据，才能进一步进行工作流程梳理等细化工作。另一方面，后勤的所有工作，其结果也需要最终的数据来说明，所以科学量化是精细化管理的重要原则。

（四）精细化管理实施过程中应具备四大意识

一是规则意识。这是精细化管理理论的基础。精细化管理排斥"人治"，崇尚"法治"和规则意识，强调规则高于一切，凡事都用"数据"和"规则"说话。规则意识并不只是制度意识，还包括程序意识，程序就是步骤和标准。

二是系统意识。精细化管理着眼于医院的整体效果和效率，需要打破医院内部各科室的界限，而强调其协同与配合。如果没有系统性、全局性、均衡性的思考，就从根本上偏离了管理的目的，并且还会无谓地加大管理成本。

三是细节意识。所谓"细节决定成败""千里之堤，溃于蚁穴"强调的便是细节意识。精细化管理要求我们注重细节，把握过程，并养成良好的工作习惯。尤其对待关键细节，我们更要举轻若重，把小事做细，把细事做透。

四是成本意识。精细化管理的核心理念是优化流程，减少浪费，提高效率，节约成本。但成本意识并不只是节约意识，还包括成本效益最大化的意识，即用最少的投入获得最大的效益。这就要求我们从小事做起，从身边做起，从自己做起。

（五）医院后勤保障精细化管理举措

第一，工作制度与流程的精细化。后勤的相关工作制度较多，但是制度是否能够落实才是医院后勤管理的关键。在工作制度之下应该具备可量化的操作手册和质量标准。以一个简单的后勤维修工作为例，病房内灯泡损坏需要更换，维修人员应在接到报修后多长时间内到达现场维修，多长时间完工，完工后耗材的使用情况，是否存在返工情况等，都应在操作手册中明确。

第二，合同监管的精细化。后勤工作不可避免地需要与各类单位打交道，包括物资、器材和服务保障采购等，合同是彼此工作的基本保证，必须对相关合同进行严格监管。一方面，在制定合同时，应细化条款内容，分清责任义务，明确违约责任，全面考虑远期发展需求；另一方面，必须保障合同在履行中的全程精细化监管，通过明确管理责任人和翔实的过程记录，对设备到货期、安装试用期、维修保用期、质保抵押金、违约责任等实现精细化管理，以确保医院利益不受损害。

第三，成本核算的精细化。 成本核算精细化，一要在精确统计的基础上，核算医院在后勤方面总体的投入，为下一年预算提供依据。二要精确核算出各临床科室和后勤各岗位消耗的后勤保障方面的成本，为成本消耗标准化提供依据。三要全面推行各层级的全成本核算，用好每一分钱，切实尽到当家理财、保值增值职责。

医院后勤保障方面的消耗主要体现在两个方面：一是医用供给方面的消耗，如水、电、暖气、制冷、被服、办公用品及营具等，这方面应做到以仪表计量的数据为依据，单独计量核算，并及时计入单位成本；二是后勤保障岗位本身的消耗，如某科室每月在卫生用具、用水、用电等保洁方面的消耗，这些都应该有计量标准和统计上报。通过基于全院局域网的院务信息综合服务平台管理消耗信息，既便于机关实时汇总、审核、控制消耗情况，又便于科室追溯本单位用量信息、核对使用人员和项目。

第四，运行管理的精细化。 后勤部门对接社会、背靠市场，原材料、员工报酬等要素成本波动的压力始终影响着保障质量。一是"削峰填谷、均衡流量"。在主副食采购、原材料和办公用品进货等工作中，与供货商合理协商，统筹淡季和旺季的价格和供货量，用长期供货合同摊平价格，消化掉短期要素成本上涨压力对后勤保障工作的不良影响。二是"动态调控、数据联动"。在冬季供暖、夏季制冷等工作中，全面施行动态监控保障方式，用气温数据指挥调节每天、每时段的供暖和制冷指标，达到实时、精确调控各区域环境温度的效果。

总之，精细化管理是一个持续改进的过程，不断收集回馈管理信息，根据实际任务和保障对象需求的变化不断作出修正和调整。

精细化管理要求各岗位人员不断根据新情况、新问题、新要求作出适当地调整和反馈，形成医院后勤管理回路，以达到无缝隙保障的全面覆盖。

医院后勤保障管理精细化路线图

（一）树立后勤保障精细化的思想观念

实践证明，精细化管理是推动社会发展的有力杠杆，正在深入到社会的各个层面，医院管理人员尤其是院级领导对此要有深刻的认识和把握：后勤保障精细化管理是医院精细化管理不可或缺的组成部分；精细化管理的核心内容是尽可能在降低医院成本、降低能耗的情况下提供精品工作成果和精品服务；后勤保障精细化管理涉及的范围广泛，不可能一蹴而就，必须长期逐步地推行，应将此作为医院发展的战略手段。

（二）充分激发精细化管理的内在动力

推行激励机制，调动人人参与的积极性，使精细化管理成为员工的自愿行为，并进一步发展为自觉行为。一方面要加强教育，普及精细化管理的知识；另一方面要利用额外劳动的收入增值和优质服务的考评认定，增强员工参与精细化管理的根本动力。精细化既是一种严格的管理模式，在创造出"额外"经济效益的同时，又可形成双赢或多赢的良性循环和可持续改进。

（三）稳健推进精细化管理的实施进程

由于精细化管理是对常规管理的深化和提高，所以并不排斥常规管理。在医院后勤保障精细化管理的过程中可采取以下步骤：第一，将常规管理规程和岗位操作规程逐步精细化，实现各工作岗位"节流"目标；第二，优化劳动组合，加大对不合格岗位人员的脱岗培训力度；第三，进行精细成本核算，制定出医教研一线科室和后勤各岗位成本投入标准并逐步实现自负盈亏；第四，优化后勤保障系统构成，到时机成熟时，应该社会化的岗位应坚决社会化；第五，优化管理层次，减少管理环节，节约管理成本，提高管理效率，真正做到为医院理好财、管好家。

医疗物联网下的医院后勤管理

（一）后勤智能化发展的背景

后勤智能化发展的背景是物联网（Internet of things）技术的发展，物联网的概念最早是在 1999 年，美国麻省理工学院 Auto-ID 中心研究人员提出将射频识别（Radio Frequency Identification，RFID）与互联网结合，实现在任何地点、任何时间、对任何物品进行标识和管理。物联网是指把任何物品通过射频识别（RFID）、红外感应器、全球定位系统、激光扫描器等信息传感设备，按约定的协议与互联网连接起来，进行信息交换和共享，以实现智能化识别和管理的一种网络。简单来说，物联网就是实现"万物沟通"。计算机最早是以独立计算机进行信息处理，互联网的出现实现了人与人之间的沟通。物联网是人连接物理世界的网络，实现了任何时间、任何地点及任何物体的连接，可以帮助实现人类社会与物理世界的有机结合，使人类以更加精细和动态的方式管理生产和生活，从而提高整个社会的信息化水平。

实际上，用网络连接和传送物信息的形式由来已久，如军事上的卫星、雷达侦测、遥控武器，以及各个行业的自动控制等应用。但是，物联网融入我们的生活却是近十年以来的事，其核心是智能手机和手机支付方式的普及化，这让每一个人成为物联网上的一分子，真正实现了人与物的有机联系，如共享汽车、共享单车、手机订餐等。广义的医院物联网，包含了现有医院信息化的所有领域；狭义的医院物联网是指通过把传感器设备安装到各种物体中，并且普遍连接形成网络，即传感网。从医院管理的发展趋势来看，传统的医院信息化与物联网二者是密不可分的，物联网技术将越来越多地融入医院信息系统，用于身份信息采集、医院安全管理、过程控制、任务管理、全过程跟踪追溯等。

（二）医院后勤物联网发展历程

最早应用医院物联网的案例应该是医院的消防监控系统，具备了物联网的三个基本要素：全面感知、可靠传送、智能应用。例如，通过烟感器等感知治安和环境变化，传输到中心控制系统，完成火灾报警和响应设施的智能化动作。2013 年全国高校基本完成了能耗监控平台建设之后，国家卫计委启动了全国 44 家委属委管医院的能耗监控平台项目建设，中国医院协会后勤管理专业委员会负责编写了《医院建筑能耗监管系统运行管理技术导则》，这是第一个从国家层面开展的医院物联网建设项目，也是物联网在医院开始全面应用的标志之一。随后，全国多家医院开展了多种形式的医院后勤信息化建设与使用探索，开启了我国医院后勤的物联网时代。

现代化医院的后勤支持保障系统是全天候、高度专业化的、复杂的运行系统，后勤保障面临着设备繁多、人员老化、技术落后等多方面的问题。从医院后勤运行管理的角度来看，医院目前存在的问题和管理重点主要包括：

基础管理——设备与人员身份的基础管理未实现信息化和实时更新；

安全管理——设备与人员没有建立有机联系；

效率管理——缺乏快速准确的信息传递，效率低下；

成本管理——缺乏实时、准确的能耗数据和物资耗用数据；

服务管理——后勤服务缺乏有效的跟踪、监管、反馈机制；

数据反馈应用——大量纸质记录数据使数据无法应用于管理。

（三）物联网技术在医院的应用

医院的物联网通过各种形式的传感器、通信网络，将医疗仪器、各类设备传感器、个人电子设备、报修等系统中收集和储存的分散信息及数据连接起来，进行交互融合和多方共享使用，从而更好地对医疗环境和业务状况进行实时监控。医院物联网系统的建立，可密切结合临床的实际需要，运用现代信息技术，加强基础数据管理，提高后勤保障的效率，提升后勤服务水平，并使管理更加精细化，以节约成本。物联网在医院中的应用归纳起来主要包括基础管理、安全及环境监测等五个方面。

1. 基础管理类

基础管理中首先是资产管理类。医院资产张贴 RFID 标识，利用移动资产管理系统，可以实现资产定位和资产现场清核。更进一步的使用是设施设备生命周期全过程管理系统。通过基础管理（建立设备台账）、运行管理（运行数据自动采集）、经济管理（设备使用时间、设备能耗、维护费用等）、系统信息管理（设备进行信息采集、自动生成统计分析报告）实现设备生命全周期管理。还有就是身份识别类应用，主要是各类卡的应用，包括员工一卡通、员工定位（保安、护理等）、重点部位门禁管理、医院停车场管理系统、医院图书馆管理、医院实验室管理、医院会议签到等。

2. 安全及环境监测类

安防系统仍然是视频监控在医院中最主要的应用，涉及领域包括防火、防盗以及防止人员纠纷及暴力事件等。医院水、电、气、空调等设备设施传感网，包括设备运行数据采集、能耗采集、环境监测等，以及基于运行数据的故障报警、能耗数据自动分析、基于环境传感监测的自动调节等。另外，对医疗废物、污水处理的管理也是环境监测和医院感染管理控制的重要环节，可采用智能化医疗废物、污水处理监控系统，确保环境安全。

3. 耗材、药品管理类

通过物联网技术，可以将耗材和药品名称、品种、产地、批次及生产、加工、运输、存储、销售等环节的信息存于感应标签中，当出现质量问题时，可以实现溯源管理。通过信息化实现成本的精细化管理，达到控制成本的目的。

4. 效率提升类

如与医疗服务相关的基于 HIS 系统的病人检查运送,送检人员通过物联网可以更便捷地接受运送任务,提升效率。被服清点 RFID 系统将射频芯片置于每件床单及病衣裤、工作人员制服内,污衣物只要收纳到洗衣袋中,在读卡装置中扫描后即可完成清点,减少了病区交叉感染,减轻了护士、工人劳动强度,提高了效率。

5. 服务提升类

后勤网上报修系统不仅使后勤报修更快捷,而且使后勤服务实现了有效的跟踪、监管、反馈机制。

总之,运用现代信息技术建设后勤物联网系统,既能够有效地控制医院的运营成本,提高医院的服务质量,提升医院整体形象,也能够为医护人员、工作人员、患者和家属提供快捷、周到的服务。后勤物联网系统对加强医院后勤工作管理,提高后勤保障工作效率,降低医院维护成本,有着非常重要的意义。目前,物联网技术在医院支持保障系统中的实际运用主要包括了后勤保障、医事服务、物流系统等方面(见下图),全国医院已经进行了多方面探索。

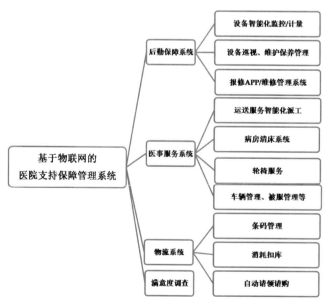

◎ 图9 目前物联网在医院支持保障系统的应用范围

（四）医院后勤物联网建设的原则

规范化原则：通过系统分析后勤部门组织结构和业务流程，结合医院管理服务的具体要求，规范后勤管理的业务流程。

兼容性原则：医院后勤物联网系统建设要与现有的医院管理信息系统在技术上同构，具有良好的兼容性。在技术条件允许的前提下，最大限度地利用现有系统的软硬件平台（如服务器、数据库、网络系统等），避免构筑"信息孤岛"。

创新性原则：在医院后勤物联网系统建设过程中，应结合信息技术的特点，学习先进管理经验，对医院后勤管理工作进行重新调整和创新。

（五）物联网在医院后勤运用中存在的问题

（1）管理者对医院后勤物联网的接受程度和意识不足。要完成物联网的应用，需要大量的设备、资金和技术支持，目前部分医院管理者对后勤的精细化管理缺乏足够的认识，这是阻碍医院后勤物联网发展的重要因素。

（2）缺乏统一的标准体系。物联网的应用需要充足的无线频谱，以供数量巨大的射频标签、无线传感节点使用；不同的边缘技术之间及数据结构和网络标准之间应具有互操作性，但目前还没有国家相关部门研究制定相关规定。

（3）医院后勤物联网公司专业化程度不够。如前所述，后勤物联网是涉及面较广的系统之一，如电力监控、楼宇智控、医用气体监控、能耗监管平台等系统，要实现同一平台下的整合，技术难度很大，要全面建设医院的物联网，还需要更加专业的医院后勤物联网公司的大量涌现，核心技术还有待研究突破。

医院物联网化将是未来医院的发展趋势，是社会物联网的重要组成部分，是在综合了信息化医院、智能医院、数字医院的基础上，对医院更加具体、全面、动态的描述。就医院后勤保障来讲，基于物联网技术的医疗系统建设，可实现全面互联互通的信息化保障体系，能对医院后勤内的各种联网设备对象进行感知、定位和控制，实现器械、医疗设备、医疗垃圾、医疗场所等资产系统之间的有效互动，从而按照系统化的标准和规范进行有序的管理，保障医疗安全，提高医疗质量、医疗水平和工作效率，最终使医院管理部门可以全面清晰地了解整个机构设备及人员的运行状态，进而为决策的制定打下坚实的基础。

（六）物联网在医院支持保障中的应用趋势

趋势一：智能化监控提高设备管理的安全性。所有后勤设备都将进入物联网，通过信息采集的方式，提高设备与人的联动，实现设备故障的预警与报警，及时告知后勤管理人员设备故障点，提高后勤保障水平。

趋势二：智能化辅助工作效率提升。例如，医院内的中央运送实现了抢单制管理，通过数学计算派出距离最近的工作人员，提升工作效率。

趋势三：成本管控信息化。提高能耗、物耗数据的准确性和及时性，通过对数据记录加以分析，思考医院哪些部门能耗较高，该怎样做管理，体现能源计量的节能作用。

　　趋势四：替代人工便捷服务。例如，医院内的物业报修工作，现在许多医院实施人工调度或人工和信息化共存。随着科学技术的进步，将达到报修中心用信息化来替代，也就是从最早的分散调度变成服务指挥中心，最终实现智能化报修平台。

　　趋势五：全面互联互通。医院支持保障系统管理将从建筑智能化、设备台账管理、BIM 模型、设备监控、能耗计量、报修服务等，最终实现后勤管理的 KPI 考核，实现医院支持保障管理的全面互联互通。

　　趋势六：后勤管理大数据分析应用。可以设想，某一个片区的设备全部进入了智能监控范围，我们可以根据设备运行的数据，确定哪类设备故障率低，维护成本低，在医院建设时可以把这部分数据加以分析应用。

第六章　展望·思后行

罗　蒙

随着医改的深化以及医院现代化、精细化管理要求的不断提高，医院后勤管理作为医院管理学的一个重要分支，越来越受到医院管理者的重视。

医院后勤管理主要有管理、保障和服务三项职能，其管理范畴涵盖了医院安全、能源、建筑、设备、物资、营养膳食、环境与卫生等多个学科领域，具有非常强的技术性和专业性。因此，做好医院后勤工作在本质上体现了医院管理的水准和能力。

第一节 国内外医院后勤管理发展现状

相比于国外医院的后勤管理，我国对医院后勤管理的关注较晚，起步也较晚。在当前全面深化公立医院改革的过程中，医院后勤管理应如何创新管理体制和机制，进一步推进医院后勤服务社会化，改善和提高后勤服务意识和质量，更好地服务于医疗、教学、科研和患者，适应医院发展的要求，值得我们深思与探索。

国内医院后勤管理现状

（一）后勤服务社会化逐步推进，但步调不一致

随着精细化管理的要求逐步加强，以及 2008 年《中华人民共和国劳动合同法》的出台，医院后勤服务外包逐渐成为一种共识。根据对上海地区三级医院后勤服务外包现状的调查发现：在后勤服务中，保洁运送、洗涤服务已实现了 100% 外包，保安服务外包率达到了 86%，餐饮服务外包率为 35%，而园艺绿化和机电维护分别有 72% 和 52% 实行了外包。

医院后勤服务外包后，整体运行正常，后勤服务良好，外包服务员工队伍稳定。但根据调查发现，仍有一些医院后勤服务部分外包，甚至自营进行。分析原因，主要是观念不认同、费用高、缺乏合格的外包公司，阻碍了后勤外包服务的全面推进。特别是在西部偏远地区，外包服务后带来的医院运行成本过高，是导致很多医院不愿意在非医疗运行中投入更多资金的原因。同时，越是偏远地区，特别是在县级以下地区，缺乏能提供全面和优质服务的外包公司，导致出现了"巧妇难为无米之炊"的窘境。另外，到目前为止，医院后勤外包服务尚未制定统一的准入标准，行业管理力度和能力偏弱，导致外包公司进入医院的门槛低，员工素质低；但是从医院管理角度来看，后勤外包的目的就是为了提高专业化管理水平，如果外包公司尚未很好地了解医院后勤管理背景和能力而匆匆入驻医院，对医院带来的更多是负面效应，甚至有些医院在后勤服务实现外包后再次退回到自己管理。

（二）后勤服务精细化逐渐得到重视，但离目标尚有距离

随着医院管理要求和百姓对就医感受度要求的提高，医院对后勤服务的目标提出了新的方向。以往"扫好地、管好饭、送好人"的粗放型后勤保障思维已无法适应现代医院管理的要求，更多医院开始追求环境优美、餐饮可口、就医便捷、安全有序的整体后勤保障服务。同时，后勤服务的覆盖面也从单一的保洁运送拓展到医院非医疗服务的各个领域，并且在每个业务服务中都提出了新的要求，"比宾馆温馨、比银行安全、比商务楼高效"成为医院后勤服务的新目标。医院环境不追求奢华，但是要温馨，让患者的担忧在温馨的氛围中迅速平静下来。安全是医院运行管理最重要的要素，这不仅是指医疗安全，还包括了消防、治安、食品等在内的各个方面的安全。

由于医院是一个 24 小时不停运转的建筑群集合体，能耗比一般商务楼要高很多，因此提高医院运营效率也是医院后勤精细化管理的重要目标。但是由于后勤管理模式的不统一，医院管理层认识层次和重视程度不同，行业从业人员的能力良莠不齐，缺乏统一操作标准，导致了后勤服务精细化程度在不同地区、不同医院的巨大差别，后勤管理精细化的目标远远不能满足医院发展的新要求。

（三）后勤服务成本控制意识逐渐树立，但仍属蹒跚起步

作为支撑医院医疗行为的重要组成部分，医院后勤服务成本在医院运营中占了不小的比重。但是长期以来，医院对后勤服务中的成本控制意识不足，成本关注的核心有偏差：往往看重设备招标时价格越低越好，但是忽视了运营维护成本，低价中标的设备，许多部件的设计寿命、机组的整体效率往往不高，导致在运行中出现设备耗损大，反复修，修反复的恶性循环，使设备全生命周期中的维护费用大大提高，成本失控。另外，在与外包服务公司谈判中，重点控制外包人数，人员能省则省，人员单价能低则低，恶意低价中标的外包公司为了在很低的价格空间中挤压利润，不惜动用"吃空饷"、编造加班名单、聘任年老低能力员工、偷税逃税、减少甚至取消技术岗位培训等违规违法行为，以获取公司利润，造成医院后勤服务因人员不足和素质不够高，服务品质下降，进而导致医院综合服务水平下降，以及高端患者流失带来的二次溢价效益。

近年来，随着中国医院协会后勤管理专业委员会培训力度的不断加大，多数医院开始关注后勤的综合成本和全生命周期的成本。根据医院对后勤服务的需求，结合周边市场的劳动力成本，确定合理价格。不求最低，但求最适合的价格，使后勤服务质量和劳动力的稳定性得到了保证。在运营过程中，加强对外包公司的监管，使医院在获得满意服务的同时，也有效控制了后勤成本。部分沿海地

区的大型综合医院，在对后勤运营设备进行智能化管理的过程中，将设备使用过程中的维护保养频次、费用、故障发生率等记录下来，作为下次采购设备的参考依据，较好地遏制了恶意低价投标现象。然而，如何制定医院后勤管理的全成本考核，尚需进行多中心联合，探索制定出一整套解决方案。

（四）后勤服务信息化初见成效，但整合度不高

由于后勤服务社会化程度不一，服务理念差别大，因此后勤服务中的信息化推进速度不快，共识不足。虽然近年来情况有所改善，但是仍远远落后于医院医疗管理信息化程度，尤其是在医院制定的信息化规划中，很少将后勤信息化纳入其中。同时，医院对后勤信息化建设往往既无自觉意识也无积极兴趣，一旦遇到资金困难，首先砍掉的往往就是后勤信息化建设项目。在部分后勤信息化推进较好的地区，如上海，更多是因为医院上级部门首先认识到医院后勤信息化的重要性，用政府财力投入，医院强制匹配，连续建设几个周期的方法在大力推进，这样从上而下的推动使后勤服务信息化建设慢慢看到了曙光。通过后勤管理专业委员会的竭力推动，目前越来越多的医院认识到了后勤信息化管理的紧迫性和优越性，很多医院按照模块的方式在逐步试点推进信息化建设。当然，在已经推进后勤信息化工作的医院，也存在信息化整合性差，数据采集不全、数据利用率不高等问题。有些医院根据资金到位情况，看菜吃饭，导致几个模块在不同时期、由不同公司开发，最后在数据导入、整合、分析时遇到了困难。因此，后勤服务信息化开发应一次规划、分步实施，否则会大大降低资源利用率。

（五）医院安全意识不断加强，但技术手段投入不足

虽然医院的安全一直是后勤的重要工作之一，从后勤院长到各级主管无一不对其上心，但是在传统意识中，大家往往更关注消防

安全、治安安全和建设安全。随着医疗服务的发展，医院在安全工作中出现了很多新的问题和难点。

近年来，被媒体频频报道的"医药代表门事件""黄牛门事件""医学生下毒事件"等，对医院安全管理提出了新的挑战。医疗废弃物的全程密闭管理、实验室危险品的双人双锁无间隙管理、公共场所防盗、防火以外的防"黄牛""医药代表"管理、病人就医途中运送防意外、行走防跌倒安全等，都摆在了医院后勤服务面前。现在很多医院后勤院长和相关负责人对这点都有了充分的认识，尤其在一些已经通过 JCI 认证的医院，采取了很多防范措施和技术改造。但是安全问题仍是"医院 5+2""白加黑"持续面对的问题。光靠有意识、突击检查、人海战术往往只能起到事倍功半的效果，如何利用现代科技、互联网技术、人工智能更好地为医院安全保驾护航仍有待大家的共同努力。患者定位装置、人脸识别系统、火警门禁联动系统等各种技术手段将会为医院安全带来新的保障。但在基本建设时往往限于资金问题，很多设想难以实施，一旦因为技术标准提高，要进行后期改造则会造成更多的投入和浪费。

（六）医院后勤服务重视满意度，但主体对象不全

对医院后勤满意度的关注基本已经在后勤服务管理中形成了共识，无论医院后勤服务采用什么形式，满意度考核内容和对象如何，作为医院的常规工作需得到大家认同。笔者曾对国内 254 家医院后勤服务的满意度进行调查，发现保洁和保安服务的满意度较高，分别为 50% 和 32%，而同期的餐饮满意度和设备维护满意度偏低，分别为 9% 和 14%；也曾对上海地区 24 家市级医院后勤外包服务进行调查，发现保洁服务的满意度最高，为 89.58%（80%~95%）；运送服务其次，为 88.91%（60%~95%）；配餐服务的满意度为 88.04%（60%~95%）。这很可能与满意度测评对象的关注点以及岗位压力/收入比有密切关系。但是我们在对后勤满意度的调查对象进行梳理

时发现，基本上是以本院员工为主，包括行政人员、临床医生、护理人员，很少直接由患者为后勤服务打分，因此这样的满意度调查结果会有一定的偏差。

国外医院后勤管理现状

（一）医院后勤服务常规外包化

"后勤保障"的概念是从二战时期美国军队系统开始运用的，中国古代也有"兵马未动，粮草先行"的说法，可见，后勤保障对于一个系统的运行极其重要。随着社会分工越来越细，专业人做专业事的理念已经成为了一种社会共识。在欧美国家，社会分工已经达到了非常细化的地步，这也为医院后勤外包服务奠定了良好的基础。同时，欧美国家后勤服务外包市场高度成熟，竞争也高度公开化，外包资源专业化程度高，效率高，因此医院医疗以外的后勤保障工作基本是由专业公司来承担的。随着对医院服务标准化要求的不断提高，国外医院后勤集团化趋势也在不断加强，如90%以上的英国医院归属在英国国家医疗服务体系（National Health Service,NHS）名下，其后勤服务更是依托几个规模庞大的后勤服务公司，此类公司还参与医院的设备投资、运行。在法国巴黎，巴黎公立医院集团（Public Asistance-Hospitals of Paris, AP-HP）名下成立了多个医院集团，在布局区域化医疗健康保健的同时，对其后勤服务也实行了统一的外包管理。

为了确保服务的满意度，充分体现医院人文关怀的理念，在以基督教为主的欧美国家，后勤服务的人员投入成本往往远远高于我国的医院。同时，在服务内容上涵盖了保洁运送、废物清运、园艺绿化、衣物洗缝、污水处理、电梯维护、物资仓储、餐饮、保安消防、医械维护等所有领域。

（二）医院后勤服务关注满意度

欧美国家对于后勤管理同样也有严格的满意度考核。比如，在英国 NHS 体系下的医院都会有定期的满意度考核，涉及和患者有关的内容，如餐饮、运送、环境、防跌倒措施等。同时，满意度都会在病房内公示，但有趣的是，国外考核满意度时使用的是期望值（expectation）而不是满意度（satisfaction），说明他们更关注患者的主观感受以及支付与回报的平衡，这也体现了对医院员工的一种尊重和理解。

（三）国内外医院后勤外包服务收入差别大

由于法律和社会理念的不同，欧美国家医院的人力成本无论是占医院支出的比例还是绝对数均要显著高于国内，但是后勤员工的编制性质和薪水高低却没有很显著的区别。一般来说，医院聘用员工的收入会比同样岗位外包员工的收入高 20%，但是在我国医院编制内的后勤员工收入却比外包员工要高出 2 倍以上。笔者曾经对254 家医院后勤服务市场进行调查发现，超过半数的后勤外包员工的月收入在 2500 元左右，其中东部沿海地区略高 20%；从工种看，配餐服务员工的收入高于保洁运送岗位。这也从一个侧面说明了后勤服务外包的迫切性和必要性。

第二节　我国医院后勤管理
发展趋势

医院后勤管理发展一定要紧紧围绕国家总体的发展目标和趋势，同时作为医改的配套措施，跟上医院医教研发展的节奏和要求。

围绕绿色医院发展趋势

随着全球的"绿色"潮流，以及我国政府对于建设资源节约型、环境友好型社会的要求，绿色医院将成为现代医院建设和发展的必然趋势。绿色医院包括建筑、运行、医疗三方面，其中，医院绿色运行对医院的后勤管理提出了新要求。其对医院运行管理的核心定位是否能使医院可持续发展，具体体现在绿色、质量、效率三个方面。

在绿色管理上，未来医院对后勤管理的要求将会更深入，我们现在关注的现有设备的节能改造，从 LED 灯具改造到电梯势能回收、锅炉余热回收、中央空调机组节能综合改造。今后医院在绿色运行管理中将会进一步考量医院如何减少单位面积能源使用。目前，在欧洲的能源使用标准中已经将医院医疗和非医疗场所，在执行医疗任务和执行非医疗任务的医疗场所的照明用电都制定了相关的亮度能耗标准。另外，在现有能源使用中，再生能源的使用比例以及医院每床位的污物排放数量也将纳入医院后勤绿色管理的考核内容，而这为医院从设计到运行和维护带来了新契机和新挑战。

在质量管理上，后勤工作应该更多地从"维护"提升到"唯美"，后勤服务不再是简单的环境整洁、有饭可吃、有衣可换，而是更多地关注患者就医过程中的整体感受，包括安全、便捷和舒适，让就医成为一种良好的体验，甚至陪送、陪护过程中的心理疏导也将成为后勤服务的延伸内容之一。

在效率管理上，要求通过优化的流程管理，合理控制成本。成本包含了后勤设备运行成本、人力设置成本等在内的后勤全成本。同时，我们应该树立全生命周期的成本概念。绿色医院运行的目标追求并不是时尚的概念，而应体现医院的社会责任和后勤设施设备在全运行周期中的投入产出比。

医院后勤服务社会化

进入 21 世纪后，国务院办公厅、国家卫生部先后转发了《关于建立现代医院管理制度的指导意见》《关于城镇医药卫生体制改革的指导意见》《关于城市公立医院综合改革试点的指导意见》《关于医疗卫生机构后勤服务社会化改革的指导意见》等文件，其中明确提出推进医院后勤改革和公立医院后勤服务社会化工作。医院后勤要贯彻国家精神，积极探索医院后勤管理改革，完善后勤服务社会化模式，研究后勤服务外包的质量管理、风险控制、成本管理，不断改革创新，运用互联网技术，提高后勤为医教研服务和保障工作的水平，适应现代医院建设发展的需要。医院后勤服务社会化、后勤服务外包是现代医院未来发展的必然趋势。随着公立医院改革的深入，医院后勤社会化的脚步必然加快。解决看病难，不仅仅是医疗资源的问题，同时还牵涉就医过程的便捷流程，环境舒适度等。因此，医院后勤专业化道路将不再会是选项，而是医院的必选标准。当然，相配套的医院后勤管理标准化体系，建设标准、指南也将日趋完善。

医院能源管理专业化

目前，国家相关政策鼓励推广合同能源管理。由专业的能源管理公司（EMC）通过能源服务合同，为医院提供能源诊断、方案设计、项目融资、安装调试、运行维护、节能量监测等整套系统化服务。在合同期间，能源服务公司与医院分享节能效益，并由此得到应回收的投资和合同的利润。合同能源管理按照利益分享模式又可分为效益分享型、能量保障型和能源托管型。效益分享型是指能源管理公司提供项目资金，全过程服务，双方分享节能效益，合同期满，节能效益和项目所有权归医院。节能量保障型则是医院提供项目资金，能源管理公司全过程服务，并保证节能效果，医院向能源管理公司支付服务费用。如合同期未达到承诺节能量，能源管理公司向医院偿付未达到的节能效益。另外，能源托管型中，是由能源管理公司负责医院整个能源系统的运行和维护，承包能源费用。适合合同能源管理的内容可涉及医院供热系统节能改造、空调系统节能改造、照明系统节能改造等项目。

合同能源管理的实行要素包括规范合同能源管理的流程控制、医院能源审计、能耗基准测定、节能技改方案、节能量审核、节能效益分享、运行管理、维保方案以及合格的节能服务公司的选择。

但是合同能源管理在前期的能源审计、合作方选择，中期的设备改造，后期的托管运行中都会有很多调控要素和风险点。因此，未来合同能源管理能否大范围实施，一靠政府政策的支持和推动；二靠配套规范的制定；三靠风险控制机制的制约，这样才能让医院的能源管理做到真正的规范安全。

医院物流运送自动化

各类自动化物流系统在国外医院的应用已经非常成熟，这对提高效率，确保安全和降低人力成本非常重要。特别是对解决合理的人流、物流体系，解决目前医院存在的人、物合流，洁净、污物合流等现象极为迫切。虽然目前有部分大医院已开始应用，但是还未真正做到整体规划、整体布局。当下最常用的物流传输系统主要有四种类型：气动物流传输系统、智能轨道载物小车、轨道式物流传输系统和高载重自动导航车系统。除此之外，手术室仓储系统、大型污物传输系统等产品的功能和稳定性也越来越趋于完善，配合室内定位系统的精准程度得到了大幅度的提高，这些设施运用的可行性也将变得越来越大。因此，根据医院的不同特点，结合不同系统配合使用，将会使医院的物流流程变得更为合理，全生命周期的成本也变得更低。

医院后勤管理方式信息化

随着科技的发展，信息化等技术正快速进入到医院的方方面面，这也改变了医院管理者的思维方式和医院的运营模式，成为现代医院运行的重要手段。

医院后勤管理的信息化建设成为现代医院后勤管理的重要任务和发展趋势。通过智能互联技术应用，优化性能、简化架构、集约管理、提高效率，信息化建设成为后勤提高质量，确保安全、高效运行，降低成本的关键。目前，全国很多大型综合医院开始了后勤智能化管理平台的建设，特别是近三年来，技术的成熟、网络的互通使智能化的推广越来越顺畅。后勤智能化管理平台是指通过计算机技术、通信技术、网络信息技术、自动化控制技术的集成应用，对医院后勤支持保障系统、安全系统、资产系统、建筑系统、设施设备运行数据等进行动态采集、录入、分析，建立集医院建筑、运行监控、能源管理、服务管理等与决策支持功能于一体的运营管理平台。

医院后勤管理人才建设专业化

医院后勤管理人才建设，是保障医院管理质量的重要组成部分。提高医院后勤专业化管理水平，必须有一支优秀的后勤技术管理队伍。医院后勤管理人才缺乏，必定会催生各种医院后勤不同学制类别的学习班，或全日制的本科、专科培养机构，培养文理兼通，懂机电设备设施技术又会管理的专业人才，并能培养专业方向的研究生，为我国医院后勤发展提供重要的人才基础。这在国外已经有非常成熟的经验，如德国吉森大学的医院技术管理专业，专门为欧盟国家的医院培养和输送后勤管理人才，学生本科毕业后，再经过研究生培养后，到医院担任技术主管（后勤管理）和技术院长。在国内，上海也正在做这样的探索。从2013年起，由上海健康医学院举办，既懂管理、又懂后勤相关专业技能的医院后勤专业管理班开始招生，课程设置包括管理学、经济学、统计学、心理学、建筑规划、暖通电气、环境保护、医学基础、医学营养、医学影像、卫生信息等。

随着医改的不断深化，医院管理的精细化要求不断提高，医院后勤管理与服务必将得到更多的关注和重视。医院后勤管理从注重社会化开始，关注质量、成本和效率，未来必将在互联网和人工智能时代走向智能化、信息化和体系化。

附录一

中国医院协会后勤管理专业委员会分会信息统计表

上海市卫生系统后勤管理协会

成立时间	1991.07.05	地　址	上海市静安区北京西路 1477 号 607 室		
联系电话	021-64045928	邮　箱	houqinxiehui@163.com	备注	-

历届理事长 副理事长	第一届理事长：邵浩奇 第一届副理事长：黄钦才、徐伟民、金耀林 第二届理事长：王龙兴 第二届副理事长：徐伟民、诸葛立荣、邱永曙、黄宜辰 第三届理事长：陈建平 第三届副理事长：诸葛立荣、赵忠涛、张玉麟、赵志清、王祝明 第四届、第五届理事长：王林初 第四届副理事长：赵忠涛、金宝弟、黄波、马明华、赵志清、王祝明 第五届副理事长：金春林、黄波、魏建军、唐靖一、张群仁、苏平、马明华、赵志清
规模	第一届：169 家单位 第二届：197 家单位 第三届：198 家单位 第四届：176 家单位 第五届：174 家单位

天津市卫生后勤管理协会

成立时间	1994.01.13	地　　址	天津市河西区佟楼佟卫里 19 号
联系电话	022-23514463	邮　　箱	hqglxh@sina.com	备注	–

历届主任会长 副主任会长	第一届会长：郭　亮	副会长：韩淑荣、张绪忠
	第二届会长：鲍和平	副会长：何松涛、李兴春、闫学铨、李金年、罗　健
	第三届会长：徐维英	副会长：何松涛、邢庆喜、张兰成
	第四届会长：赵东方	副会长：郭宝智、曹树军、张晓亮、杨立新、钱卫（兼秘书长）

规模	第一届：79 人
	第二届：92 人
	第三届：63 人
	第四届：68 人

安徽省医院管理学会后勤管理专业委员会

成立时间	1994.11.19	地　　址	安徽省合肥市庐江路 17 号
联系电话	0551-62283729	邮　　箱	2266586@qq.com	备注	–

第一届主委：侯其中

副主委：高超（樊宗朝）、何兴恩（张新舒）、郭玉昌（曹友德）、何国华、卞国忠
（张家鑫）

历届主任委员 副主任委员	第二届、第三届主委：胡礼源
	第二届副主委：刘铁生、孙自敏（董辉军）、曹友德、金小干（颜雨春、鲁超、周典）、 汪平均（袁维清、黄新宝）、刘亚琴、武义华（夏伦祝）、张大新、鲍书年
	第三届副主委：刘铁生、周典、董辉军、鲍凤、张颉、朱向明、苏益民、戴永明（杨刚）、蔡晓明、 王怀虹、沈域华、李耀文（马杰）、汪圣高、杜四清、唐月霞、沈跃进、金树、 朱海云

规模	第一届：42 人
	第二届：66 人
	第三届：82 人

江苏省医院后勤管理专业委员会

成立时间	1997.06.24	地　址	江苏省南京市中山路42号		
联系电话	025-83620739	邮　箱	Jsyyxlı2006@163.com	备注	－

历届主任委员 副主任委员	第一届主委：秦成 副主委：张尤仁、陈学顺、戎火泉、沈晨钟、苏新华、倪巧官 第二届、第三届、第四届主委：马剑平 第二届副主委：陈学顺、戎火泉、苏新华、郑谦、王幼林、韩中选、陈卫华、陈贵华、高兴明 第三届副主委：陈学顺、戎火泉、虞玉津、苏新华、高兴明、陈贵华、马戎 第四届副主委：陈学顺、虞玉津、高兴明、忻国豪、张建中、王荣申、朱晞、陆培兴、夏国强、 　　　　　　杨荣林 第五届、第六届主委：虞玉津 第五届副主委：张建中、王荣申、朱晞、陆培兴、徐长江、尹忠诚 第六届副主委：王荣申、沈学伍、王人颢、占伊扬、马戎、曹岳兴、尹昌龙

规模	第一届：42人　第二届：54人　第三届：48人 第四届：66人　第五届：57人　第六届：60人

广东省医院协会后勤管理专业委员会

成立时间	1997	地　址	广州市越秀区沿江中路298号江湾新城A座16楼		
联系电话	020-81842480	邮　箱	－	备　注	－

历届主任委员 副主任委员	第一届、第二届主委：许家穗 第三届主委：耿庆山 副主委：周庆权、张树军、叶炯贤、江伟强、谭伟棠、吴小平、吴敏、翟理祥 第四届主委：袁向东 副主委：祁少海、张树军、吴敏、苏波、梁红峰、邱伟通、李济忠、周怡兴

规模	第一届：57人　第二届：63人　第三届：77人　第四届：100人

新疆医院管理学会后勤管理专业委员会

成立时间	1997.12.09		地 址	乌鲁木齐		
联系电话	0991-8562350		邮 箱	xjyyhq856@163.com	备注	-

历届主任委员 副主任委员	第一届主委：邓训珍 副主委：刘鹏、申天成、张益民、宋发亮 第二届至第六届主委：李斌 副主委：于爱平、成永昕、刘志连、王新、邹小广、吴宏、刘军、刘翠玲 第七届主委：陆晨 副主委：阿扎提·阿拉依丁、党金山、杜成林、凯塞尔·阿不都吾甫尔、刘翠玲、刘军、闵学军、 　　　　木胡牙提、吐尔洪·阿西木、王海鹏

规模	第七届：58人

河南省医院协会后勤管理专业委员会

成立时间	2003.08.24		地 址	河南省郑州市金水区经八路二号		
联系电话	-		邮 箱		-	备注	-

历届主任委员 副主任委员	第一届主委：焦章群 副主委：朱登军、阚全程、陈瑞珍、李登旭、李国玉、耿宏伟、曹水新、刘彦民、 　　　　臧军现、邢振方、邵运清 第二届主委：焦章群 副主委：陈传亮、邵运清、邢振方、闫新郑、穆永臣、王勇、翁孝纲、胡明、李传忠、 　　　　白颖、刘宇、吕贞梅、王建刚、唐陆、张文学、李常生、王莹、史海军 第三届主委：陈瑞珍 副主委：陈传亮、王勇、李常生、闫新郑、邵运清、唐陆、张文学、穆永臣、白颖、刘宇、 　　　　王莹、史海军、翁孝刚、胡明、李传忠、王建刚、张小安、李国民、谢素平

规模	第一届：委员51人 第二届：委员269人 第三届：委员536人、会员单位159个

吉林省医院协会后勤管理专业委员会

成立时间	2005.02.25	地　址	吉林省长春市		
联系电话	0433-2660001	邮　箱	–	备注	–
历届主任委员	第一届主委：薛赤				
副主任委员	副主委：金哲虎				
规模	第一届：36人				

青海省医院协会后勤管理专业委员会

成立时间	2005.07.05	地　址	青海大学附属医院		
联系电话	13909718885	邮　箱	112487888@qq.com	备注	–

历届主任委员 副主任委员	第一届主委：杜玉雄	副主委：王保疆、刘忠、张晓阳、曹国庆
	第二届主委：慎保平	副主委：张强、高鹏、张晓阳、马成德、陈嘉龙
	第三届主委：慎保平	副主委：陈立新、高鹏、马世明、荣曾鹏、徐国治、刘翔宁、隋天恩

云南省医院协会后勤管理专业委员会

成立时间	2011.09	地　址	云南省昆明市金碧路157号		
联系电话	0871-63638142	邮　箱	1593232841@qq.com	备注	–
历届主任委员	第一届主委：倪昆				
副主任委员	副主委：秦国政、曾勇、张捷、吴永寿、倪师今、王烈、张绍民、罗运清、于文范、王育昌、米跃生、朱莉、徐莉娅、罗应伟、田树明、冉江华				
规模	第一届：105人				

山西省医院协会后勤管理专业委员会

成立时间	2012.07	地 址	山西省太原市五一路 382 号		
联系电话	13099006611	邮 箱	1873104804@qq.com	备注	–

历届主任委员 副主任委员	第一届主委：桂增玉 副主委：张锁柱、师斌、张宇平、支建国、胡建国、李宏宇、李晋水、谭利国、冯基、邵泉 第二届主委：桂增玉 副主委：张锁柱、乔威民、师斌、张宇平、支建国、李宏宇、李晋水、刘志平、李庭凯、刘晓宏、张昆、冀福林、朱利民、殷继光、辛高寿、张国强、张徐红、冯振山、吕永军、李红倬、赵红亮、张红庆、李大军、许红星、王铁忠、王相、范四让、张光勇
规模	第一届：11 人 第二届：27 人

浙江省医院协会后勤管理专业委员会

成立时间	2012.07	地 址	浙江省杭州市庆春路 216 号		
联系电话	0571-87709280	邮 箱	zjyyxh@126.com	备注	–

历届主任委员 副主任委员	第一届主委：陈昌贵 副主委：陈剑秋、张忠远、陈春虎、张延峰、姚强、金光辉、李波、汤宇刚 第二届主委：陈昌贵 副主委：陈剑秋、金福泉、张忠远、陈春虎、张延峰、姚强、陈华北、李波、汤宇刚
规模	第一届：40 人 第二届：45 人

四川省医院协会医院后勤支持保障管理专业委员会

成立时间	2012.10	地 址	四川成都国学巷 37 号		
联系电话	028-85421296	邮 箱	–	备注	–

历届主任委员 副主任委员	第一届、第二届主委：张伟 第一届副主任：廖品义、曾勇、肖邦榕、独晓、张志、谢长友、周政、张勤修、樊幼林、蒋涛 第二届副主委：独晓、蒋运兰、周政、杨锐、王晓东、陈凯、杜继宇、蒋涛、杨宗凯、谢长友、谢磊
规模	第一届：129 人 第二届：158 人

辽宁省医院协会后勤管理专业委员会

成立时间	2013.09.07	地 址	辽宁省沈阳市		
联系电话	13899796261	邮 箱	17341510@qq.com	备注	-

历届主任委员　第一届主委：李係仁
副主任委员　　副主委：郭锡斌、胡铁石、李泾波、赵钢、金祥秋、黄北平、鲜峰、王茜

规模	第一届：73 人；委员单位:60 家

广西医院协会医院后勤管理专业委员会

成立时间	2015.08.01	地 址	广西南宁市		
联系电话	13878111369	邮 箱	hyc0226@163.com	备注	-

历届主任委员　第一届主委：尹东
副主任委员　　副主委：应燕萍、周建国、林栩、莫伦华、郑江萍、张其顺、罗云平、黄悦昌

规模	第一届：86 人

重庆市医院协会后勤管理专业委员会

成立时间	2016.03.25	地 址	重庆市		
联系电话	023-63633347	邮 箱	cqhq023@163.com	备注	-

历届主任委员　第一届主委：谭大兵
副主任委员　　副主委：胡侦明、刘继智、戴红卫、王群波、王伟忠、樊飞、李红、官晓鸣、段绪坤、牟华明、颜维华、李青、唐忠志、胡群

规模	第一届：84 人

附录二

中国医院后勤
优秀服务企业风采展示

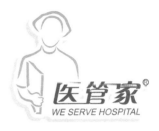

上海益中亘泰物业管理有限公司

坚守成就品牌　创新赢得未来
——"医管家"成长之路

医院后勤服务（医院非临床服务）作为物业服务行业的一个分支，在我国出现的时间比传统物业服务要晚。在 20 世纪 90 年代中后期，部分公立医院开始后勤服务外包，但大部分外包的内容是技术含量较低的清洁卫生服务。直到 2000 年，国务院在颁布的《关于城镇医疗卫生体制改革的指导意见》中明确提出，为了加强医院的经济管理，成本核算，有效利用人力、物力、财力等资源，提高效率，降低成本，必须实行医院后勤服务社会化。医院后勤服务行业才会进入发展的快速通道。

过去的 10 多年，随着人民群众对医疗健康服务的需求日益加大，政府也不断加大对医疗机构的建设力度，截至 2016 年年底，全国共有医院 29140 家，其中二级以上医院 10176 家，各级医疗机构对后勤专业化服务的需求日益增长。老医院出于管理成本和专业性的考虑，开始推动医院后勤服务逐步走向社会化；一些新建、扩建医院，虽然硬件一流，但由于缺乏专业化的后勤服务团队和后勤管理经验，往往医院一开始运营便纷纷把后勤服务外包给社会第三方公司。因此，2000年后，社会上陆续出现了专业从事医院后勤外包服务的公司，也有部分从事其他物业管理的企业转行或者兼做医院后勤服务。

医院后勤服务是一个新兴行业，它与传统物业服务有相似之处，但也存在明显差异。医院后勤服务技术含量更高，风险也更大。

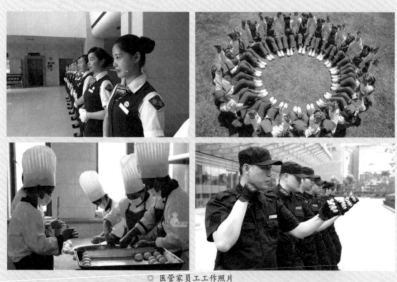

◎ 医管家员工工作照片

医院后勤服务有其独特的专业性，如环境管理：传统物业管理只要做好保洁，保持环境卫生；而医院后勤服务不仅要做到环境整洁，更要做好消毒杀菌，防止院内交叉感染；另外，运送、护工、洗衣服务和导医等也是传统物业所没有的。二者提供服务的性质也不一样：公立医院都是非盈利性公益组织，医院后勤服务作为医院服务的重要组成部分，后勤服务提供商要有一定的公益意识，在任何情况下都要保证病人的康复环境不受损坏。

"医管家"成立于 2002 年，从成立之初就定位于服务医院后勤，我们将医院后勤服务标准化、专业化作为公司发展的核心问题加以对待，以提高自身的服务能力。公司先后多次组织管理人员去新加坡、英国、我国台湾和香港等国家或地区的医疗机构参观交流，并向欧美等发达国家同行学习先进的管理理念和经验。在此基础上加以实践，先后编制了 10 多本"经理作业手册"，2000 多条作业流程和标准，并通过了多项管理体系的国际第三方认证。这些标准化的管理流程和规范确保我们分散在全国 60 多座城市的 20000 余名员工都能提供同样专业和高质量的服务。

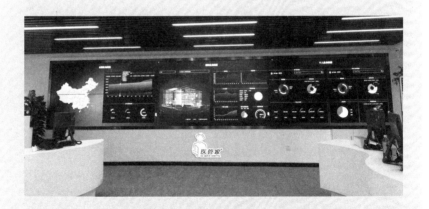

医院后勤信息化是医院数字化重要的、不可缺少的组成部分，后勤信息化建设是现代化医院经营管理的有力保障。它不仅是后勤系统的一次技术改革，更是一次管理创新、制度创新。"医管家"在成立之初就认识到信息化对医院后勤的重要性，早在2004年就开发了中央运送信息系统（CTIS）和设备运行与维护信息系统（POMIS），可以进行派工、预防性保养，数据统计和分析，有效提高了工作的效率和质量，也保证了服务的准确性和及时性。为了更好地满足客户需求，2014年年底重磅推出"医管家3.0"，即以人性化和专业化为基础，融合现代数字技术和智能技术，对医院后勤服务流程再造，为医疗机构提供高效、精准、便捷和绿色的服务。员工通过智能手机APP实时与医院系统互联互通，接收服务信息，通过抢单分配工作，激励员工多劳多得，实现了资源的优化配置，员工工作效率和积极性不断提高。同时利用手机GPS和WIFI定位系统，实现后台监控覆盖全医院每个楼层和关键部位，三维立体精准定位每一个员工的具体位置，实时掌握员工工作状态与现场工作质量，确保为病人和医护人员提供可靠、专业的服务。

创新是"医管家"未来发展的必由之路，"医管家"的发展有三个阶段：第一阶段从2002年至2008年，是技术和业务集成阶段，形成了自己的服务产品和体系；第二阶段从2008年至2013年，是建立标准化体系和现代企业制度阶段；第三阶段从2013年至今，是创新推动，打造人性化、专业化的高端后勤服务阶段。

上海益中亘泰（集团）股份有限公司（医管家）成立于2002年，是国内市场化运作、跨区域经营、集团化管理的大型专业医疗机构后勤服务供应商。15年来，专业从事医院环境管理、中央运送、工程管理、餐饮服务、秩序维护、电梯驾驶、绿化养护、导医、辅医、医院商业服务、停车场管理等后勤支持管理服务。公司现有20000余名员工，在全国60多座城市，每天为超过上百万的病人提供服务，是中国医院非临床服务的领跑者。

业务范围：医院环境管理、中央运送、工程管理、餐饮服务、秩序维护、护工管理、电梯驾驶、绿化养护、导医、棉织品收发、医用地板养护、停车管理等后勤支持管理服务

网　　址：www.servechina.com.cn

邮　　箱：postmaster@servechina.com.cn

地　　址：上海市虹口区杨树浦路147号A栋4F

关注用户感受 维护用户利益

多拉漆与医疗领域的结缘，要追溯到2009年天津安定医院的新院区建设。一次偶然的机会与院方交流，得知医院的墙面要能抵抗病患的抓挠、油渍的滞留，墙面装修需要抗划伤、抗污染的涂料，正是用户的切实需求促成了抗菌釉面漆与医疗领域的第一次结合。秉承关注终端用户感受，维护终端用户利益，通过优秀的品质与服务让品牌根植于用户心中。多拉漆历经了十年的发展，也已经成长为纳米材料领域具有持续创新能力的高科技企业。

维护医疗环境的干净整洁是医院后勤服务工作的重要组成部分，尤其是病房、诊室、走廊等人流量大的公共区域的墙面、地面的日常维护保养工作。为医疗环境维护提供有效的解决方案，避免了经常维护占用时间，大幅降低了维护综合成本，减少了对医疗资源和医疗资金的消耗。

发明专利：抗菌釉面漆

多拉漆最初为医疗领域服务，最多的是净化手术室的抗菌釉面漆。当时，净化公司现场涂装在电解板上的是油漆或乳胶漆，油漆的环保性能根本不达标，乳胶漆则是抗污染、耐化学、抗划伤等性能均不达标。针对这个问题，多拉漆研发了具有乳胶漆的环保性能，油漆的附着力、抗污染、抗划伤、耐化学等性能的水性釉面漆，通过添加纳米银离子提升抗菌性及抗菌耐久性升级为抗菌釉面漆，彻底解决了净化室电解板上现场涂装的涂料性能要求。

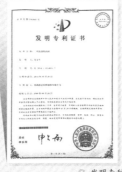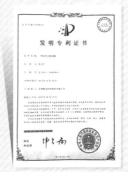

◎ 发明专利证书

此时，医院的病房、诊室、走廊等公共区域为解决墙面容易脏污、容易擦伤等问题，大多选用瓷砖或装饰板，但全部墙面贴瓷砖造价高、质感冰冷，全部墙面用装饰板造价更高，只在墙裙部分使用，则墙面整体装饰美感大打折扣。鉴于此，公司开发了针对墙面问题的解决方案——柔瓷抗菌釉面系统和薄板抗菌釉面系统。柔瓷釉面系统解决了墙面容易脏污、难以清洁的问题，薄板釉面系统则是应对墙面容易擦伤、撞击破损的问题。

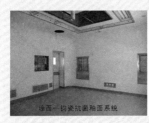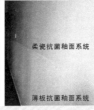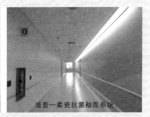

墙面—钧瓷抗菌釉面系统　薄板抗菌釉面系统　墙面—柔瓷抗菌釉面系统

薄板釉面系统是在墙面上现场铺贴一层薄型玻璃钢板，达到防撞击、防擦伤的功能。另外，在柔瓷釉面系统的基础上开发了具有凹凸纹理质感的纹理抗菌釉面漆系统和色彩光泽变幻的彩缬抗菌釉面系统。这些系统组合选择既满足了抗污染、抗擦伤等功能耐久要求，又解决了公共空间的装饰如何像酒店或家居一样温馨舒适的问题，而且大幅降低综合造价，装饰效费比很高，减少了昂贵装修材料对医疗资金的浪费。

开发创新：塑胶地板漆

随着对医院后勤服务工作的更多认知，我们了解到，医院的塑胶地板日常维护也是一件非常麻烦的事，针对这个问题，我们开发了塑胶地板漆（防护、翻新）。医院地板的维护方法通常是清洗打蜡保养，清洗打蜡每月或每季度进行一次，除了费时、费力、费钱外，很多时候根本无法让出时间给服务公司做维护。经观察，打蜡的周期是一个月或一个季度，每次打完腊的有效保护期，实际上也只有一个星期。很多时候塑胶地板保养不到位，造成严重磨损、划伤、变色，还有烟头烫伤、更换色差等难以修复的问题。

鉴于此，应用塑胶地板漆作为地板透明防护系统和着色翻新系统，完全取代了日常的打蜡维护，避免了地板磨损、划伤，而且可以修复美化地板的烫伤、色差。系统涂装一次至少保新5年，效果及寿命都大幅提升，综合成本大幅下降，而且避免了经常维护保养所占用的时间。

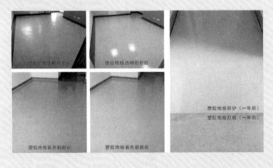

开发创新：瓷砖釉面漆

在为江苏省人民医院服务的过程中，针对旧瓷砖外墙锈渍、渗水、掉落，我们开发了瓷砖釉面漆，只需在外墙瓷砖表面涂刷两道瓷砖釉面漆，即可彻底解决外墙渗水、脱落、锈渍等问题。新造的瓷砖釉面焕然一新，雨水自洁性和户外耐老化性极好，达到了"一场大雨，一幢新楼"的效果。

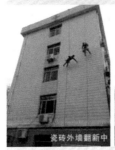
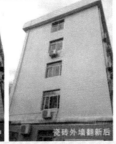
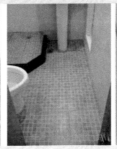
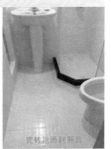

瓷砖外墙翻新中　　　　瓷砖外墙翻新后　　　　　　　　　　　　瓷砖地面翻新后

　　在实际应用中，瓷砖釉面翻新系统还衍生出内墙瓷砖翻新系统、地面瓷砖翻新系统，解决了地面瓷砖磨损、破损的翻新问题，以及内墙瓷砖老化变色、更换色差等问题，这些都是耐久可靠的解决方案。

　　如今，这些创新成果，已经在南京军区总医院、烟台毓璜顶医院、中山大学附一院、衢州妇保医院、北大医院、无锡中医院、潍坊人民医院等得以应用，有效地为医院后勤服务排忧解难。

　　这些年，与医院后勤服务的朋友们携手，彻底解决了医院墙面、塑胶地板、瓷砖方面的耐久、保新、维护等问题。企业在解决问题的过程中得到了技术进步和长足发展。如今，获得国家发明专利的产品——抗菌釉面漆，已在医疗领域广泛应用，赢得医院建设领域专家们的一致认可，并作为医院墙面、净化室的标准产品解决方案编入《中国医院建设指南》。

品　　牌：多拉漆（DALEK PAINT）
业务范围：研发、生产、销售抗菌釉面漆系列产品，提供墙面防污、
　　　　　抗菌、防撞，塑胶地板防护、翻新，瓷砖翻新、防水、
　　　　　防脱落等一系列解决方案及项目服务
邮　　箱：dalekpaint@139.com
传　　真：0521-62524020

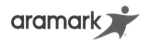

爱玛客服务产业（中国）有限公司

临床支持服务信息化推动智慧医院建设

——爱玛客中国医疗业优异中心助理副总裁 陈晖

做为在世界范围内合作超过 2500 家医疗机构的领军企业，自 1999 年起至今，爱玛客医疗业在中国已服务了近 200 家医院，13 万张床位，作为全球医疗领域临床支持服务的领先者，爱玛客一直坚守"送达美好体验，丰富和滋养人们生活"的使命，围绕"赢得客户认同，帮助客户成功"的工作重点，持续投入与创新，不断改善医患体验。

2013 年，爱玛客中国医疗业设立了创新与最佳实践中心，到目前为止累计推出超细纤维地面清洁系统、医院药房后台管理、设施在线系统对接医院信息系统等 100 多项创新与最佳实践，这些有关设备、工具、流程、信息化、服务方面的创新引领潮流、开拓向前，持续践行对客户"最佳环境、最佳关爱"的承诺。

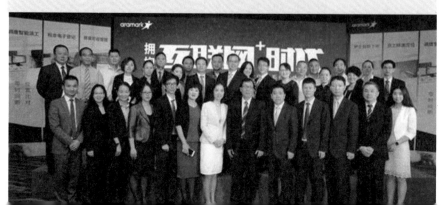

最近几年，随着信息技术的发展，医院在办公自动化（OA）、医院信息系统（HIS）等方面的信息化建设都有了很好的发展和应用，但是临床支持服务信息化方面基本保持着原始的面貌，始终处于信息化建设的边缘，越来越多的医院开始意识到临床支持信息化的落后，影响了医院整体管理水平，客户存在着改善临床支持服务信息化的需求，爱玛客中国医疗业及时关注到客户的需求与痛点，观察到网络化、智能化、数据化的信息化应用大趋势，果断决策，投入数百万元研发经费，经过一年多的设计开发与反复测试，率先突破技术瓶颈，在2016年9月正式发布了基于移动互联技术的爱玛客中国设施在线系统（FF）。系统研发的成功，改变了传统的后勤工作任务需求处理方式，体现了一系列信息系统代替人工的优势（如下图）。

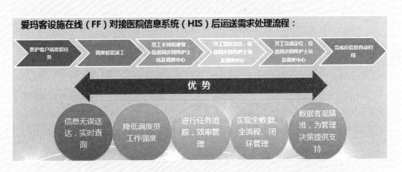

本着"务实、可持续发展，与客户、服务和管理相融合"的研发理念，系统设计研发了两大主要模块：一是互联互通系统，实现调度平台与医院信息系统的对接，任务信息处理从人工交互到网络化的升级，借助信息技术消除信息孤岛，实现和医院数据广泛深入的互联互通，将有助于服务质量和工作效率进一步提升，有助于医院管理的科学化、精细化。

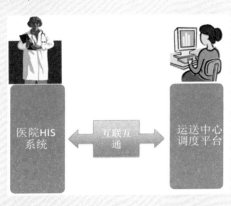

二是员工手持系统，实现了员工通讯设备从对讲机到智能手持机的升级换代。

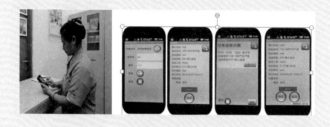

具体而言，从质控和安全的角度考虑，模块中设计了标本电子登记、标本限时服务、病人信息核对、护士自助跟踪查询等功能。

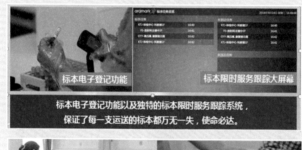

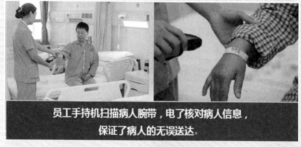

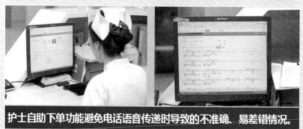

从流程优化与效能提升的角度考虑，模块中设计了员工定位、调度智能派工等功能。

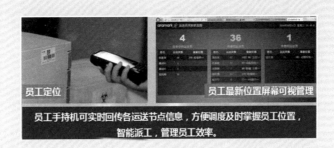

员工定位　　　　员工最新位置屏幕可视管理

员工手持机可实时回传各运送节点信息，方便调度及时掌握员工位置，智能派工，管理员工效率。

这些功能的实现，在安全、精准、及时、流程优化与效能提升方面都提供了全新的解决方案，为医院实现全数据、全流程的闭环管理、补齐临床支持服务信息化短板提供有效支持，网络化、智能化、数据化应用将给医护和患者带来安全、专业、可靠和便捷的全新用户体验。

从推广过程中客户的强烈需求和现场使用以及反馈来看，系统功能设计和研发方向是正确的，是贴近客户需求和满足现场需要的，形成了在行业内创新、领先的技术优势，引领了临床支持服务信息化的潮流。

从2016年至今，爱玛客中国设施在线系统（FF）已在70多个项目上推广使用，从客户的强烈需求和现场使用以及反馈来看，设施在线系统功能设计和研发方向是正确的，是贴近客户需求和满足现场需要的，形成了在行业内创新、领先的技术优势。

信息化的推广不仅仅是技术的推广，也是互联网思维方式、管理理念的推广；不是一蹴而就的工作，而是一项不断充实的长期工作。随着推广工作的深入，爱玛客中国医疗业会根据每个医院原有信息系统的情况，做一些个性化的互联互通方案。比如，在一些项目上实现运送标本拿取及到达的数据回传到医院的HIS中，以方便医护查询及实现医院标本的闭环管理。

同时，我们是中国唯一一家在临床服务员工管理方面引进国际先进信息管理系统，并且在近100家医院实施的临床支持服务企业等。

爱玛客人特有的"追求卓越服务，每天寻找创新方案满足客户需要"文化氛围，为中国临床支持服务行业的发展与创新提供了源源不断的动力，一直领导着临床支持服务行业的价值创造。

远大建筑节能有限公司

医院建筑能耗总包 EMC
助力后勤减负　打造绿色医院

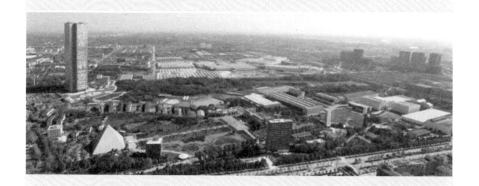

　　远大科技集团的使命是"为了人类未来"，远大所有技术均为全球首创，所有产品都从本质上优化着地球环境和人类生存。远大创立于1988年，集团总部设于中国长沙，产品覆盖80多个国家。

　　远大建筑节能有限公司是远大集团子公司，创立于2005年，是国家高新技术企业、国家改革发展委和财政部第一批备案的节能服务公司，湖南省节能服务领军企业。我们的使命是通过建筑节能及空气品质服务，降低建筑80%能耗并彻底消除空气污染（室内比室外洁净100倍）。

　　部分医院案例：中南大学湘雅医院、泰达国际心血管病医院、

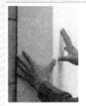
外墙厚保温

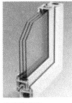
三玻塑框窗

窗外遮阳

新风热回收

LED灯节能改造

◎ 远大建筑综合节能改造技术

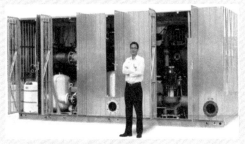

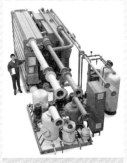
◎ 远大"节电+非电"双模空调系统

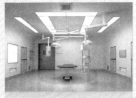
◎ 医院洁净室内

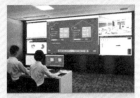
◎ 建筑智能化

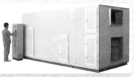
◎ 远大新风系统

重庆医科大学附属儿童医院、重庆沙坪坝区陈家桥医院、吉林大学口腔医院、哈尔滨肿瘤医院、荆门市人民医院、珠海高新技术产业开发区人民医院、河南省人民医院、四川省人民医院、郑州大学第三附属医院、海南省农垦三亚医院等。

商务模式：EMC 合同能源管理、EPC 设计采购施工总承包、PPP 公共私营合作制

主营业务：医院合同能源管理（建筑节能改造及投资运营）、能源监控平台、中央空调、新风及洁净室工程

传　　真：0731-84086836

网　　址：www.broad.com

邮　　箱：yuansw@broad.net

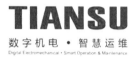

南京天溯自动化控制系统有限公司

数字机电·智慧运维

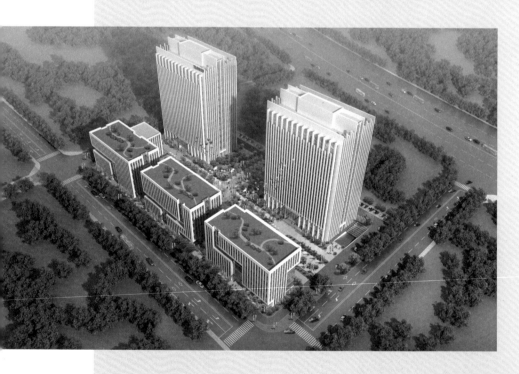

天溯秉持"创业创新、聚焦专注、开放合作"的企业宗旨，以"数字机电·智慧运维"为核心，以信息化、专业化、数据化、智能化

为基础，采用平台＋运维，软件＋服务的模式，通过物联网、大数据以及人工智能等科技手段，生态整合目标行业各类资源，对建筑体内的机电设备设施进行全生命周期管理，实现智慧化的运维服务。

成立至今，天溯以"成为专业的机电运维服务和开放合作的智慧后勤平台提供商"为使命，已服务于包括国家卫生计生委、盛京医院、江苏省人民医院、南京鼓楼医院、临沂市人民医院等全国多家重点医院。未来，天溯将继续致力于引领绿色建筑智慧运维产业的发展，应对 AI 时代日新月异的挑战。

业务范围：为医院后勤提供以专业的机电运维服务为核心的，
　　　　　平台＋服务一体化解决方案

邮　　　箱：leixz@tiansu-china.com

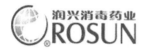

成都润兴消毒药业有限公司

进入医院污水处理消毒新纪元

2008 年 12 月，成都润兴联合华西公共卫生学院、四川省疾控中心、清华大学水利检测实验室，经过近五年潜心研究，推出新型医院污水处理消毒剂——洁王子单过硫酸氢钾复合粉。

"洁王子"的面世，标志着国际消毒产业由 19 世纪初次氯酸钠消毒到 20 世纪初的二氧化氯消毒，进入 21 世纪活性氧消毒环保、不产生二次环境污染危害的新纪元。该产品配合润兴生产的药剂专用投加设备、活性氧检测设备，使医院污水消毒处理更简单、更经济、更安全、更高效。

公司目前已成功服务四川大学华西医院、山东省立医院、重庆新桥医院、中南大学湘雅医院、广州南方医院、广州军区陆军总院、福建医科大学附属协和医院、南昌大学第一附属医院、湖南郴州市第一人民医院、海南省人民医院附属协和医院等上千家医院。

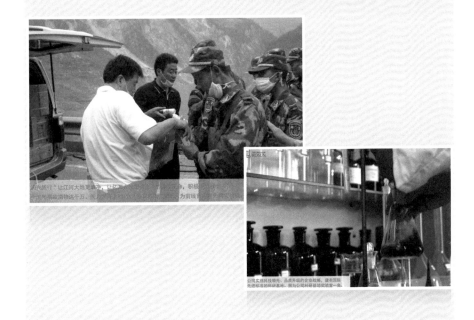

　　成都润兴消毒药业有限公司成立于2002年，是一家专注环保消毒品、水处理药剂及其投加设备研发、生产、销售的高新技术企业，集团旗下环保公司同时提供环保工程设计、施工及污水处理的整体运营服务。公司产品涉及饮用水、生活污水、医院污水、工业循环水消毒处理以及医院消毒护理产品、日化消毒产品等领域。

　　润兴拥有世界先进水平的国际标准生产流水线，还全面通过ISO 90012000国际质量体系和ISO14001 2004国际管理认证，全方位保障产品品质，提升生产效率。凭借实力与规模，公司荣获了国家高新技术企业企业科技成果自主创新优秀奖和国家建设部十一五计划推广项目，以及各项产品专利等资质荣誉147项。